ZUM BUCH

## Stress- und Konfliktbewältigung mit "Emotionaler Intelligenz"

Gestresst? Burnout in Sicht? Genervt, zu nervös? Negative Emotionen in Aktion schnell herunterfahren?

Wiederkehrende alte emotionale Reaktionsmuster, wie z.B. auch Ängste, in nur 160 Minuten Übungszeit abtrainieren? Mit Mentaltechniken nach dem neuesten Stand der Psychologie der Emotionalen Intelligenz geht das tatsächlich ... probieren Sie es aus!

*In dieser Einführung lernen sie neueste Methoden kennen, wie man Angst, Ärger, Stress, Trauer, Eifersucht, Trennungsschmerz, Nervosität und zahllose andere belastende Emotionen schneller als jemals zuvor in den Griff bekommt.*

Seit einigen Jahren sind neue hochwirksame Techniken entwickelt worden, um bei Stress und Konflikten besser mit den eigenen Gefühlen, Stimmungen, Emotionen, Affekten und Bewertungen umzugehen. Dazu zählen die "Ja-Nein-Technik", die "Problem-Desensibilisierung" und das "Gedankensetzen". Sie können dieses einfache und doch sehr effektive Mentaltraining bei Konflikten im Beruf, im Privatleben und in der Ausbildung jederzeit einsetzen, um sich von hinderlichen Gefühlen wie Nervosität, Befangenheit, Lampenfieber, Impulsivität, Redeangst oder Angst vor Fehlern zu befreien.

Mit den gleichen Methoden lässt sich auch unser gesamtes Fühlen in Richtung auf immer weniger Leiden und mehr Wohlbehagen, positive Gefühle und Motivation hin entwickeln. So wird eine existentielle Umorientierung im Sinne "Emotionaler Intelligenz" eingeleitet.

*Wegen bisher fehlender Präzisierungen innerhalb der Psychologie unserer Gefühle und Bewertungen eröffnen sich inzwischen ganz neues Perspektiven einer schnellen mentalen Veränderung ...*

– Auch für Experten und Therapeuten aufschlussreich –

## ÜBER DEN AUTOR

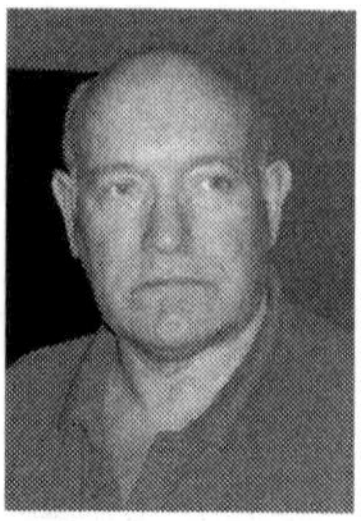

*Peter Schmidt, geboren im westfälischen Gescher, Schriftsteller und Philosoph, studierte Literaturwissenschaft und sprachanalytische und phänomenologische Philosophie mit Schwerpunkt psychologische Grundlagentheorie an der Ruhr-Universität Bochum.*

*Peter Schmidt hat mehrere Bücher zum Thema Stressabbau, Umgang mit belastenden Emotionen und Bewertungen, Burnout und mentale Leistungssteigerung veröffentlich. Im Zuge seines Studiums und mehreren Tausend Stunden Workshop mit Meditationsexperten, Therapeuten, Psychologen und Übenden entstanden aus bekannten Therapiekonzepten weiter entwickelte Verfahren mit deutlich gesteigerter Wirksamkeit, vor allem aber auch Alltagstauglichkeit.*

*Seine ständig weiter präzisierten Mentaltechniken werden bereits vielfach in der Therapie (u.a. Psychotherapie, Logopädie, Psychiatrie und Musikpädagogik) eingesetzt.*

3. erweiterte und überarbeitete Auflage
CreateSpace
ISBN-13: 978-1500228736
ISBN-10: 1500228737

PETER SCHMIDT

# Die Kraft der der positiven Gefühle

Mit neuen Mentaltechniken
innerlich frei werden

## Vorwort zur dritten Auflage

In dieser neuen erweiterten und überarbeiteten Auflage stelle ich Übenden und Therapeuten das zur Zeit wohl schnellste und wirksamste System mentaler Veränderung vor.

Viele Beobachtungen und Analysen, aber auch meine Arbeit als Seminarleiter mit inzwischen Tausenden von Teilnehmern legen den Schluss nahe, dass sowohl mentaler Stressabbau wie auch die Bewältigung von negativen Gefühlen und Emotionen mit keiner anderen gegenwärtig bekannten Methode schneller zu bewerkstelligen sind.

Gegenüber der Verhaltenstherapie hat EQ-Training auf Basis der Psychologie der Emotionalen Intelligenz den Vorzug, durch präziseres Wissen über Gefühle und zum Beispiel die neuartige sogenannte Aversio-Fokussierung direkter Veränderungen zu bewirken und Ängste, Ärger, Trauer, Eifersucht und andere belastende Emotionen schneller als jemals zuvor in den Griff zu bekommen.

Dieser Vorzug liegt vor allem in feiner justierten Methoden. Fragen Sie doch einmal Ihren Therapeuten, ob es möglich ist, belastende Gefühle in Sekundenschnelle abzuschalten? Und alte, womöglich schon ein halbes Leben lang andauernde emotionale Reaktionen in drei bis vier Stunden zu verlernen?

Wahrscheinlich wird er Ihnen antworten, dies sei gegenwärtig noch nicht machbar, und womöglich bis in alle Ewigkeit nicht. Oder davon habe er noch nie etwas gehört …

In letzter Zeit hat die Psychologie des Fühlens jedoch so etwas wie einen Quantensprung gemacht! Dass die meisten Menschen noch nichts von diesen bemerkenswerten Möglichkeiten wissen, liegt in einem simplen Umstand begründet: *In der Psychologie herrscht kein Konsens darüber, was unter „Gefühlen" zu verstehen ist.* Wir benötigen eine bessere Begrifflichkeit, um Gefühle gezielt und effektiv verändern zu können! Dieses Wissensdefizit ist nun allerdings sehr alt und fast schon ehrwürdig zu nennen.

Seit den Zeiten der griechischen Philosophen Aristippos, Epikur, Platon, Aristoteles – und so weiter durch die ganze Geistesgeschichte bis hin zu Locke, Hume, Kant, Freud, ist man sich niemals einig geworden, was genau man unter dem Begriff „Gefühl" verstehen soll. Auch gegenwärtig werden sich Therapeuten und Ärzte, falls wir ihnen in einer Therapiestunden dieses heikle Frage stellen, wohl gern um eine Antwort herumdrücken.

Findet man jedoch eine Definition, die sich in evidenter Weise durch unsere alltäglichen Lebenserfahrung bestätigen lässt, dann erweist sich dies als Schlüssel, einen schier unermesslichen Bereich emotionaler Probleme auf manchmal verblüffende einfache und schnelle Weise in den Griff zu bekommen!

# Inhalt

## Teil A



.

## Teil B

# Teil A

In diesem Abschnitt lernen Sie
ohne theoretischen Ballast,
wie Sie sich mit vier hocheffektiven und
neu entwickelten mentalen
Techniken ohne weitere Vorkenntnisse
positiv verändern können.
Es wird auf lange Erklärungen verzichtet.
Sie können sofort anfangen.
Sie brauchen dazu weder Esoterik,
religiösen Glauben noch
Suggestionskraft oder
andere besondere Fähigkeiten.

In Teil B erfahren Sie mehr über die
eingesetzten Techniken und die
Hintergründe der Psychologie der
Emotionalen Intelligenz

*Was wir in uns nähren, das wächst;*
*das ist ein ewiges Naturgesetz.*

Goethe

# 1 Mentale Veränderung auf den Punkt gebracht

In Teil A stelle ich Ihnen mit dem vier mentale Techniken vor, die Ihr Leben grundlegend verändern können:

**Körper-Desensibilisierung**
**Gedankensetzen**
**Ja-Nein-Technik**
**Focusing**

Drei Varianten, die leicht erlernbar sind, weil sie auf den gleichen Voraussetzungen beruhen, ergänzen diese vier Techniken:

**Problem-Desensibilisierung**
**Allgemeine Formeln des Gedankensetzens**
**Ja-Nein-Wunsch-Technik**

Als Entspannungstechnik, die den einzelnen Mentaltechniken vorgeschaltet werden kann, wird eine hochwirksame Variante der Wortklangmeditation empfohlen.

Das Ziel:
Selbstmotivation, Leistungssteigerung Konfliktbewältigung, Krisenmanagement, Stressreduktion, Entspannung, innere Freiheit, weniger negative Gefühle und Gedanken, weniger psychosomatische Beschwerden, sicheres Auftreten, mehr Kreativität und Entwicklung, mehr Erfolg in der Arbeit.

## Aber wozu überhaupt mentale Techniken?

Genügt zur Lösung unserer mentalen Probleme nicht auch positives Denken? Diese Frage unterstellt, jeder könne beliebig positiv denken. Dem positiven Denken stehen aber oft innere Widerstände, skeptische Gedanken und negative Gefühle entgegen.

*Manche Menschen bezeichnen sich als zu „nervös“ dafür. Andere haben eine – oft unbewusste – Furcht vor dem eigenen Inneren.*

Die hier empfohlene Entspannungstechnik hat gegenüber dem Autogenen Training und der Progressiven Muskelentspannung nach Jacobson den unschätzbaren Vorteil, auch von extrem nervösen Personen ausgeübt werden zu können. Sie erfordert keine besondere Konzentration oder Anstrengung.

Die Wirkung vor allem der ersten drei Grundtechniken „Desensibilisierung“, „Gedankensetzen“ und „Ja-Nein-Technik“ ist – auch wenn das hochgegriffen klingt – außergewöhnlich! Wären diese Methoden allgemein bekannt, hätte das erhebliche Auswirkungen auf unser soziales Miteinander. Mit wenigen Minuten täglich und einfachen, anstrengungslosen Übungen lässt sich eine deutliche Verbesserung der Lebensqualität erreichen. Und dies frei von Ideologien. Ergänzt werden alle Techniken durch psychologisches und philosophisches Grundwissen über elementare Lebensfragen. Auf diese Weise entstand ein bisher einzigartiges Trainingsprogramm: das EQ-System.

Seit den Untersuchungen des amerikanischen Psychologen Daniel Goleman (1995)[1] spricht viel dafür, dass die sogenannte „Emotionale Intelligenz“ einen mindestens ebenso bedeutsamen Faktor für unser Leben darstellt wie der Intelligenzquotient. Auch hochintelligente Menschen stolpern von einer Lebenskrise in die andere. Golemans Psychologie erfuhr allerdings zunächst kaum praktische Umsetzung.

In den letzten Jahren hat sich die Psychologie der Emotionalen Intelligenz jedoch auch in diesem Bereich weiterentwickelt und bietet neue bzw. neu definierte Techniken zur Konfliktbewältigung und Selbstmotivation. Einige dieser Methoden sind geradezu revolutionär. Es lohnt sich daher, auf Feinheiten und Unterschiede zu achten, falls Sie bereits mit anderen Mentaltechniken wie etwa dem Autogenen Training Erfahrungen haben.

Teil A versetzt Sie ohne lange Anleitungen in die Lage, die einfachen Regeln der Selbstmotivation, Konfliktbewältigung und Leistungssteigerung sofort im Alltag einzusetzen. Sie benötigen dazu nur Ihren gesunden Menschenverstand. Teil B dient der Erläuterung und Vertiefung für alle, die noch mehr über die eingesetzten Mentaltechniken wissen möchten. INFOS, die oder separat oder zu den Übungen gelesen werden können, vermitteln Ihnen zusätzliche Informationen zum Thema des folgenden vorausgegangenen Kapitels. Alle Methoden sind als zusätzliches Angebot zu Ihren bisherigen, intuitiven oder auch systematischen Fähigkeiten, Probleme zu lösen, zu verstehen.

INFO 1

# Was ist eigentlich ein emotional bedrängendes Problem?

Gleichgültig, welches Problem wir haben – ob wir morgens nur schwer aus dem Bett kommen, ob es uns nicht gelingt, uns um eine andere Arbeit zu kümmern, ob uns die Energie für ein Hochschulstudium fehlt oder ob es Ängste, Befangenheit, Marotten, Impulsivität, quälende Eifersucht und negative Gedanken sind:

**„Stark belastende Probleme“ fühlen sich immer unangenehm an.**

Einige Probleme haben keinen erkennbaren oder nur geringen emotionalen Gehalt – dann, wenn sie sich sachlich lösen lassen (wie die Reparatur Ihres Autos). Probleme, die uns emotional nicht zusetzen (oder von denen wir nicht erwarten, sie könnten uns gefühlsmäßig zusetzen), sind für uns letztlich „unproblematisch“, weil es sich nur um gedanklich erfasste Probleme handelt:

**Gedanken und Sachverhalte allein tun nicht weh …!**

Ein Problem, das wir rein rational, sachlich erfassen, wird kaum den gleichen Stellenwert für uns haben wie starke Emotionen und Affekte, zum Beispiel Ärger, Trauer, Angst oder Hass. Ein Problem wird letztlich dadurch zum drängenden Problem, dass negative – unangenehme, unattraktive, unlustbetonte, schmerzhafte – Gefühle beteiligt sind. *Erst negative Gefühle zu haben bedeutet, zu leiden.* Darum gilt es, mit wirksamen mentalen Techniken Gefühle zu verändern.

Lesen Sie im Kapitel 12, „Psychologie und Philosophie der Emotionalen Intelligenz an Beispielen“ nach, warum das Unangenehmsein der Gefühle ein so entscheidender Faktor ist.

## 2 Körper-Desensibilisierung

*Hier erfahren Sie, wie Sie sich auf überraschend wirksame Weise von negativen Gefühlen und Spannungen befreien. Sie können sofort mit der Übung beginnen. Kapitel 15 in Teil B vermittelt Ihnen Tipps, Kniffe und wichtiges Hintergrundwissen, um Ihre Technik zu perfektionieren.*

Setzen Sie sich in entspannter Haltung in einen bequemen Sessel, am besten an einem ruhigen, abgedunkelten Ort, und schließen Sie die Augen. Ihre Beine sollten nicht übereinandergeschlagen und die Arme nicht verschränkt sein. Legen Sie Ihre Unterarme auf die Sessellehne oder auf die Oberschenkel.

Falls Sie keine Gelegenheit haben, sich bequem anzulehnen, ist es zweckmäßig, die aus dem Autogenen Training bekannte „Droschkenkutscherhaltung" einzunehmen. Dabei ruht der Körper ohne größere Muskelanspannung senkrecht in seinem Skelett.

Wenn wir nicht zu leicht einschlafen, kann man auch sehr gut im Liegen üben.[2] Legen Sie sich dazu bequem auf den Rücken, die Beine ausgestreckt, die Füße leicht nach außen gekippt, Ihre Unterarme auf den Oberschenkeln. Es ist günstiger für alle Übungen, wenn Sie nicht zuviel gegessen, keinen Alkohol getrunken und keine Drogen oder Psychopharmaka eingenommen haben.

Lassen Sie etwa eine halbe Minute lang alle Wahrnehmungen zu. Dazu gehören sowohl angenehme wie auch unangenehme Gefühle und Gedanken, also auch Unlust und störende Geräusche.

Suchen Sie nun in einem ersten Gang durch den Körper nach Empfindungen und Gefühlen, die sich von allein einstellen, sobald Sie Ihre Aufmerksamkeit auf den entsprechenden Körperbereich richten. Das können wiederum angenehme oder unangenehme oder auch gefühlsmäßig neutrale Wahrnehmungen sein.

Gehen Sie dabei etappenweise vor. Beginnen Sie am rechten Fuß, gehen Sie zur Wade, zum Knie, zum Oberschenkel, zur Hüfte, zum rechten Arm, zum Nacken, zum Kopf, zum Gesicht, zum Mundraum, zur Brust –

es kommt nicht darauf an, welche Stellen genau Sie wählen –, und setzen Sie die Betrachtung Ihrer Körpergefühle auf der anderen Körperhälfte fort. Falls Sie die Wahrnehmung Ihres Körpers damit besser justieren können, stellen Sie sich dabei die Frage:

**„Welche Gefühle, welche Empfindungen stellen sich völlig ohne mein Zutun ein?“**

Betrachten Sie jeweils auf unangestrengte und leichte Weise, was sich von allein einstellt! Suchen Sie dann in einem zweiten Durchgang nach dem stärksten *unangenehmen Gefühl* – einem Schmerz, einem Spannungsgefühl oder irgendwie gearteten Unbehagen. Oft finden sich solche Gefühle in der Brust, der Atmung, im Solarplexus, Kopf oder Nacken.

Richten Sie Ihre Aufmerksamkeit wieder in neutraler und unangestrengter Weise – als bloßer Beobachter – auf das unangenehme Gefühl, gleichgültig, ob es stark oder schwach, deutlich oder undeutlich ist. Versuchen Sie dabei nicht, Ihre Gefühle zu erklären oder zu interpretieren. Versuchen Sie nicht, sie zu vertreiben oder in irgendeiner Weise zu bewerten. Idealisieren Sie weder Ihre Gefühle noch beklagen Sie, dass sie unangenehm sind. Lassen Sie alle Gefühle einfach ohne weiteren Kommentar stehen.

**Akzeptieren Sie auch, falls sich dabei negative Gefühle verstärken!**

Falls Sie keine negativen Gefühle finden, beginnen Sie wieder wie beim ersten Durchgang, systematisch und stufenweise Ihren Körper zu durchsuchen, diesmal jedoch ausschließlich mit der Ausrichtung auf negative Gefühle. Richten Sie Ihre Aufmerksamkeit zunächst auf den rechten Fuß. Überprüfen Sie, ob sich dort ein unangenehmes Gefühl erkennen lässt. Das mag wieder ein Schmerz, ein Spannungsgefühl oder ein irgendwie geartetes Unbehagen sein.

Entdecken Sie kein unangenehmes Gefühl, dann lassen Sie Ihre Aufmerksamkeit weiterwandern zur Wade, zum Knie. Wiederholen Sie jedes Mal die neutrale Betrachtung wie beschrieben. Verfahren Sie etappenweise weiter so, indem Sie zur Hüfte, zur Schulter, zur rechten Hand, zum Unterarm, Ellenbogen und dann zur anderen Körperseite gehen.

Die genaue Reihenfolge ist nicht wichtig. Sie können auch Körperbereiche überspringen, wenn Sie glauben, dass sie gefühlsmäßig neutral sind.

Gehen Sie am Ende wieder zum Kopf, zum Gesicht, zum Mundraum. Lassen Sie Ihren Blick in derselben absichtslosen Weise auf Ihrem Solarplexus und dann auf der Brust ruhen.

Endecken Sie unangenehme Gefühle oder Schmerzen? Mitunter werden uns negative Gefühle erst nach wiederholtem „Hinsehen“ bewusst. Wir leiden zwar darunter, können sie aber nicht immer sofort isolieren und bewusst betrachten. Manchmal haben wir so etwas wie ein Aha-Erlebnis, wenn wir unser Gefühl endlich als negativ identifizieren.

Richten Sie Ihre Aufmerksamkeit jetzt wie anfangs beschrieben auf jenen Punkt im Körper, der am unangenehmsten ist oder Ihnen am meisten zu schmerzen scheint. Sind die Gefühle nicht sehr stark, sondern eher subtil und fein, dann fokussieren Sie Ihre Aufmerksamkeit darauf. Verweilen Sie dort einige Zeit lang – vielleicht für zwei Minuten oder auch länger – und betrachten Sie das unangenehme Gefühl wieder in der oben beschriebenen Haltung:

**neutral, ohne es zu fliehen, aber auch ohne es willentlich festzuhalten oder zu idealisieren …**

Sie müssen keine Erklärung dafür finden! Sie müssen Ihre negativen Gefühle nicht positiv finden …

Probieren Sie nun aus, ob Sie noch einen Schritt weiter gehen können: Fühlen Sie nicht nur das momentan stärkste negative Gefühl, sondern versuchen Sie Ihren Körper in seiner Negativität insgesamt zu fühlen. Fühlen Sie nicht mehr nur diesen Arm oder diesen Körperteil, sondern alle Körperbereiche gleichzeitig, als umfasse Ihre Aufmerksamkeit auch Ihre äußere Silhouette. Vielleicht stoßen Sie auf diese Weise auch auf eine negative Stimmung oder Laune?

Gleichgültig, ob es sich um ein körperlich lokalisierbares Gefühl oder eine weniger leicht greifbare Stimmung handelt: Fühlen Sie diese Negativität eine Zeit lang aus, ohne sich zu konzentrieren oder anzustrengen. Sie müssen nicht nach deutlichen Gefühlen suchen, nichts willkürlich heranziehen, manipulieren. Ein Zustand von bloß fühlender Zerstreutheit oder sogar „Schläfrigkeit“ ist manchmal noch wirksamer.

Falls Ihre Aufmerksamkeit abschweift, betrachten Sie das nicht als Fehler. Kritisieren Sie sich deswegen nicht, sondern nehmen Sie Abschweifungen als gegeben hin, ohne sie zu suchen, und kehren Sie wieder in leichter und zwangloser Weise zum unangenehmen Gefühl zurück.

Wenn Sie einschlafen oder in einen Wachschlaf oder Wachtraum geraten, bei dem Sie sich Ihrer selbst bewusst sind, lassen Sie auch diesen Vorgang in zwangloser Weise zu. Kehren Sie zu Ihre Übung zurück, wenn Sie das bemerken. Kämpfen Sie nicht, strengen Sie sich nicht an, versuchen Sie nicht, sich zu konzentrieren!

Wie verhalten Sie sich, wenn das körperliche Gefühl unabsichtlich, also spontan, zu einem Problem wechselt, das Sie gedanklich – als Erinnerung oder Sorge oder Befürchtung – wahrnehmen? Verfahren Sie mit diesem Gefühl genauso wie beim desensibilisierenden Körperfühlen und bei Stimmungen! Betrachten Sie es neutral, ohne Anstrengung oder Bewertung.

Sollte bei dieser Übung ein Angstgefühl auftreten, so betrachten Sie auch das nicht als Fehler, sondern als wünschenswerten Lösungsprozess. Fühlen Sie die Angst genauso sorgfältig, aber ohne Anspannung und Anstrengung – in diesem Fall bis nach ihrem Höhepunkt – aus wie Ihre Körpergefühle. Angst wird so automatisch verlernt (vgl. dazu auch Kapitel 3, „Problem-Desensibilisierung“).

Lassen Sie die Übung wie bei allen weiteren Techniken mit einer Ruhephase von etwa zwei Minuten ausklingen, in der Sie die Augen geschlossen halten und nichts tun.

Stehen Sie nicht unmittelbar nach der Übung auf. Reden Sie nicht, werden Sie nicht sofort aktiv, denn das könnte die Wirksamkeit beeinträchtigen. Bleiben Sie noch einige Zeit mit geöffneten Augen sitzen, bis Sie den Eindruck haben, der innere Prozess habe sich „gesetzt". Finden Sie selbst heraus, wann die Zeit zum Aufstehen gekommen ist. Ihr Gefühl signalisiert Ihnen dann, die Übung abzuschließen und wieder Ihren gewohnten Aktivitäten nachzugehen.

**Optional:** War die Desensibilisierung sehr belastend, d.h. haben Sie das Gefühl, dass das Betrachten negativer Gefühle trotz Ihrer entspannten Einstellung nun seinerseits zum emotionalen Stress geworden ist? Dann ist es sehr erleichternd – gewissermaßen als Kontrapunkt und Ausgleich –, mit zehn Minuten Wortklangmeditation in extrem sanfter und leichter Weise abzuschließen. Lesen sie in Kapitel 9, „Entspannung als Grundlage mentaler Techniken" nach, wie diese Technik angewendet wird. Fahren Sie danach mit den beiden Ausklangphasen fort.

**Kurzform:**

Bequem sitzend oder liegend mit geschlossenen Augen etwa eine halbe Minute lang alle Wahrnehmungen zulassen.

*Erster Durchgang:* die Aufmerksamkeit etappenweise durch den Körper – z.B. Fuß, Wade, Hüfte usw. – wandern lassen. Welche Körpergefühle und Empfindungen stellen sich ganz ohne Zutun ein? Wahrnehmungen, die sich von allein zeigen, in neutrale Haltung registrieren.

*Zweiter Durchgang:* die Aufmerksamkeit wieder etappenweise durch den Körper wandern lassen. Diesmal nach negativen Gefühlen suchen. Neutral betrachtend zulassen. Stärkstes negatives Gefühl lokalisieren. Vielleicht im Kopf? In der Brust? Im Solarplexus?

Eine Zeit lang, zwei Minuten oder länger, dieses stärkste Gefühl, ohne es zu interpretieren oder zu bewerten, neutral betrachtend, ohne Anstrengung oder Erwartungshaltung „ausfühlen". Versuchsweise: Körper einige Zeit in seiner Negativität insgesamt fühlen, je nachdem auch als Stimmung.

**Ausklangphase I:** etwa zwei Minuten ruhiges Dasitzen mit geschlossenen Augen.

**Ausklangphase II**: ruhiges Dasitzen mit geöffneten Augen.

**Optional**, falls die Desensibilisierung sehr belastend war: etwa zehn Minuten Wortklangmeditation; dann wie Punkt 7. bis 8.

**Anmerkung:** Wenn Sie momentan an starken Schmerzen physischer Art leiden, z.B. durch Verletzung, Infektion, Vergiftung, kann es unmöglich sein, diese Übung wie auch andere Mentaltechniken gleich welcher Art wirksam durchzuführen.

Dann hindern Sie solche Schmerzen an der Betrachtung negativer Gefühle (z.B. auch andersgearteter Schmerzen), die seelisch, durch Verspannung, Fehlhaltungen, negative Lernmuster, traumatische Erfahrungen und andere, unbekannte psychosomatische oder auch physische Ursachen bedingt sind.

In vielen Fällen hilft hier jedoch die extrem sanfte Wortklangmeditation vorzuschalten, wie sie in Kapitel 9, „Entspannung als Grundlage mentaler Techniken" geübt wird. Dies gilt jedoch nicht für alle physischen Schmerzen.

Bei Katergefühlen und Überanstrengung von Muskeln zum Beispiel erweist sich die Körper-Desensibilisierung ebenfalls als in hohem Maße wirksam. Finden Sie selbst heraus, wann die Desensibilisierung wirkt. Ziehen Sie sich nicht aus Bequemlichkeit oder Empfindlichkeit auf den Standpunkt zurück, Sie fühlten sich zu schlecht!

### Wirkung

In der Regel werden sich negative Symptome durch diese neutral betrachtende, zulassende Haltung verringern. Sie bauen damit innere Spannungen ab.

Oft spüren Sie die wohltuende Wirkung erst nach der Sitzung. Desensibilisierung wirkt, weil sie unsere negativen Gefühle – hier unsere Körpergefühle – zum Gegenstand macht. Die sogenannte „Körperzentrierte Therapie" – den Körper wieder bewusster zu fühlen – ist nach gegenwärtigem Wissensstand eines der effektivsten therapeutischen Verfahren. In der Körper-Desensibilisierung profitieren Sie von dieser Einsicht auch im Alltag. Wenn Sie diese Übung über einen längeren Zeitraum jeden Tag wiederholen, desensibilisieren Sie sich:

Sie werden weniger nervös, weniger ängstlich, weniger wehleidig. Sie sind weniger anhaftend, weniger auf (nicht zu verwirklichende) Perfektion ausgerichtet. Sie gewinnen schneller Ihre gewohnte Ruhe wieder. Sie kontrollieren auch leichter Ihre emotionalen Impulse. Impulskontrolle ist ein Hauptanliegen der Psychologie der Emotionalen Intelligenz. Viele Fehler, vor allem im zwischenmenschlichen Bereich, sind durch impulsives Verhalten bedingt.

Zugleich erzeugt die neutral zulassende Haltung des Negativen starke Entspannung. Sie entspannen sich leichter.

Körper-Desensibilisierung ist auch ein Mittel für Fitness. Wenn Sie regelmäßig üben, ist Ihre Muskulatur weniger angespannt und verkrampft und insgesamt beweglicher. Sie haben mehr Kraft, weil latente Anspannung ermüdet. Körper-Desensibilisierung ersetzt zwar nicht körperliche Bewegung, verschafft Ihnen aber größeres Wohlbehagen und mehr Flexibilität.

Die Technik vermeidet darüber hinaus sehr wirksam, dass sich Stress addiert: Stress wird vor allem auch dadurch zum Stress, dass Sie ihn zu fliehen trachten. Stress setzt Ihnen noch mehr zu, wenn Sie sich in einer hilflosen Lage sehen.

Ausweglosigkeit ist ein starker Stressverstärker und löst im Extremfall Panik aus. Die zulassende, desensibilisierende Haltung hebt dagegen einen entscheidenden Teil seiner negativen Wirkung auf, neutralisiert den Stress, denn negative Gefühle sind ein wesentlicher Faktor von Stress. Sie sind dem Stress nicht mehr hilflos ausgeliefert.

Das bedeutet keineswegs, Stress generell gutzuheißen. Zulassen ist nicht gleich positiv bewerten. Wenn negativer Stress beseitigt werden kann, werden Sie auch nach Erlernen der Technik aktiv. Lassen sich äußere Stressursachen jedoch nicht beseitigen, dann kann Ihnen diese Technik helfen, Stresswirkungen zu vermindern. Ihre Fähigkeit, Störungen und Stress auszuhalten, wächst.

Taucht demnächst ein negatives Gefühl auf, so vermögen Sie ihre Aufmerksamkeit leichter auf den Gefühlsaspekt zu lenken und sich auch im

Stress zu entspannen. Sie üben spontan den „desensibilisierenden Blick“ und können ihn je nach Bedarf in Alltagssituationen einsetzen.

Damit ist gemeint, sich innerhalb der Alltagsaktivitäten blitzschnell von Gefühlen abzukoppeln, ohne dies in Mentalübungen vorwegzunehmen wie bei der Problem-Desensibilisierung.[3] Sie gewinnen so inneren Spielraum in Konfliktsituationen.

Sie haben mehr Freiheit, und es eröffnen sich Handlungsmöglichkeiten, die Ihnen sonst vielleicht durch Ihr unbewusstes Reagieren auf hinderliche negative Gefühle verwehrt gewesen wären.

- *Desensibilisierung ist darüber hinaus ein ausgezeichnetes Instrument zum Krisenmanagement!*

Wohl keine mentale Technik ist so effektiv, um in einer Lebenskrise (Trauer, Krankheit, Kündigung, Trennung – vgl. dazu auch Kapitel 3, „Problem-Desensibilisierung“), wieder die Kontrolle und ein ausgeglicheneres Gefühlsbild zu erlangen. Unter starkem Stress werden Sie oft nur schwer durch rationale Argumente oder Beschwichtigungen innere Freiheit gewinnen wie bei kognitiven mentalen Strategien.[4]

Aber auch akute schwere Stress und Paniksituationen lassen sich mit der Technik der Desensibilisierung leichter bewältigen. Sie können damit rechnen, dass emotional extrem belastende Erfahrungen, z.B. ein Schock, dann weniger starke traumatische Folgen haben.

Desensibilisierung in schwersten Krisensituationen ist zwar nicht immer ein angenehmer und leichter Weg, weil Sie sich in neutraler, zulassender Haltung auch starken negativen Gefühlen zuwenden müssen. Es verschafft ihnen aber nach der Übung mehr Handlungsspielraum und größere Sicherheit. Sie lernen stufenweise, sich für den Ernstfall zu wappnen („Stressimpfung“).

Bei körperlichen Problemen zeigt sich oft eine deutliche Abnahme von Spannungen und Schmerzen, wenn diese Symptome auf inneren Fehlhaltungen und Konflikten beruhen.

Körper-Desensibilisierung eignet sich auch ausgezeichnet, wenn Sie sich zerschlagen oder körperlich schlecht fühlen – z.B. durch Schlafentzug, Jetlag oder „Kater“ –, um innerhalb einer knappen halben Stunde einen großen Teil Ihrer Kraft zurückzuerlangen.

Lesen Sie in Kapitel 15, „Körper-Desensibilisierung B“, nach, warum diese Technik so positive Effekte hat, wie sie eingesetzt wird und welche Feinheiten ihre Wirkung verstärken.

INFO 2

## Desensibilisierung in Paniksituationen und Stress

Desensibilisierung ist ein hervorragendes Mittel, um Stress und „Paniksituationen“[5] zu bewältigen. Mit dieser mentalen Technik sind Sie bestens gerüstet, um akute Krisen zu bewältigen. Auch wenn wir es nicht beschwören wollen: In Stresssituationen wie Flugzeugentführungen, Geiselnahmen, Vergewaltigungen oder Unfällen sollten Sie mit der Haltung des zulassenden Betrachters einen klareren Kopf behalten können.

Desensibilisierung hilft Ihnen darüber hinaus, traumatische Folgen wie Ängste und Alpträume mit einer Art „Stressimpfung“ zu verringern. Sie werden sich der emotionalen Macht solcher Situationen zwar nicht völlig entziehen können.

Doch die Tatsache, dass Sie der Belastung nicht hilflos ausgeliefert, sondern auf die Wahrnehmung Ihrer Gefühle konditioniert sind, verschafft Ihnen beträchtlich mehr inneren Spielraum.

Wie gut die Technik in extremen Stresssituationen wirkt, hängt von Ihrer Fähigkeit zur Entspannung, Ihrer emotionalen Belastbarkeit als Typ und der Aufrichtigkeit Ihres Zulassens ab.

Wenn Sie bereits die Wortklangmeditation beherrschen, wie in Kapitel 9, „Entspannung als Grundlage mentaler Techniken“ beschrieben, dann ist es ein probates zusätzliches Mittel, innerlich lautlos sprechend Ihren Wortklang („Mantra“) aufzunehmen, weil durch längeres Konditionieren ein starker Entspannungsreflex damit verbunden ist.

# 3 Problem-Desensibilisierung

*Hier erfahren Sie, wie Sie sich ebenso wirksam von Sorgen, Problemen und Ängsten befreien können. Kapitel 16 in Teil B vermittelt Ihnen Tipps, Kniffe und wichtiges Hintergrundwissen, um Ihre Technik zu perfektionieren.*

In derselben Weise, wie Sie sich desensibilisieren, wenn Sie Ihre Aufmerksamkeit auf negative Gefühle im Körper lenken, können Sie auch negative Gefühle beeinflussen, die mit Gedanken, Ereignissen und Situationen verbunden sind, also das, was man gemeinhin als „Problem“ bezeichnet.

Sich von solchen negativen Gefühlen zu befreien wirkt um so sicherer und nachhaltiger, je entspannter wir bei dieser Übung sind. Deshalb ist es zweckmäßig, der Problem-Desensibilisierung eine starke Entspannungsphase vorzuschalten.

Lernen Sie gegebenenfalls zunächst einige Tage lang eine Entspannungstechnik, z.B. Autogenes Training, Progressive Muskelentspannung, Zen, Yoga-Meditation oder Wortklangmeditation, wie sie in Kapitel 9, „Entspannung als Grundlage mentaler Techniken“ empfohlen wird.

### Entspannung ist ein sehr wirksamer Verstärker mentaler Techniken

Wählen Sie wieder wie beschrieben einen bequemen Sessel, am besten an einem ruhigen, abgedunkelten Ort, und schließen Sie die Augen. Lassen Sie nach der vorgeschalteten Entspannungsübung etwa eine halbe Minute lang alle Wahrnehmungen zu. Dazu gehören sowohl angenehme wie unangenehme Gefühle und Gedanken, also auch Unlust und störende Geräusche. Richten Sie dann Ihre Aufmerksamkeit eine Zeit lang oder wiederholt auf den negativen Gefühlsaspekt der Vorstellung.

Wenn Sie zum Beispiel an Lampenfieber leiden, ist der negative Gefühlsaspekt jenes unangenehme, schmerzhafte, unlustbetonte „Gefühlslicht“, das sich mit der Vorstellung oder realen Situation verbunden zeigt, vor Menschen aufzutreten.

ZUSATZREGEL:
Betrachten Sie gegebenenfalls die verschiedenen Aspekte des Problems, falls das Problem komplex ist und aus mehreren Perspektiven betrachtet werden kann. Gemeint ist nicht ein Problem, das auch sachlich zu lösen wäre – sachliche Probleme werden weiterhin sachlich gelöst. In dieser Übung denken wir nicht über sachliche Lösungen nach!

Suchen auch in diesen zusätzliche Aspekten oder Varianten des Problems immer das Unangenehmsein des Fühlen auf, denn dies ist entscheiden für den Vorhang des Verlernens einer erlernten emotionalen Reaktion.

HINWEIS:
In der klassischen Verhaltenstherapie wird die Wahrnehmung des problematischen Objekts mit einer Entspannungsreaktion, meist durch Progressive Muskelentspannung, gekoppelt. Da z.B. Angst und Entspannung sich gegenseitig ausschließen, leitet das einen Verlernprozess ein.

Wie zahlreiche Versuch gezeigt haben, lässt sich diese Form des Verlernens jedoch deutlich beschleunigen – auch weil sie einfach zu praktizieren es –, wenn wir stattdessen auf das Unangenehmsein des Fühlens fokussieren („Aversio Fokussierung". Vergl. dazu Peter Schmidt: *Mythos Emotionale Intelligenz. 2010. Scanning. Neue Mentaltechniken gegen emotionalen Stress*. 2006).

Wie fühlen Sie sich, wenn Sie an das Problem denken? Ist das Gefühl körperlich oder geistig? Welche Stimmung erzeugt es in Ihnen? Suchen Sie keine verbalen Antworten! Betrachten Sie nur das Gefühl. Lenken Sie Ihre Aufmerksamkeit auf jenen Aspekt des Gefühls oder der Stimmung, der unangenehm ist. Bei dieser Gelegenheit:

*Können Sie erkennen, dass das Unangenehmsein der entscheidende Faktor des Problems ist?*

Würde man aus dem Problemgefühl oder auch aus dem ganzen Problem das Moment des Unangenehmseins entfernen können – sagen wir: durch „neurologischen Knopfdruck“, z.B. durch Eingriff in unsere Mandelkerne –, dann verlöre das Problem auf der Stelle seinen eigentlichen Leidenscharakter für uns. Es wäre nicht mehr emotional bedrängend.[6] Einen solchen neurologischen Schalter gibt es leider nicht.

Wir erfassen Negativität offenbar auf zweierlei Weise: kognitiv oder emotional. Gedanklich erfasste Negativität tut aber nicht weh, dazu bedarf es der ergänzenden emotionalen Komponente. Diese ist jedoch variabel, verändert sich, lässt sich verlernen. Die zulassende Betrachtung des negativen Gefühls, seine mentale Isolierung, führt jedoch nach und nach zu ähnlichen Ergebnissen wie ein neurologischer Schalter, vorausgesetzt, Sie wenden folgende Regel an:

Auch in dieser Übung bewerten wir weder das negative Gefühl noch versuchen wir zu erklären, welche Gründe es hat. Wir heißen es nicht gut oder schlecht, idealisieren es nicht oder versuchen nicht, es zu vertreiben. Wir müssen unser negatives Gefühl auch nicht „lieben“. Das Leben tut schließlich schon genug weh, oder? Wir nehmen es lediglich als neutraler Beobachter wahr, ohne weitere Absicht.

Bei der Problem-Desensibilisierung sagen wir nicht etwa:

- „Ich habe demnächst kein Lampenfieber mehr!“ Wir reden uns nichts ein.
- Wir konzentrieren uns nicht.
- Wir setzen auch nicht unseren Willen ein. Wir strengen uns nicht an.

Wir haben keine Erleichterungserwartung. Wir klammern unsere Zielvorstellungen für die Zeit der Übung aus. (Im Prinzip wünschen wir uns zwar, dass unser Problem verschwindet, sonst würden wir ja nicht üben, aber während der Übung stellen wir unsere Absicht sozusagen in Parenthese.)

Wir müssen uns auch nichts einbilden! Wir brauchen uns nichts zu suggerieren. Der Vorgang der Desensibilisierung ist ein automatischer Prozess ohne weiteres Zutun, ohne Absicht oder Erwartungshaltungen. Absichten und Ziele behindern ihn eher. Er beruht auf einfachen mentalen Prinzipien, die uns nicht einmal bekannt sein müssen.

Lassen Sie das negative Gefühl in entspannter Haltung zu, so wie es sich von allein einstellt. Kämpfen Sie nicht. Ihr eigener Beitrag ist Leichtigkeit, unkonzentrative Zuwendung der Aufmerksamkeit. Negative Gefühle mögen stark oder schwach sein, Ihr Umgang mit ihnen ist Leichtigkeit.

*Das ist möglich, weil Sie zwar nicht unbedingt völlig Herr Ihrer Gefühle sind, wohl aber steuern können, wie Sie dann mit Ihren Gefühlen umgehen!*

Nehmen Sie sich selbst und das Gefühl wiederholt in ihrer Dualität wahr: sich selbst als entspannt – das negative, unangenehme Gefühl in authentisch zulassender Haltung – also nicht mehr weiter vermeidend!

Richten Sie Ihre Aufmerksamkeit auf den tiefen Entspannungszustand Ihres Körpers, wenn das Gefühl zu stark wird. Fühlen Sie in diesem Fall Ihre Entspannung. Pendeln Sie, wenn Ihnen die duale Wahrnehmung schwierig erscheint, so lange zwischen der Wahrnehmung des negativen Gefühls und der Betrachtung Ihrer Entspannung hin und her, bis das negative Gefühl nachlässt, d.h. verschwindet oder blasser wird.

*Vermeidenwollen des negativen Gefühls – und hier vor allem der Angst – verstärkt das Gefühl. Vermeiden gehört wesentlich mit zur negativen Konditionierung: Bei Phobien beispielsweise führt unbedingtes Vermeidenwollen überhaupt erst dazu, dass Angstreaktionen erlernt und fixiert werden.*

Bei Angst sollte erst der Höhepunkt der Angst in entspannter Haltung zugelassen werden. Sie dürfen nicht zu früh abbrechen. Warten Sie ab, bis sich die Emotion erschöpft hat. Andernfalls droht sich die Angst in weiteren Angstsituationen zu verstärken.

WICHTIG: Konsultieren Sie einen Therapeuten, falls Ihnen eine Phobie oder ein Problem zu mächtig erscheint und Sie Ihre Angst auf gar keinen Fall in entspannter Haltung wahrnehmen können.

Der Bereich, in dem sich die Technik der Problem-Desensibilisierung erfolgreich einsetzen lässt, ist deshalb so groß, weil viele Probleme – und eben nicht nur Ängste! – einen negativen Gefühlsaspekt besitzen. Richten Sie Ihre Aufmerksamkeit auf dieses „Gefühlslicht" und nicht – wie Sie das normalerweise tun – auf die Situation insgesamt oder ihren sachlichen Gehalt. Dann ist der erste entscheidende Schritt zu mentalen Bewältigung des Problems getan!

Lernen Sie mit diesem Verfahren nach und nach durch ausreichend viele Versuche immer besser, ihre Aufmerksamkeit auf das Gefühlslicht zu richten, in dem Ihnen Ihre Vorstellungen erscheinen.

BEISPIEL: Sie haben ein Problem am Arbeitsplatz. Sie mögen einen Mitarbeiter, Untergebenen oder Vorgesetzten nicht. Gleichgültig, ob man Ihre Aversion nun als sachlich begründet oder eher als irrational bezeichnen würde: Es kann vorkommen, dass Sie diese gefühlsmäßige Abneigung als lästig und hinderlich für Ihre Arbeit empfinden. Mit der Desensibilisierung lässt sich das Problem gezielt angehen!

Ob Sie ein Problem mental bearbeiten oder sachlich, hängt von den weiteren Umständen ab. Es könnte ja sein, dass viele ähnliche emotionale bzw. sachliche Probleme Sie veranlassen, sich eine andere Arbeit zu suchen. Dann ist eine Desensibilisierung vielleicht entbehrlich.

Um es noch einmal zu wiederholen: Ein Problem, das sachlich bewältigt werden kann, bedarf keiner mentalen Beeinflussung. Ein Problem, das sachlich schwer oder nur durch Flucht (z.B. „innere Kündigung") zu bereinigen ist, lässt sich auf diesem Wege sehr oft lindern oder beseitigen.

Leiden Sie an mangelnder Selbstmotivation, dann hat auch dieses Problem einen – oft nicht bewussten – Gefühlsaspekt. Sie denken nicht nur „sachlich":

Ich habe keine Kraft, dies oder das zu tun. Sondern es sind mitunter auch sehr subtile unangenehme oder angenehme Gefühle zu spüren bei dem Gedanken, aktiv zu werden oder nicht aktiv zu werden. Ein Problem, dessen negatives Gefühlslicht Sie isoliert wahrzunehmen vermögen, verliert damit bereits einen Teil seiner psychischen Dynamik, es wird beherrschbarer. Sie können es zulassen, ignorieren, umgehen oder durch Üben automatisch verlernen.

Unerwünschte *positive* Gefühle sind ebenfalls veränderbar, weil durch ihre neutrale, zulassende Betrachtung eine Distanzierung stattfindet, durch die wir größeren Handlungsspielraum gewinnen. Wenden Sie dazu dieselbe Technik an! In ähnlicher Weise, wie man sich durch Desensibilisierung von unangenehmen Gefühlen befreit, verschafft uns die desensibilisierende Betrachtung unerwünschter positiver Gefühle (z.B. bei Sucht, sexueller Abhängigkeit, Bequemlichkeit) deutlich mehr innere Freiheit und Distanz.

Richten Sie dazu Ihre Aufmerksamkeit wiederholt auf die problematische positive Gefühlsauszeichnung Ihrer Gedanken, bis ein klares Evidenzgefühl auftritt, dass die Intensität des problematischen Gefühls nachgelassen hat. Manche Probleme sind sehr vielgestaltig.[7] Manchmal liegt das emotionale Problem darin, dass wir beides haben, positive und negative Gefühle. Wandern Sie gegebenenfalls durch die vollständige emotionale „Landschaft" des Problems, falls es sehr vielgestaltig ist und verschiedene Aspekte hat. Fühlen Sie dabei sowohl unangenehme wie auch angenehme Gefühlseindrücke in der gleichen zulassenden Haltung aus.

Sollten Sie den Eindruck haben, Sie können Ihr Problemgefühl trotz der vorausgegangenen Entspannungsübung nicht in entspannter Haltung wahrnehmen, weil es Ihnen zu unerträglich (oder zu verlockend) erscheint, dann schalten Sie, bevor Sie das Problem aufnehmen, zunächst die Körper-Desensibilisierung vor, denn diese Technik wirkt ebenfalls stark entspannend und zudem noch desensibilisierend.

Sie werden unempfindlicher und bekommen mehr inneren Handlungsspielraum. Wagen Sie sich immer erst an stärkere Gefühle, die mit einem Problem verbunden sind, wenn Sie sich genügend entspannen können.

Sollte ein negatives Gefühl aus seelischen Gründen wie Stress, Lernvorgängen, negativen Bewertungen wie z.B. fehlerhaften Interpretationen – also kein lediglich physisch bedingtes Unangenehmsein – auch nach der Körper-Desensibilisierung noch immer unannehmbar für Sie sein, dann setzen Sie als Zusatztechnik die sogenannte „Paradoxe Intention" des österreichischen Psychiaters und Therapeuten Viktor E. Frankl ein.[8] Dazu reicht es nicht mehr aus, das negative Gefühl in der Haltung des neutralen Zeugen zu betrachten, sondern Sie werden aktiv, Sie bejahen:

Stellen Sie sich dabei vor, das negative Gefühl würde bis an Ihr Lebensende andauern, und zwar augenblicklich, und sogar vielfach so stark. Sie wünschten sich sogar, dass es für immer andauert. Genau das bejahen Sie für einige Augenblicke ernsthaft und aufrichtig – auch wenn Ihnen diese Absicht verständlicherweise absurd erscheint!

Sie wissen natürlich, dass Sie Ihre Haltung als Instrument einsetzen, um sich von dem negativen Gefühl zu befreien – und es mag deshalb widersinnig, ja, „schizophren" erscheinen, sich zugleich dafür zu entscheiden. Die Erfahrung zeigt jedoch, dass diese mentale Haltung möglich ist und Wirkung hat, sofern es sich nicht um eine unaufrichtige So-tun-als-ob-Haltung handelt. Wiederholen Sie diese Bejahung einige Male, bis Sie das Gefühl (oder was davon übriggeblieben ist) ohne größere Anstrengung anschauen können.

Wie verfahren Sie, wenn Sie kein Problemgefühl erkennen, sondern das Problem nur rein sachlich als solches wahrnehmen – aber wissen, dass es sich letztlich eigentlich um ein *mentales Problem* handelt?

Betrachten Sie das Problem trotzdem in der beschriebenen Weise als neutraler Betrachter, ohne jede weitere Absicht. Wir können gedanklich „umgreifen", dass ein Problem ein Problem ist, ob nun mit oder ohne negativen Gefühlsaspekt, weil wir das wissen, weil wir uns erinnern oder weil wir das Problem vorwegnehmen können. Oder aber wir fühlen das negative Gefühl. In beiden Fällen gehen wir gleich vor und desensibilisieren uns durch die neutrale, zulassende Betrachtung des Problems.

Richten Sie im ersten Fall Ihre Aufmerksamkeit eine Zeit lang – vielleicht fünf- bis zehnmal oder auch öfter – auf die Bedeutung des Problems, auf den sachlichen Zusammenhang, ohne emotionale Einfärbung. Betrachten Sie gegebenenfalls die verschiedenen Aspekte des Problems.

Nehmen wir an, Sie leiden an der Marotte, mehrmals nachzusehen, ob Sie Ihre Tür abgeschlossen haben. Ein solches Problem muss nicht sehr stark gefühlsmäßig besetzt sein – obwohl Sie, wenn Sie mehr Übung besitzen, vermutlich immer deutlicher die subtilsten Gefühlsauszeichnungen von Gedanken und Vorstellungen erkennen werden.

Wie verfahren Sie, wenn Sie zwar zunächst ein Problemgefühl wahrnehmen, aber nach einiger desensibilisierender Betrachtung innerhalb derselben Übung plötzlich nicht mehr? Gehen Sie genauso vor wie bei Problemen ohne erkennbares Problemgefühl.

Geben Sie durch wiederholte Betrachtung Ihrem Nervensystem Gelegenheit, sich mit dieser Betrachtungsweise vertraut zu machen, sie als normal anzusehen – mithin zu lernen, wie es ist, wenn Sie das Problem nicht durch eine negative Gefühlsbrille betrachten.

Selbst wenn das Problem sehr undeutlich ist und Sie sagen könnten, Sie wüssten nur noch sehr vage, dass Sie überhaupt daran denken, ist auch dies ein durchaus geeignetes Objekt für die Desensibilisierung!

Wie verfahren Sie, wenn negative Gefühle plötzlich sehr stark werden? Ursprünglich geistige Gefühle – Gefühle, die mit Vorstellungen und Erinnerungen verknüpft sind – werden während der Übung möglicherweise körperlich und verwandeln sich in Schmerz. Vielleicht spüren Sie eine Nackenverspannung oder Kopfschmerzen oder negative Gefühle anderer Art im Körper. Manchmal handelt es sich auch um Kribbeln, Hautjucken oder Unruhe.

Es scheint dann, als könne das negative Gefühl, nachdem es zunächst Ihr Problem „besetzt gehalten“ hatte, seinen Ort verändern und als Äquivalent in ganz verschiedenen Bereichen auftreten.

Wechseln Sie in die einfache Desensibilisierung als Körperfühlen, wenn Gefühle sehr stark werden. Behandeln Sie solche Gefühlsverwandlungen immer in der dort beschriebenen Weise, indem Sie eine Zeit lang, zwei Minuten oder länger, dieses stärkste momentan wahrnehmbare Gefühl, ohne es gutzuheißen oder negativ zu bewerten, neutral betrachtend, ohne Anstrengung oder Erwartungshaltung „ausfühlen“.

Wenn Sie diese zulassende Haltung aufrichtig einnehmen, impliziert dies auch bereits die erforderliche tiefe Entspannung – denn echtes Zulassen ist Entspannung! Finden Sie selbst heraus, wie viel Sie sich dabei zumuten können. Werfen Sie aber nicht zu früh die Flinte ins Korn. Wir neigen dazu, den leichteren Weg zu wählen.

Lassen Sie die Übung wie bei allen Techniken mit einer Ruhephase von etwa zwei Minuten ausklingen, bei der Sie die Augen geschlossen halten und nichts tun. Stehen Sie nicht unmittelbar danach auf. Reden Sie nicht, werden Sie nicht sofort aktiv, denn das könnte die Wirksamkeit beeinträchtigen. Bleiben Sie noch kurz mit geöffneten Augen sitzen, bis sich der innere Vorgang „gesetzt" hat. Finden Sie selbst heraus, wie sich das anfühlt. Damit ist nicht der Eindruck gemeint, dass Ihr Problem bereits gelöst ist, sondern jetzt sei der rechte Zeitpunkt, wieder Ihren Tagesaktivitäten nachzugehen. Diese Verfahrensweise übt ganz nebenher ein meditatives Bewusstsein ein, bei dem Sie sich mehr Raum für Ihre inneren Stimmen gestatten.

Wiederholen Sie die Übung gegebenenfalls an mehreren Tagen, bis sich ein deutliches Evidenzgefühl einstellt, dass das Problem gelöst ist. Dazu gehören auch die verschiedenen Aspekte, die emotional relevant sein können.

Sollte die Problem-Desensibilisierung nicht sofort zufriedenstellend gelingen, dann setzen Sie sich deswegen nicht unnötig unter Leistungsdruck. Akzeptieren Sie gegebenenfalls auch eine vorübergehende Verschlimmerung des Symptoms durch falsches Üben. Sie kennen ja nun den Weg und wissen, dass korrektes Desensibilisieren über kurz oder lang zum Ziel führt.

*Merksatz: Die Wirksamkeit der Desensibilisierung ist sehr stark von der Aufrichtigkeit Ihres Zulassens und dem Grad abhängig, mit dem Sie sich als entspannt wahrnehmen.*

Man kann sich leicht etwas vormachen, gerade auch nonverbal, also ohne Worte. Setzen Sie Ihr Gespür ein. Achten Sie vor allem auf Ihre feinsten, unmerklichsten Regungen: Richten Sie Ihre Aufmerksamkeit auf die „Quelle Ihrer Gedanken" – selbst wenn Sie nicht sofort wissen, was damit gemeint ist.

**Optional:** War die Desensibilisierung sehr belastend, d.h., haben Sie das Gefühl, dass das Betrachten negativer Gefühle trotz Ihrer entspannten

Einstellung nun seinerseits zu Stress geworden ist, dann bietet es sich auch hier wie bei der Körper-Desensibilisierung an, als Kontrapunkt und Ausgleich mit zehn Minuten Wortklangmeditation in extrem sanfter, leichter Weise abzuschließen.

Lesen sie im Kapitel 9, „Entspannung als Grundlage mentaler Techniken" nach, wie diese Technik angewendet wird. Fahren Sie danach mit den beiden oben beschriebenen Ausklangphasen fort.

**Kurzform Problem-Desensibilisierung:**

1. In der ersten Phase schalten wir mit geschlossenen Augen eine Entspannungstechnik vor, z.B. einige Minuten Wortklangmeditation, am besten im Sitzen (abgedunkelter, ruhiger Raum). Dabei lassen wir – wie auch in der gesamten weiteren Übung – alle Wahrnehmungen, Gedanken, Gefühle zu, gleichgültig ob angenehm oder unangenehm.

2. In der zweiten Phase lenken wir unsere Aufmerksamkeit auf das Problem. Wir müssen uns das Problem lediglich kurz so vergegenwärtigen, wie es uns ganz natürlich und ohne Anstrengung in den Sinn kommt. Das kann ein Bild sein oder auch nur ein abstrakter Gedanke. Wir müssen lediglich „Kontakt" mit dem Problem aufnehmen ( dass es sich um dieses und kein anderes Problem handelt).

4. Während und nach der Vergegenwärtigung des Problems schauen wir nach, ob wir irgendwelche unangenehmen Gefühle bemerken, die durch den Gedanken an das Problem ausgelöst worden zu sein scheinen, gleichgültig, ob subtil oder stark – oder stärker werdend, z.B. „Angst". Dabei kann es sich auch um körperliche Gefühle, z.B. Unbehagen, oder sogar Schmerzen handeln.

5. In dieser Übung weichen wir keinem unangenehmen Gefühl aus. Wir lassen es einfach zu, selbst wenn es dadurch stärker wird. Wir schauen es an, ohne weitere Absicht, Erwartung, nur neutral betrachtend. Oder lassen es einfach „mitlaufen" wie z.B. Straßenlärm oder irgendwelche „Störungen", wenn uns das besser gefällt.

6. Sollte sich beim Gedanken, bei der Vorstellung des Problems kein Gefühl einstellen (manchmal sind Gefühle sehr fein, sozusagen an der

Grenze zum Wahrnehmbaren), dann ist dies auch in Ordnung. Dann nehmen wir den Zustand der „Neutralität" wahr. Es ist wichtig, dass wir

a) entweder das Gefühl anschauen, es nicht zu vermeiden suchen wie in der normalen Alltagshaltung, oder
b) wahrnehmen, dass kein Gefühl auftaucht!

ANMERKUNG 1: Der Umlernprozess findet automatisch – „mechanisch" statt, wir müssen nichts glauben, erwarten, denken oder uns irgendetwas zusätzlich vornehmen. Die Wirkung zeigt sich erst später in der realen problematischen Situation. Sie „passiert" uns einfach, wir finden uns darin wieder.

Man weiß nicht schon vorher, dass das Problem verschwunden ist. Die problematischen Gefühle werden nicht mehr reproduziert, weil durch das Verfahren der „innere Autopilot" umprogrammiert worden ist.

7. Bei starken emotionalen Reaktionen wie Angst erst den Höhepunkt der Angst in entspannter Haltung „abwettern". Nicht zu früh beenden, sondern abwarten, bis sich die Emotion erschöpft hat. In aller Regeln ist dies nicht zu unangenehm. (Brechen Sie die Technik ab und wenden Sie sich notfalls an einen Therapeuten, falls Sie – wider Erwarten – untypisch starke Erfahrungen machen.)

8. In dieser Übung wie gerade beschrieben etwa acht bis zwölf Mal Kontakt mit dem Problem aufnehmen, oder nach Belieben.

9. Danach Ausklangphase I: mindestens zwei Minuten ruhiges Dasitzen mit geschlossenen Augen.

10. Dann Ausklangphase II: ca. 1 Minute noch ruhiges Dasitzen mit geöffneten Augen.

*Übung an etwa fünf bis acht Tagen ein- oder zweimal täglich wiederholen. Manchmal reicht auch weniger.*

## Was bedeutet in dieser Übung „Problem"?

Es kann sich um alle Art von mentalen, „seelischen" Alltagsproblemen, um psychischen Stress, um Sorgen oder traumatische Erfahrungen, um

Ängste und negative Gedanken handeln, soweit sie dem Anschein nach nicht rein oder überwiegend physisch, sondern durch Erwartungshaltung, durch Fehlhaltungen, durch Gewohnheiten, Überlastungen, erlernte emotionale Reaktionen und Bewertungen ausgelöst werden.

Beispiel für ein physisch verursachtes Problem: Eine Schilddrüsenfehlfunktion durch Mangel am Hormon Thyroxin kann durch Problem-Desensibilisierung weniger effektiv beeinflusst werden – wohl aber deren mentale Folgeerscheinungen, z.B. „Ängstlichkeit".

## Was bedeutet in der Übung „Gefühl"?

Es ist wichtig, zwischen Gefühlen und Gedanken zu unterscheiden. Gefühle können sich mit Gedanken verbunden zeigen, Gefühle können durch Gedanken – z.B. Bewertungen – ausgelöst werden, sind aber nicht einfach mit Gedanken gleichzusetzen.

In dieser Übung wird der entscheidende Faktor, der überhaupt erst Leiden ermöglich, als Unangenehmsein des Fühlens verstanden. Dem steht das Angenehmsein als positives Gefühl gegenüber. Für die Wirksamkeit der Übung ist es entscheidend, in den verschiedensten seelischen Problemen das „Identische im Verschiedenen" zu erkennen. Denn dann gelingt es viel leichter, seine Aufmerksamkeit auf das eigentliche seelische Probleme zu lenken, das uns belastet – eben das Unangenehmsein des Fühlens.

ANMERKUNG 2: Wie bei der Körper-Desensibilisierung und anderen Mentaltechniken gilt auch hier: Wenn Sie momentan an starken Schmerzen physischer Art leiden, z.B. durch Verletzung, Infektion, Vergiftung, kann es unmöglich sein, diese Übung wirksam durchzuführen.

Denn solche Schmerzen hindern Sie an der Betrachtung negativer Gefühle (z.B. auch andersgearteter Schmerzen), die seelisch, durch Verspannung, Fehlhaltung, negative Lernmuster, traumatische Erfahrungen und unbekannte psychosomatische oder auch physische Ursachen bedingt sind.

In vielen Fällen hilft hier jedoch die extrem sanfte Wortklangmeditation, eine Umschaltung zu bewirken, wie sie in Kapitel 9, „Entspannung als Grundlage mentaler Techniken" geübt wird.

Finden Sie selbst heraus, wann die Desensibilisierung wirkt. Ziehen Sie sich nicht aus Bequemlichkeit oder Empfindlichkeit auf den Standpunkt zurück, Sie fühlten sich zu schlecht!

**Wirkung**

Mit dieser Technik lassen sich sehr wirksam verschiedenste mentale Probleme behandeln wie Angst (z.B. Flugangst, Fahrstuhlangst, Klaustrophobie, Examensangst), Antriebsarmut, Schuldgefühle, Zwangsvorstellungen, Zwangshandlungen, unerklärliche Müdigkeit, Eifersucht, Impulsivität, Hass, Minderwertigkeitsgefühle.

Negative Gefühle werden nach dem aus der Verhaltenstherapie bekannten Prinzip der „reziproken Hemmung" wieder verlernt und ausgeschliffen, wenn Sie genügend oft üben. Dies geschieht automatisch, auch ohne explizite Absicht.

Wie bei der Körper-Desensibilisierung üben Sie auch mit der Problem-Desensibilisierung den „desensibilisierenden Blick" und können ihn je nach Bedarf in Alltagssituationen einsetzen. Sie werden nach und nach unabhängig von der erlernten Angst oder Ängstlichkeit und anderen unangenehmen Gefühlen. Ihr Handlungsspielraum wächst. Sie müssen Situationen, in denen negative Gefühle auftauchten, nicht mehr meiden. Oft sind Sie nicht nur frei von Ihrem alten Problemgefühl, d.h. Sie nehmen die Situation nun auf neutrale Weise wahr, sondern was früher problematisch war, kann sich nach erfolgreicher Desensibilisierung sogar angenehm anfühlen und Wohlbehagen verursachen. Auch diese Übung macht Sie nicht nur von individuellen Problemen unabhängiger, sondern übt zugleich das Muster für die Behandlung anderer Probleme ein.

Von der aktuellen Desensibilisierung ist es dann nur noch ein Schritt bis zu einer Haltung, in der Sie insgesamt autonomer sind – und das um so mehr, je bewusster Sie sich für diese neue Haltung entscheiden. Sie sind dann weniger auf übertriebene Perfektion ausgerichtet. Diese Einstellung ist nicht etwa weltverneinend, sondern ermöglicht Ihnen erst ein Leben ohne übertriebenen Stress. Zu starkes Anhaften, zu großes Habenwollen, zu großer Perfektionismus – die sogenannte „Muss-Haltung“[9] – ist nach Meinung vieler Therapeuten für unser Leiden mitverantwortlich. Deshalb sehen auch östliche Weisheitssysteme einen wichtigen Schritt in der nicht-anhaftenden Haltung. Zulassen, Desensibilisieren, Loslassen üben diese Haltung, indem sie direkt ins Zentrum des Problems gehen: zum negativen und positiven Gefühl, seinem Angenehm- und Unangenehmsein (Attraktivsein, Unattraktivsein). Bei dieser Übung betrachten Sie nicht die argumentative Seite des Problems, sondern seine emotionale.

Darüber hinaus eignet sich die Methode auch hervorragend zur Leistungssteigerung, Selbstentfaltung und Selbstmotivation. Der Grund dafür liegt darin, dass Sie sich genau hinsichtlich jener Gefühle desensibilisieren können, die Ihren Zielen entgegenstehen.

Lesen Sie in Kapitel 16, „Problem-Desensibilisierung B“, welche Geschichte diese Technik hat und auf welche Punkte zu achten ist. Informieren Sie sich dort auch, welche Zusatztechnik Sie einsetzen können, um subtile negative und positive Gefühle besser zu identifizieren.

INFO 3

## Warum positives Denken oft nicht wirkt

Alles wäre recht einfach, wenn wir nur einen positiven Gedanken an die Stelle unserer Probleme und Ängste zu setzen brauchten. Positives Denken macht zwar nicht zwangsläufig krank, wie ein überspitzter Buchtitel unlängst suggerierte,10 aber ängstlichen und Sorgenbeladenen Menschen ist auch nicht damit gedient, wenn man nur an ihre Fähigkeit zum positiven Denken appelliert.

Positive Gedanken scheitern oft an inneren Widerständen, z.B. daran, dass wir glauben, uns etwas einbilden zu müssen. Oder dass wir eine Fähigkeit, über die wir nachweislich nicht verfügen – keine Angst, kein Lampenfieber, keine Eifersucht zu haben –, durch bloßen Vorsatz für erreichbar halten sollen.

Unsere Skepsis hindert uns daran, „solchen Unfug" zu glauben, und wir dann nicht, wie wir mit solcher Skepsis umgehen sollen. Wir ahnen noch nicht, dass wir einen Gedanken tatsächlich in vollem, kritischem Bewusstsein als Neuanfang setzen können und dass es dafür hochwirksame Methoden gibt.

Wir wissen nicht, dass man sich nichts vormachen muss, um neue, positive Entwicklungen in Gang zu setzen (womöglich halten wir das sogar fälschlich für „Hypnose" oder „Autosuggestion").

Dabei ist uns meist auch unbekannt, dass Vorstellungen nicht durch starke Willenskraft auf den Weg gebracht werden, sondern durch Leichtigkeit und Mühelosigkeit und die Ausschaltung störender gedanklicher und emotionaler Faktoren.

# 4 Gedankensetzen

*Hier erfahren Sie, wie man Gedanken setzt, um sich zu motivieren, unerwünschte gegenläufige Reaktionen zu verhindern und neue Entwicklungen in Gang zu setzen. Sie können sofort mit der Übung beginnen. Positive Wirkungen zeigen sich meist schon kurz nach der ersten Übung, z.B. am nächsten Tag. Kapitel 18 in Teil B vermittelt Ihnen Tipps und wichtiges Hintergrundwissen, um Ihre Kenntnisse zu vertiefen.*

Aus dem Autogenen Training sind Ihnen möglicherweise bereits sogenannte formelhafte Vorsatzbildungen bekannt, z. B. „Ich bin ganz ruhig!“ Gedanken, die als Formeln gesetzt werden, eignen sich in besonderem Maße zur Selbstmotivation und Selbstentfaltung und zur Leistungssteigerung in allen Bereichen des Lebens. Die Methode, die ich Ihnen hier vorstelle, stellt geradezu einen Königsweg dar, weil sich mit ihr so gut wie alle Motive installieren lassen,[11] z. B. ein besserer Verkäufer zu sein, freier zu reden, länger durchzuhalten, eine unangenehme Arbeit anzufangen und Schwierigkeiten zu überwinden.

Gedankensetzen kann aber genauso effektiv zur Konfliktbewältigung und Selbstbehandlung eingesetzt werden. Mit Konflikt wird auch hier kein Problem angesprochen, das sachlich zu lösen wäre (wie etwa die Reparatur Ihres Autos). Sondern Sie zielen dabei auf den mentalen Faktor des Konflikts ab. Klassisches Beispiel für solche Selbstbeeinflussung ist die Formel des Franzosen Émile Coué (1857-1926): „Es geht mir mit jedem Tag immer besser und besser.“ Auch die Schule des Positiven Denkens vertritt die Auffassung, mit positiven Gedanken ließen sich Probleme bewältigen und positive Entwicklungen in Gang setzen. Wenn Sie Probleme mit einfachem positivem Denken beseitigen können, benötigen Sie keine Mentaltechniken!

Oft stellen jedoch gerade ernstere Probleme eine scheinbar unüberwindliche Hürde dar. Kleine Marotten wird man manchmal je nach Persönlichkeitsstruktur und Übung auch durch hinwendendes Denken und einfache „Entscheidung“ los. Schwerere Probleme wie Flugangst, Eifersucht oder Befangenheit widersetzen sich jedoch häufig dem positiven Denken. Mit zunehmender Übung im Gedankensetzen wächst auch die Fähigkeit, im Alltag spontan und ohne weitere Übung positiv zu denken. Abgesehen von den Übertreibungen mancher esoterischer Richtungen (wonach es angeblich sogar möglich sein soll, zu fliegen oder durch Wände zu gehen12), haben jedoch auch seriöse Techniken wie das Autogene Training oft zu wenig Erfolg. Zwar realisieren sich formelhafte Vorsätze leichter als gewöhnliche Absichten oder haben zumindest die Tendenz dazu, besonders wenn sie mit einer effektiven Entspannungstechnik verknüpft werden. Ihre Wirkung lässt sich jedoch deutlich steigern, wenn Sie folgende Regeln anwenden.

## Regeln

Setzen Sie sich in entspannter Haltung in einen bequemen Sessel, am besten an einem ruhigen, abgedunkelten Ort, und schließen Sie die Augen. Falls Sie im Liegen nicht zu leicht einschlafen, können Sie auch bequem auf dem Rücken üben, die Beine ausgestreckt, die Füße leicht nach außen gekippt, die Unterarme auf den Oberschenkeln.

Es ist günstiger für alle Übungen, wenn Sie nicht zuviel gegessen, keinen Alkohol getrunken und keine Drogen oder Psychopharmaka eingenommen haben.

Lassen Sie wie immer etwa eine halbe Minute lang alle Wahrnehmungen zu. Dazu gehören sowohl angenehme wie unangenehme Gefühle und Gedanken, also auch Unlust und störende Geräusche.

Falls Sie sich nicht entspannen können und zu nervös sind – wenn Ihre Gedanken ständig abschweifen, wenn Sie nicht in Ihrer eigenen Mitte sein können, sondern von Vorstellungen, Gedanken und Gefühlen überwältigt werden –, dann lernen Sie zunächst eine wirksame Entspannungstechnik, wie in Kapitel 9, „Entspannung als Grundlage mentaler Techniken“ beschrieben.

Unabhängig davon gilt gerade auch für das Gedankensetzen: Entspannung ist ein sehr wirksamer Verstärker. Alternativ können Sie als Entspannungstechnik auch einige Minuten Desensibilisierung als Körperfühlen einsetzen (Kapitel 2, „Körper-Desensibilisierung“).

Denken Sie danach an ein Problem, das Sie bedrängt, oder an ein Ziel oder eine Motivation, die Sie vorantreiben wollen. Sie müssen sich das Problem oder Ziel nicht deutlich oder besonders anschaulich vorstellen. Manche Menschen haben eine starke bildliche Vorstellungskraft, andere nicht. Wie anschaulich Ihre Vorstellung ist, spielt – anders als bei imaginativen Meditationen – keine Rolle.

Selbst wenn das Problem sehr undeutlich ist und Sie sagen könnten, Sie wüssten nur sehr vage, dass Sie überhaupt daran denken, ist auch dies durchaus ein geeignetes Objekt für die Technik des Gedankensetzens!

- *Wählen Sie jedoch für das Gedankensetzen keine Phobien oder Panikattacken, da sich dafür die Problem-Desensibilisierung besser eignet.* [13]

*Verwenden Sie Gedankensetzen hier lieber nach der Desensibilisierung – wenn sich bereits Erfolge zeigen – als Zusatztechnik. Starke Angst bei der Vergegenwärtigung des Problems könnte das Gedankensetzen stören. Wählen Sie lieber emotional gar nicht oder wenig belastende Probleme wie z.B. Marotten, Ängstlichkeit, negative Gedanken, Zwangsvorstellungen, aber durchaus auch Eifersucht, Befangenheit, Beleidigtsein, Neid, Minderwertigkeitsgefühle.*

Bilden Sie nun eine kurze, eingängige Formel, die das vorgestellte Problem löst bzw. ein Ziel setzt. Hier zwei Beispiele:

Sie leiden darunter und sehen es als unzweckmäßig an, dass Sie oft zu stark Problemen und negativen Gedanken nachgehen. Dann könnte Ihre Formel folgendermaßen lauten:

**„Ausrichtung neutral“**

Leiden Sie unter der Marotte, dass Sie immer mehrere Male nachsehen müssen, ob Sie Ihre Tür abgeschlossen haben, dann könnte Ihre Formel lauten:

**„Ganz beim Türabschließen“**

Bilden Sie bevorzugt positive Formeln. Also nicht negativ: „Kein Lampenfieber“, sondern: „Vollkommen frei“. Negativ formulierte Formeln wirken zwar auch, bringen aber unnötig einen „Widerschein des Negativen“ mit sich (d.h. vor allem: des die Vorstellung begleitenden *unangenehmen Gefühls*), der die Wirkung beeinträchtigen könnte.[14]

Nicht jeder ist ein „Formulierungskünstler“, was die passende Versprachlichung seiner Problemlösung anbelangt. Lesen Sie eventuell im nächsten Kapitel „Allgemeine Formeln des Gedankensetzens“ nach, wie diese Schwierigkeit umgangen werden kann.

Geben Sie Ihre Formel nicht mit einer festen Absicht, einem „Willen“, einer Anspannung oder inneren Anstrengung oder der Erwartungshaltung auf den Weg, sie müsse sich realisieren. Sie brauchen sich nicht zu konzentrieren, um den gewünschten Effekt zu erzielen. Sie müssen nicht kämpfen. Anstrengung kann sogar gegenteilig wirken.

Lassen Sie dem Wunsch freien Lauf. Vergegenwärtigen Sie sich die Möglichkeit, eine Formel einfach nur auf den Weg zu schicken und dann ihrem Schicksal zu überlassen, einmal grundsätzlich an folgendem Beispiel: Wenn Sie ein Segelschiffchen in einen Teich setzen, um es schwimmen zu lassen, dann geben Sie ihm nur einen einzigen kleinen Stoß in eine bestimmte Richtung.

Sein weiterer Kurs bleibt sozusagen dem Spiel von Strömung, Wind und Wellen überlassen und steht nicht mehr in Ihrer Macht. Ihre Absicht, Ihr Wille spielen dann keine Rolle mehr.

In ähnlicher Haltung bringen Sie auch Ihre Formel auf die Reise. Das Ergebnis ist Ihnen zwar nicht gleichgültig (sonst würden Sie ja nicht üben), aber im Moment der Wiederholung der Formel wird Ihre Erwartung oder Zielvorstellung eingeklammert, in Parenthese gesetzt.

Lassen Sie die Formel die Abstände ihrer Wiederholung sich selbst suchen. „Richtig“ sind die Abstände, wenn Sie dabei ein gutes Gefühl und keinen Zwang oder innere Anspannung verspüren. Versuchen Sie auch der Formel keine besondere Betonung, Anschaulichkeit oder Deutlichkeit zu verleihen. Das würde wiederum zu innerer Anspannung führen und den Effekt mindern.

Lassen Sie die Formel ihre Ausprägung – deutlich oder undeutlich, bildlich oder unbildlich, grob oder fein – sich selbst suchen. Überlassen Sie Ihrem Nervensystem die Wahl, in welcher Weise die Formel erscheint.

Denken Sie die Formel einige Zeit lang, wie es Ihnen angenehm und sinnvoll erscheint. Das mögen fünf bis zehn oder auch zwanzig Wiederholungen sein. Die genaue Anzahl ist nicht wichtig. Folgen Sie dabei Ihrem inneren Gespür. Verwenden Sie in jeder Sitzung nur eine Formel, weil der Erfolg sonst leicht verwässert werden könnte. Von sehr großer Bedeutung für die Wirksamkeit ist dabei folgende Zusatzregel:

*Richten Sie Ihre Aufmerksamkeit zwischen den Wiederholungen auf die Pausen! Nehmen Sie in völlig neutraler und entspannter Haltung wahr, was sich dabei an Gefühlen, Stimmungen, Gedanken, Bildern oder auch bloßer „Leere" einstellt.*

Sollten Sie etwa skeptische Regungen wahrnehmen, so vertreiben Sie sie nicht etwa in dem Glauben, das sei falsches Üben, sondern betrachten Sie auch Ihre Skepsis in neutraler, zulassender Haltung. Stellt sich ein Unbehagen ein, so betrachten Sie auch dieses Gefühl nur, ohne sich deswegen zu tadeln.

Die Wirkung wird nicht beeinträchtigt, wenn Sie Skepsis oder Unbehagen oder andere gegensätzliche Haltungen neutral betrachtend zulassen. Umgekehrt gilt: Die positive Entwicklung wird gestört, wenn sie gegenläufige Haltungen nicht *neutral* betrachtend zulassen. Verdeutlichen Sie sich Ihr Unbehagen in ausreichender Weise. Wie fühlen Sie sich dabei?

*Fühlen Sie Ihren Körper. Lassen Sie Ihre Aufmerksamkeit durch den Körper wandern, und fühlen Sie auch die negativen Gefühle, die sich in den Pausen zwischen den Wiederholungen der Formel einstellen, in rein zulassender, neutraler Haltung.*

Ist das Gefühl körperlich oder geistig (an einem Ort scheinbar „außerhalb" des Körpers)? Welche Stimmung erzeugt es in Ihnen? Versuchen Sie nicht, dafür Worte oder Erklärungen zu finden. Zu fühlen, was nonverbal passiert, ist in dieser Übung entscheidend, nicht aber das Gefühlte zu formulieren, ihm Namen oder Bezeichnungen zu geben.[15] Lassen Sie der Energie negativer Gefühle, gleich welcher Art, freien Lauf. Geben Sie dieser Energie durch Ihre passive Haltung Gelegenheit, sich selbst „abzuarbeiten".

Erscheint Ihnen das, was Sie in den Pausen zwischen den Wiederholun gen erleben, dagegen vage und undeutlich, so belassen Sie es auch dabei. Versuchen Sie nicht, deutlicher zu denken oder sich irgend etwas vorzustellen.

Interpretieren Sie weder noch „glorifizieren" Sie das, was Sie wahrnehmen. Versuchen Sie nicht wegzudeuten, wegzusehen oder zu verdrängen. Verharren Sie in der Haltung des bloßen Zuschauers oder Zeugen.

Folgende Einsichten sind für die Realisierung solcher Formeln sehr nützlich und können Irritationen und Unklarheiten ausschließen: Wenn man eine Formel setzt, so „suggeriert" man sich nichts, wie oft behauptet wird. Den Unterschied zwischen „setzen" und „suggerieren" können Sie sich leicht an folgendem Beispiel verdeutlichen: Wenn Sie an ein Placebo glauben, dann wirkt das Medikament, weil Sie irrtümlich meinen, es enthalte wirksame Inhaltsstoffe, obwohl es nur aus Mehl und Zucker besteht. Dann haben Sie sich getäuscht, und daran ändert auch die Tatsache nichts, dass Sie von dieser Suggestion profitieren. Sagt Ihnen der Arzt, Sie litten an unheilbarem Krebs, so werden Sie wahrscheinlich mit einem Schock und schweren körperlichen und seelischen Symptomen reagieren. Und dieser Gedanke wirkt nicht nur wegen des zu erwartenden Leidens so stark, sondern weil Sie ihn für wahr halten. Entdeckt der Arzt, dass er Ihre Patientendaten verwechselt hat, dann ist der Wirksamkeit der Hiobsbotschaft der Boden entzogen.[16]

Suggestion – im strengen Sinne, nicht im vagen Sinne der Alltagssprache – beruht auf fälschlichem Fürwahrhalten, bzw. die Frage nach der Wahrheit wird gar nicht mehr gestellt, weil die Kritikfähigkeit aus verschiedenen Gründen (Irrtum, Rhetorik, Kompliziertheit des Sachverhalts, Schläfrigkeit, mangelnde Intelligenz, Wunschdenken, Wahn, Hypnose) eingeschränkt ist.

Beim Gedankensetzen wird kein hypnoider Zustand mit eingeschränkter Kritikfähigkeit angestrebt. Selbst vorgeschaltete Wortklangmeditation verstärkt, richtig ausgeübt, eher die Einsicht, Umsicht und Voraussicht.[17]

*Bei der Technik des Gedankensetzens ist es also nicht erforderlich, an das, was mit der Formel beabsichtigt wird, zu glauben!* [18]

Wenn wir eine Formel setzen, täuschen wir uns weder noch müssen wir uns etwas vormachen oder uns selbst belügen. Wir wissen ja längst, wie unsere Diagnose lautet und wo unser Problem liegt – was die Fakten sind.

Gedankensetzen setzt einen neuen Anfang. Es handelt sich um Ihre eigene kritische und freie Entscheidung. Sie sind nicht Opfer eines Irrtums oder einer Selbsttäuschung, sondern Handelnder. Sie wählen, was Sie sein wollen. Nicht schon früher gewählt zu haben, lag vor allem daran, dass Sie über kein wirksames Instrument verfügten, Ihre Wahl in die Tat umzusetzen.

Eine weitere Einsicht, die vor allem mit zunehmender Erfahrung bestätigt wird, ist das Wissen, dass solche Formeln tatsächlich durch bloßes Setzen wirken. Gewöhnlich wirkt ein Gedanke wie schon gesagt, wenn wir ihn für wahr, bzw. das Gemeinte für tatsächlich existierend halten, sei es, weil es sich tatsächlich um etwas Reales handelt oder weil wir glauben, es sei real.

Beim Gedankensetzen sind wir in einer anderen Ausgangsposition als in der Suggestion oder beim Fürwahrhalten. Sie wissen, dass Sie Lampenfieber haben oder von übertriebener Eifersucht geplagt werden. Sie können den Gedanken, dass Sie frei von Lampenfieber oder Eifersucht sind, also gar nicht ohne weiteres für wahr halten, denn Ihre Erfahrung spricht dagegen. Es war immer so, und daraus schließen Sie (wenn auch logisch nicht ganz berechtigt[19]), dass es auch weiterhin so sein wird.

Dass Gedanken ohne Fürwahrhalten durch bloßes Setzen wirken, ist eine Entdeckung, die zunächst ganz Ihrem Gespür oder Ihrem (hypothetischen) Vertrauen überlassen bleibt: Andere haben dies bereits erkannt und setzen es erfolgreich ein. Stellen Sie daher Ihre Überzeugung oder auch Skepsis, Gedanken wirkten nur, wenn wir sie für wahr halten, in Parenthese, bis Sie sich vom Gegenteil überzeugt haben!

*Beachten Sie unbedingt, dass sich durchaus kein Gefühl der Bestätigung während der Übung zeigen muss, aus dem Sie ableiten können, wie stark*

*Ihre Gedanken wirken. Sie müssen kein Evidenzgefühl oder Aha-Erlebnis haben, dass ein Problem gelöst oder eine neue Entwicklung auf den Weg gebracht wurde.*

Wirkungen zeigen sich meist erst bei der direkten Konfrontation mit dem Problem oder wenn der Situation und Gelegenheit nach der Augenblick gekommen ist, an dem eine neue Entwicklung einsetzen kann. Lassen Sie die Übung wie bei allen Techniken mit einer Ruhephase von etwa zwei Minuten ausklingen, in der Sie die Augen geschlossen halten und nichts tun.

Stehen Sie nicht unmittelbar danach auf! Reden Sie nicht, werden Sie nicht sofort aktiv, denn das könnte die Wirksamkeit beeinträchtigen. Bleiben Sie noch einige Zeit mit geöffneten Augen sitzen, bis Sie den Eindruck haben, der innere Prozess habe sich „gesetzt".

Wiederholen Sie die Übung gegebenenfalls an mehreren Tagen, bis sich zeigt, dass Sie erreicht haben, was Sie erreichen wollten.

**Kurzform:**
Bequem sitzen oder liegen mit geschlossenen Augen; etwa eine halbe Minute alle Wahrnehmungen zulassen.

**Alternativ:** Entspannungstechnik vorschalten, z.B. 20 Minuten Wortklangmeditation (verstärkt die Wirkung).

Dann die Aufmerksamkeit auf ein Problem lenken. Keine Phobien wählen. Eine positive Formel formulieren. Formel ohne Zielvorstellung und Erwartungshaltung leicht und entspannt auf den Weg bringen. Aufmerksamkeit auf die Pausen zwischen den Wiederholungen der Formeln richten. Körper fühlen. Alle Wahrnehmungen, gleichgültig ob deutlich oder vage, neutral betrachtend zulassen. Fünf, zehn oder zwanzig Wiederholungen nach Gefühl.

Ausklangphase I: etwa zwei Minuten ruhiges Dasitzen mit geschlossenen Augen.
Ausklangphase II: ruhiges Dasitzen mit geöffneten Augen.

**Wirkung**

Mit dieser Technik lassen sich erfolgreich verschiedenste mentale Schwierigkeiten behandeln. Vor allem aber können Sie damit neue Entwicklungen setzen und Ihre Leistungsfähigkeit in allen Bereichen Ihres privaten oder beruflichen Lebens verbessern. Ob Sie ein besserer Verkäufer oder Lehrer, Familienvater oder Liebhaber, Künstler oder Privatier sein wollen – Sie bringen damit auf leichte und überraschend wirksame Weise Ihre Entwicklung in Gang und gehen Leistungssteigerungen ganz gezielt an. Entwicklung statt Stagnation aber ist allein schon ein wirksames Heilmittel gegen Verstimmungen, Pessimismus und Depressionen.

Lesen Sie in Kapitel 18, „Gedankensetzen B", warum diese Technik so positive Effekte hat und welche Feinheiten ihre Wirkung verstärken.

# 5 Allgemeine Formeln des Gedankensetzens

*Hier erfahren Sie, wie Sie sich auf erstaunlich leichte und wirksame Weise motivieren und von Problemen befreien können. Positive Wirkungen zeigen sich meist schon kurz nach der ersten Übung, z.B. am nächsten Tag. Kapitel 19 in Teil B vermittelt Ihnen Tipps, Kniffe und Hintergrundwissen, um Ihre Technik zu vertiefen.*

Sie können sich die Suche nach geeigneten Formeln, die sich realisieren sollen, in vielen Fällen sparen. Verwenden Sie stattdessen die allgemeine Formel:

**„Loslassen“**

Lassen Sie zunächst wieder etwa eine halbe Minute lang alle Wahrnehmungen zu. Dazu gehören sowohl angenehme wie unangenehme Gefühle und Gedanken, also auch Unlust und störende Geräusche. Oder schalten Sie eine Entspannungstechnik wie die Wortklangmeditation vor, weil das die Wirkung des Gedankensetzens deutlich verstärkt.

Danach stellen Sie sich wie in der Übung „Gedankensetzen“ ohne Anstrengung in entspannter Haltung einen Konflikt oder ein Problem vor, das Sie nicht in den Griff bekommen.

Wie immer wird unter Konflikt kein Problem verstanden, insofern es sachlich zu lösen wäre (wie die Reparatur Ihres Autos). Sondern Sie zielen dabei auf seinen mentalen Faktor ab.

Sie brauchen sich das Problem nur seinem Inhalt, seiner Bedeutung nach zu vergegenwärtigen, nicht emotional. Sollte Ihnen jedoch spontan das negative Gefühl an einem Problem bewusst werden, so lassen Sie es einfach so stehen, wie es sich zeigt.

*Wählen Sie auch hier wieder keine Phobien oder Panikattacken, da diese besser in der Verhaltenstherapie durch einen Therapeuten oder mit der Problem-Desensibilisierung behandelt werden und da z.B. Angstanfälle bei der Vergegenwärtigung des Problems Sie am Gedankensetzen hindern können, wenn Sie diese starken Gefühle nicht zugleich desensibi-*

*lisieren. Gedankensetzen eignet sich aber hervorragend als Zusatztechnik, falls sich bereits Erfolge mit der Desensibilisierung zeigen.*

Nachdem Sie sich das Problem vergegenwärtigt haben, hängen Sie die Formel „Loslassen“ an. Geben Sie diese allgemeine Formel in genau der anstrengungslosen und leichten Weise auf den Weg, wie im Kapitel 4, „Gedankensetzen“ beschrieben: Schicken Sie die Formel „auf die Reise“ wie ein Segelschiffchen, das man in den Teich setzt und dann Wind und Wellen überlässt. Wiederholen Sie auch die Formel für einige Zeit, und zwar so lange, wie es Ihnen angenehm und sinnvoll erscheint. Das mögen fünf oder zehn oder auch zwanzig Wiederholungen sein. Folgen Sie dabei Ihrem inneren Gespür.

Lassen Sie Ihr Gefühl die Abstände zwischen den Wiederholungen wählen. Lassen Sie sich die Formel ihrer Form und Erscheinungsweise nach so entwickeln, wie es sich von selbst ergibt. Versuchen Sie nicht Ihren Willen einzusetzen. Legen Sie Ihre Erwartungshaltung auf Eis, koppeln Sie sich ab von Ihren Zielvorstellungen. Achten Sie wieder auf die Lücken zwischen den Wiederholungen, und nehmen Sie in neutraler Haltung als zulassender Betrachter wahr, was sich von allein einstellt.

**Merksatz:**
*Die Wirksamkeit der Methode nimmt mit der Ehrlichkeit und Aufrichtigkeit Ihrer neutralen Betrachtung zu.*

Man kann sich leicht etwas vormachen, gerade auch nonverbal, also ohne Worte. Setzen Sie Ihr Gespür ein. Achten Sie auf Ihre feinsten Regungen: Richten Sie Ihre Aufmerksamkeit in zwangloser und leichter Weise auf die „Quelle Ihrer Gedanken“ – auch wenn Sie anfangs nicht sofort wissen sollten, was damit gemeint ist.

Verwenden Sie in jeder Sitzung nur eine Formel, weil der Erfolg sonst leicht verwässert wird. Wenn es sich um ein Problem handelt, bei dem Sie einen Missstand abstellen wollen, ist die Formel „Loslassen“ effektiv. Wenn es sich um eine Selbstmotivation handelt, wählen Sie stattdessen:

**„Realisieren“**

Solche Motivationen könnten zum Beispiel betreffen: ein Arbeitsprojekt, das Sie beginnen wollen. Eine Gehaltserhöhung, die beantragt werden soll. Eine Schulung. Früheres Aufstehen. Mehr Wohlwollen Ihrem Nächsten gegenüber. Größere Sorgfalt in der Arbeit. Dabei stellen Sie sich nicht das Problem vor wie beim Loslassen, sondern die Realisierung Ihres Zieles. Es ist gleichgültig, wie „gut" Sie bei der Vorstellung sind. Es genügt, in irgendeiner Weise, die Ihnen gemäß ist und Ihnen leicht fällt, daran zu denken und dann den Bezug zur Formel „Realisieren" herzustellen.

Sie können sich aber auch in noch allgemeinerer, sozusagen existentieller Weise „programmieren". Dies ist sehr effektiv, weil existentielle Haltungen – vor allem auch jene, die unbewusst und unausgesprochen bleiben – einen großen Einfluss auf unser Wohlbefinden und unsere psychische Gesundheit haben.

Stellen Sie sich dazu zum Beispiel vor (d.h. denken Sie einfach nur), dass Sie das Positive im Leben realisieren und das Negative nur insofern zulassen, als es unumgänglich ist. Verbinden Sie diesen Gedanken, diese Vorstellung dann mit der Formel:

**„Hinwenden"**

Alternativ können Sie auch hier „Realisieren" verwenden, falls Ihnen das treffender erscheint. Ein anderer existentieller Gedanke, den Sie mit der Formel „Hinwenden" oder „Realisieren" verbinden können, wäre z.B.: ständige Entwicklung. Denn Stagnation ist, wie schon gesagt, auf Dauer ungesund. Eine bloße Kette von Vergnügungen füllt uns über einen längeren Lebenszeitraum nicht aus, sie hinterlässt nicht nur einen schalen Beigeschmack, sondern entmutigt uns auf unbewusste oder unausgesprochene Weise und macht uns anfällig für Störungen psychosomatischer und mentaler Art.

Eine weitere existentielle Absicht, die sich mit der Formel „Hinwenden" oder „Realisieren" verbinden lässt, wäre die positive Haltung, die Sie anderen grundsätzlich entgegenbringen: Ihr Wohlwollen, Ihre Freundlichkeit, Ihre Unterstützung.

Denn diese Haltung begünstigt auch Ihr eigenes emotionales System und führt auf lange Sicht, selbst wenn einzelne Misserfolge dagegenzusprechen scheinen, zu mehr emotionaler Qualität in Ihrem Leben. Ständiger Kampf, Misstrauen, Vorsicht, Zurückhaltung, Kritik anderen gegenüber schaden dagegen Ihrer emotionalen Gesundheit.

Sind Sie bereits motiviert und auf dem Wege, ein bestimmtes Ziel zu verwirklichen, haben aber den Eindruck, dass etwas mehr Engagement und Kraft der Sache förderlich wären, dann verwenden Sie die Formel:

**„Verstärken"**

Lassen Sie die Übung wie bei allen Techniken mit einer Ruhephase von etwa zwei Minuten ausklingen, in der Sie die Augen geschlossen halten und nichts tun.

*Beachten Sie auch hier, dass sich durchaus kein Gefühl der Bestätigung während der Übung zeigen muss, aus dem Sie ableiten können, wie stark Ihre Gedanken wirken. Sie müssen kein Evidenzgefühl oder Aha-Erlebnis haben, dass das Problem gelöst ist! Die Wirkung zeigt sich in der Regel erst bei der direkten Konfrontation mit der problematischen Situation im Alltag.*

Stehen Sie nicht unmittelbar nach der Übung auf! Reden Sie nicht, werden Sie nicht sofort aktiv, denn das könnte die Wirksamkeit beeinträchtigen. Bleiben Sie noch einige Zeit mit geöffneten Augen sitzen, bis Sie den Eindruck haben, der innere Prozess habe sich „gesetzt". Wiederholen Sie die Übung gegebenenfalls an mehreren Tagen, bis sich in der Praxis zeigt, dass Sie erreicht haben, was Sie erreichen wollten.

**Kurzform:**
Bequem sitzen oder liegen mit geschlossenen Augen; etwa eine halbe Minute alle Wahrnehmungen zulassen.

**Alternativ**: Entspannungstechnik vorschalten, z.B. zwanzig Minuten Wortklangmeditation (verstärkt die Wirkung).

Dann Aufmerksamkeit auf ein Problem lenken. Keine Phobien wählen. Passende allgemeine Formel wählen („Loslassen", „Hinwenden", „Realisieren“ oder „Verstärken“). Formel ohne Zielvorstellung und Erwartungshaltung leicht und entspannt auf den Weg bringen. Aufmerksamkeit auf die Pausen zwischen den Wiederholungen der Formeln richten. Alle Wahrnehmungen, gleichgültig ob deutlich oder vage, neutral betrachtend zulassen. Fünf, zehn oder zwanzig Wiederholungen nach Gefühl.

Ausklangphase I: etwa zwei Minuten ruhiges Dasitzen mit geschlossenen Augen.
Ausklangphase II: ruhiges Dasitzen mit geöffneten Augen.

**Wirkung**

Mit dieser Methode lassen sich sehr effektiv verschiedenste mentale Probleme behandeln. Haben Sie erst einmal die verblüffende Wirksamkeit der Technik entdeckt, dann verschafft Ihnen allein schon das Wissen mentale Erleichterung, dass Sie Ihren Gefühlen und Gedanken nicht mehr hilflos ausgeliefert sind.

Auch mit allgemeinen Formeln können Sie beim Gedankensetzen neue Entwicklungen für sich selbst einleiten und Ihre Leistungsfähigkeit in allen Bereichen Ihres privaten und beruflichen Lebens verbessern.

Die Formelworte „Loslassen“, „Realisieren“, „Hinwenden“, „Verstärken“ sind sehr einfach anzuwenden und vermindern etwaige Unsicherheiten, weil sie keine Definition eigener Formeln erfordern. Leistungssteigerung, Selbstentfaltung und Selbstmotivation werden effektiver als bisher in Gang gebracht, weil diese Technik genau jene Fehler vermeidet, an der gewöhnliches positives Denken oft scheitert.

Lesen Sie in Kapitel 19, „Allgemeine Formeln des Gedankensetzens B“, welche psychologischen und philosophischen Grundgedanken die positiven Effekte der Technik erklären und welche Feinheiten ihre Wirkung verstärken. Dort finden Sie auch eine Liste weiterer hochwirksamer allgemeiner und „existentieller“ Formeln.

INFO 4

## Die Kraft unserer Gedanken

Stellen Sie sich vor, es läutet an Ihrer Wohnungstür und ein Polizeibeamter teilt Ihnen mit, dass Ihr Kind gerade von einem Lastwagen überfahren wurde.

Vermutlich werden Sie alle Symptome eines schweren Schocks entwickeln: Ihr Herz beginnt zu rasen, Sie haben Schweißausbrüche; vielleicht fallen Sie sogar in Ohnmacht oder Ihnen wird schwindelig. Vor allem aber: Sie erleben außerordentlich starke negative Emotionen!

Einen Augenblick später entschuldigt sich der angebliche Polizeibeamte – erschrocken über die Wirkung seines bösen Scherzes – und teilt Ihnen mit, seine Uniform sei nur geliehen. Er sei von Ihren Arbeitskollegen zu diesem üblen Streich verleitet worden. Sie sind erleichtert und fangen sich wieder. Vielleicht wirkt der Schock immer noch nach, aber Ihre Gefühle und Körperfunktionen beginnen sich zu normalisieren.

Dieses Beispiel lehrt uns: Was in unserem Körper vorgeht, wird von unseren Gedanken beeinflusst. Wir sind Opfer oder Nutznießer unserer Gedanken. Außer Ihrer Auffassung der Situation (Ihren Gedanken) ist es vor allem ein Faktor, der zu so weitreichenden Folgen führt: Sie müssen das, was Sie denken, für wahr halten!

Gedanken wirken also gemeinhin dadurch, dass sie für wahr gehalten werden. Auch die Hypnose scheint ein Zustand zu sein, in dem unsere Urteilsfähigkeit so weit eingeschränkt ist, dass zumindest ein Teil unseres Bewusstseins den Inhalt der Suggestion für wahr hält – und damit realisiert, soweit es physisch möglich ist. In unserem Beispiel war der suggestive Faktor unter anderem die Uniform des Polizisten.

Beim Gedankensetzen befinden wir uns in einer völlig anderen Situation. Ihre Kritikfähigkeit wird nicht eingeschränkt. Sie werden nicht getäuscht und täuschen sich auch nicht selbst. Sie wissen, dass der Inhalt der Formel noch nicht realisiert, mithin nicht faktisch wahr ist. Das Fürwahrhalten muss daher durch andere Faktoren ersetzt werden. Dies sind vor allem:

- das Neutralisieren der Skepsis
- das Wissen, dass sich Gedanken auch ohne Fürwahrhalten realisieren
- die anstrengungslose Formelwiederholung als sich selbst überlassener Wunsch
- der Zustand tiefer Entspannung
- die natürliche Desensibilisierung und Dekonditionierung von Gefühlen beim neutralen Blick in den Pausen zwischen den Formeln
- die (spontane) nonverbale Neuorientierung gemäß dem Formelinhalt in den Pausen zwischen den Wiederholungen

# 6 Ja-Nein-Technik

*Hier erfahren Sie, wie man auf raffinierte und effektive Weise problematische Reaktionen und Fehlhaltungen außer Kraft setzt, sich motiviert und seine Persönlichkeit entwickelt. Sie können sofort mit der Übung beginnen. Positive Wirkungen zeigen sich meist schon kurz nach der ersten Übung, z.B. am nächsten Tag. Kapitel 20 in Teil B vermittelt Ihnen weiteres Hintergrundwissen, um Ihre Kenntnisse zu vertiefen.*

Diese Technik ist in ihrer Wirksamkeit mindestens ebenso überraschend wie die Desensibilisierung und das Gedankensetzen. Sie baut auf den gleichen Grundvoraussetzungen auf:

Setzen Sie sich in entspannter Haltung in einen bequemen Sessel, am besten an einem ruhigen, abgedunkelten Ort, oder legen Sie sich hin, und schließen Sie die Augen.

Es ist günstiger für die Übung, wenn Sie nicht zuviel gegessen, keinen Alkohol getrunken und keine Drogen oder Psychopharmaka eingenommen haben.

Lassen Sie etwa eine halbe Minute lang alle Wahrnehmungen zu. Dazu gehören sowohl angenehme wie unangenehme Gefühle und Gedanken, also auch Unlust und störende Geräusche.

Stellen Sie sich ein Problem vor, das Sie bedrängt. Kein Problem, das sachlich zu lösen wäre (wie die Reparatur Ihres Autos), sondern zielen Sie dabei auf seinen mentalen Faktor ab.

Wählen Sie bevorzugt Probleme ohne starken emotionalen Gehalt, da sich sonst unabsichtlich der Widerschein des negativen Gefühls – und hier vor allem der Angst – durch die Fragehaltung verstärken könnte, wenn Sie die Emotion nicht zusätzlich desensibilisieren.

Überlassen Sie echte Phobien und Panikattacken daher der Problem-Desensibilisierung oder der Behandlung durch einen Therapeuten!

Nehmen wir an, Sie machen in der Arbeit viele Fehler und haben eine ängstliche Erwartungshaltung entwickelt, es könnten Ihnen weitere unterlaufen. Sie fürchten dann die beruflichen und persönlichen Auswirkungen, die das haben würde.

Richten Sie Ihre Aufmerksamkeit in leichter Weise auf das Problem. Sie müssen keine anschauliche Vorstellung davon haben. Auch Gefühlsbetrachtung *bei der Vergegenwärtigung des Problems* spielt in dieser Übung anders als beim Desensibilisieren zunächst keine Rolle.

Oder das Problem ist ein Motivationsdefizit oder mangelnde Energie. Sie finden ein Ziel erstrebenswert – Abteilungsleiter zu werden, ein Studium anzufangen oder abzuschließen, morgens früher aufzustehen, abends früher ins Bett zu gehen usw. –, doch Widerstände gedanklicher oder gefühlsmäßiger Art scheinen Sie an seiner Verwirklichung zu hindern. Oder Ihnen fehlt einfach die Kraft, Ihre Wünsche umzusetzen.

- In allen Fällen ist es nicht nötig, nach den Ursachen Ihrer Probleme zu suchen, ob sie nun erkennbar sind oder nicht – mögliche Ursachen spielen in dieser Übung keine Rolle.

Darüber hinaus lassen sich auch körperliche Symptome und Schmerzen behandeln, sofern sie psychosomatischer und nicht überwiegend mechanischer oder physischer Art sind (z.B. Vergiftung durch Nahrungsmittel).

Im ersten Schritt nach der Vergegenwärtigung des Problems formulieren Sie die Frage:

**„Wird das Problem weiter bestehen?“**

Versuchen Sie keine Antwort zu geben, sondern achten Sie nur auf Vorstellungen, Gedanken, Stimmungen, Gefühle – vor allem auch die vagsten und subtilsten Gefühle – gegebenenfalls auch auf die „Leere“, die sich nach der Frage einstellt.

*Erwarten Sie keine verbale Antwort auf Ihre Frage! Es geht nicht um „inhaltliche“ Antworten, um Lösungen, sondern nur darum, die Frage zu stellen …*

Lassen Sie in der Haltung des neutralen Zeugen alles so stehen, wie es sich von selbst und aus eigenen inneren Kräften ergibt. Anders als noch im Stadium der Problemvergegenwärtigung könnte das *Gefühl* als Antwort jetzt je nachdem jedoch wieder eine Rolle spielen:

Neu auftretende Gefühle nach der Frage sind entweder geistiger oder körperlicher Art. Erscheint das Gefühl im Bereich der Vorstellung des Problems, ist es also geistiger, gedanklicher Art, richten Sie Ihre Aufmerksamkeit nun auf dessen negativen Aspekt. Betrachten Sie das Gefühl in neutraler Haltung – als bloßer „Zeuge" –, wie Sie es schon in den anderen Übungen gelernt haben:

**ohne Zielvorstellung und Erwartungshaltung**
**ohne das Gefühl zu fliehen**
**ohne es gutzuheißen**
**oder zu interpretieren**

Ist das Gefühl eher körperlich, könnte sich das Problem „somatisiert" haben. Dann kann es als isoliertes, scheinbar vom Problem unabhängiges Gefühl in allen Bereichen des Körpers auftreten: als Nackenschmerz, als Spannung im Solarplexus usw. Betrachten Sie es auch hier wieder in neutraler Haltung, und behandeln Sie es mit der Technik des Körperfühlens (Kapitel 2, „Körper-Desensibilisierung"). Desensibilisieren Sie sich ohne Eile, falls das Gefühl sehr stark ist (was eher selten vorkommt).

Sie haben ja immer noch vor Augen, um welches Problem es sich handelt. Im zweiten Frageschritt ergänzen Sie die Frage durch „Ja?" – also:

**„Wird das Problem weiter bestehen – ja?"**

Versuchen Sie wieder nach der Frage „Ja?" keine Antwort zu finden.

ERWARTEN SIE KEINE ANTWORTEN!

Sondern achten Sie in der Haltung des Zeugen nur auf Vorstellungen, Gedanken, Stimmungen, Gefühle – vor allem auch die vagsten und subtilsten Gefühle – oder aber auf die gedankliche „Leere", die sich einstellt. Fühlen Sie auch Ihren Körper dabei! *Sie sind nur Betrachter der Gefühle, die Sie nach der Frage wahrnehmen.* Es geht nicht um Antworten, sondern um genau diesen Prozess des bloßen Fragens und Wahrnehmens.

Legen Sie Ihre Erwartungshaltung, Ihre Zielvorstellung für den Zeitraum der Übung auf Eis. Lassen Sie alles so stehen, wie es sich von ganz allein ergibt, aus der Eigendynamik des Zulassens entwickelt.

Sie müssen nichts erklären, verstehen oder interpretieren. Sie müssen auch hier wieder nicht herausfinden, welche Ursachen Ihr Problem haben könnte oder warum Sie nicht motiviert sind. Die Gründe für Ihr Problem spielen in unserer Übung – anders als etwa in der Psychoanalyse – keine Rolle. Desensibilisieren Sie sich wieder ohne Eile, falls Gefühle sehr stark sind (was, wie schon gesagt, eher selten vorkommt).

Legen Sie bei Ihren Fragen kein forciertes Tempo vor. Lassen Sie die Fragen ihren Zeitraum und Rhythmus selbst suchen. Achten Sie darauf, dass der Prozess leicht und nicht angespannt oder konzentrativ ist. Stellen Sie die Frage nicht in drängender, nachdrücklicher Weise. Erzwingen Sie keine Antwort. Wie schon gesagt, werden bei dieser Technik keine verbalen Antworten gesucht. Sollten sich spontan verbale Antworten einstellen, dann lassen Sie sie einfach so stehen, wie sie sich von selbst ergeben, und kehren wieder zur neutralen Betrachtung zurück.

Sollten Sie sich von Ihrer Erwartungshaltung bedrängt fühlen, dann betrachten Sie das nicht als Fehler, sondern lassen Sie auch diese Gedanken einfach so stehen, wie sie sich natürlich und von selbst ergeben. (In Kapitel 9, „Entspannung als Grundlage mentaler Techniken“ wird ausführlicher beschrieben, wie man mit unerwünschten oder ablenkenden Gedanken umgeht.)

Sollten Sie starke kritische, ablenkende oder interpretierende Gedanken haben, so lassen Sie sie einfach stehen und kümmern sich nicht weiter darum. Sollten Sie den Wunsch nach der Beseitigung des Problems verspüren, so lassen Sie ihn einfach ohne Tadel stehen wie andere Gedanken und kehren wieder zu Ihrer Übung zurück.

Im nächsten Schritt der Übung verfahren Sie wie vorher. Doch diesmal fügen Sie statt „Ja?“ ein „Nein?“ an, also so:

**„Wird das Problem weiter bestehen – nein?“**

Wiederholen Sie diesen Fragegang mit jeweils drei Schritten (also „Wird das Problem weiter bestehen?“ - „Wird das Problem weiter bestehen - ja? - „Wird das Problem weiter bestehen – nein?“) in jeder Tagesübung etwa fünf- bis achtmal oder nach Belieben auch öfter.

*Wichtig für eine positive Veränderung ist dabei die bloße Wahrnehmung dessen, was nach der Frage „Wird das Problem weiter bestehen?“ – „Ja?“, bzw. „Nein?“ passiert. Dabei ist es nicht die Bedeutung Ihrer Wahrnehmungen, also das, was Sie denken, die zur Veränderung führt, sondern die Wahrnehmung als Zeuge, bei der kein Wunsch und keine Absicht geäußert werden.*

Wie bei allen Techniken gilt auch hier wieder: Die Wirksamkeit der Methode nimmt mit der Aufrichtigkeit Ihrer neutralen Betrachtung zu. Man kann sich leicht etwas vormachen, gerade auch nonverbal, also ohne Worte. Setzen Sie Ihr Gespür ein. Achten Sie auf Ihre feinsten Regungen: Richten Sie Ihre Aufmerksamkeit in zwangloser Weise auf die „Quelle Ihrer Gedanken und Gefühle“ – auch wenn Sie nicht sofort wissen sollten, was damit gemeint ist.

- Im Übrigen ist es nicht erforderlich zu verstehen, wieso die Methode wirkt. Sie müssen kein Aha-Erlebnis haben! Die Wirkung der Ja-Nein-Technik ist, wenn Sie so wollen, „verdeckter und mechanischer Art“.

Es ist möglich, aber nicht unbedingt typisch, dass als Antwort auf die Fragen ein Angstimpuls auftaucht. Die „Gefahr“ (der Gedanken daran), dass das Problem weiter bestehen könnte, wird dann vielleicht mit Angst oder Sorge beantwortet. Solche Gefühle können verschiedene Intensitätsgrade haben.

Versuchen Sie Angst nicht zu verdrängen und nicht wegzudeuten. Nehmen Sie den Angstimpuls für einen Moment in neutraler und entspannter Haltung als bloß zulassender Zeuge wahr. Das Verfahren entspricht immer der Technik, wie wir sie in der Desensibilisierung kennengelernt haben. Auch hier gilt wieder: Bei Angst muss erst der Höhepunkt in entspannter Haltung zugelassen werden. Sie dürfen nicht zu früh abbrechen, sondern sollten abwarten, bis sich die Emotion erschöpft hat. Andernfalls droht sie sich in weiteren Angstsituationen zu verstärken.

*Vermeidenwollen des negativen Gefühls – und hier vor allem der Angst – verstärkt das negative Gefühl sehr oft. Unbedingtes Vermeiden trägt wesentlich dazu bei, überhaupt eine Phobie zu bekommen, bzw. die Phobie zu fixieren.*

Rufen Sie sich in Erinnerung, dass wir in dieser Übung bei der Vergegenwärtigung des Problems keine Phobien auswählen – weil die Problem-Desensibilisierung schneller und gradliniger zum Ziel führt. Nach den Fragen könnte jedoch *als Antwort* durchaus gelegentlich ein der Phobie ähnliches Angstgefühl auftauchen – das wir dann sorgfältig durch bloße zulassende Betrachtung neutralisieren.

Manchmal handelt es sich auch nur um ein der Angst nahestehendes Unbehagen, oder Sie sind besorgt. Gefühle können, wie schon bemerkt, sehr subtil sein. Viele Menschen unterscheiden anfangs nur schwer zwischen dem Bedeutungsaspekt eines Gedankens (dem, was er sachlich, inhaltlich ist) und dem Gefühlsaspekt (seinem Angenehm- und Unangenehmsein).

Solche Gefühlsreaktionen können in allen Stadien des Fragens auftreten, nach der Grundfrage „Wird das Problem weiter bestehen?“ und den Anschlussfragen „Ja?“ oder „Nein?“.

Sollten Sie während der Übung Angst, Sorge oder Unsicherheit oder Skepsis empfinden, ist dies kein Fehler, sondern zeugt davon, dass sich hinter dem Problem eine starke Psychodynamik verbirgt. Seien Sie froh, dass Sie das erkannt haben, denn nun kann das Problem gezielt angegangen werden. In dieser Weise mit der Negativität umzugehen, ist für die Lösung des Problems nützlich (wenn auch zunächst nicht angenehm), weil damit die unerwünschte Gefühlsreaktion abgebaut und verlernt wird.

- Ungünstig – da das Problem fixierend oder sogar verstärkend – wirkt sich dagegen aus, wenn Sie das Problem in der natürlichen, instinktiven Weise fliehen und verdrängen. Dies geschieht oft automatisch und unbewusst.

Es geschieht automatisch, weil wir auch durch negative Gefühle gesteuert werden. Negative Gefühle signalisieren uns, dass etwas nicht in Ordnung ist, dass es schädlich oder falsch ist. Diese Reaktion ist im Alltag meist zweckmäßig. Sie dient der Gesundheit, dem Überleben, der Fortpflanzung und Entwicklung. Wollen wir uns jedoch von bestimmten mentalen Problemen befreien, dann wirkt sie kontraproduktiv.

Beachten Sie, dass sich auch hier während der Übung nicht unbedingt ein Gefühl der Bestätigung zeigt, wie stark Ihre Fragen wirken. Sie müssen bei dieser Methode kein Evidenzgefühl oder Aha-Erlebnis haben, dass Ihr Problem gelöst ist. Die Wirkung zeigt sich meist erst im Alltag, wenn Sie mit dem Problem konfrontiert werden.

Beenden Sie die Übung wie bei allen Techniken mit einer Ruhephase von ein bis zwei Minuten, in der Sie die Augen geschlossen halten und nichts tun. Stehen Sie nicht unmittelbar nach der Übung auf. Reden Sie nicht, werden Sie nicht sofort aktiv, denn das könnte die Wirksamkeit beeinträchtigen. Bleiben Sie noch einige Zeit mit geöffneten Augen sitzen, damit der innere Prozess ausklingen kann.

Wiederholen Sie die Übung gegebenenfalls an mehreren Tagen, bis sich zeigt, dass Sie Ihr Ziel erreicht haben.

**Kurzform:**
Bequem sitzen oder liegen mit geschlossenen Augen; etwa eine halbe Minute *alle* Wahrnehmungen zulassen.

**Alternativ**: Entspannungstechnik vorschalten, z.B. zwanzig Minuten Wortklangmeditation (verstärkt die Wirkung). Ein Problem vergegenwärtigen. Keine Phobien wählen.

Frage 1: „Wird das Problem weiter bestehen?"
Alle spontanen Wahrnehmungen, gleichgültig ob deutlich oder vage, angenehm oder unangenehm, neutral betrachtend zulassen bzw. Körper fühlen.

Frage 2: „Wird das Problem weiter bestehen – ja?"
Alle spontanen Wahrnehmungen, gleichgültig ob deutlich oder vage, angenehm oder unangenehm, neutral betrachtend zulassen bzw. bei starken körperlichen Gefühlen „Körperfühlen".

Frage 3: „Wird das Problem weiter bestehen - nein?"

Alle spontanen Wahrnehmungen, gleichgültig ob deutlich oder vage, angenehm oder unangenehm, neutral betrachtend zulassen bzw. Körper fühlen. Mehrere Durchgänge je nach Gefühl.

Ausklangphase I: etwa zwei Minuten ruhiges Dasitzen mit geschlossenen Augen.
Ausklangphase II: ruhiges Dasitzen mit geöffneten Augen.

**Wirkung**
Auch mit dieser Technik lassen sich sehr wirksam verschiedenste mentale und körperliche Probleme behandeln, z.B. auch Schuldgefühle.[20]

In der Regel werden Sie schon nach kurzer Zeit, z.B. am nächsten Tag, bemerken, dass die „psychische Dynamik" eines Konflikts deutlich nachgelassen hat. Er erscheint weniger bedrängend, weniger schmerzhaft, weniger wichtig. Dieser Effekt verstärkt und stabilisiert sich, je öfter Sie üben. Oft bemerken wir die Wirkung erst im nachhinein und sind überrascht von der ganz unspektakulär verlaufenen positiven Veränderung!

Zwangsvorstellungen und Zwangshandlungen wie zwanghaftes Händewaschen etwa oder Marotten nehmen ab oder verschwinden, man darf hier guten Gewissens sagen „wie von Zauberhand". Die Technik eignet sich auch hervorragend zur Selbstmotivation und Leistungssteigerung in allen Bereichen des Lebens (Management, Schule, Studium, Arbeit, Privatleben), wenn Sie dabei das jeweilige Problem in den Blick bringen. Forcierte Selbstmotivation ist anders als spontane Motivierung immer auch Konfliktbewältigung, weil ein Konflikt zwischen der Handlungsabsicht und ihrer Verwirklichung besteht.

Die Frage „Wird das Problem weiter bestehen?" – „Ja?" bzw. „Nein?" nimmt dem Widerstand seine psychische Dynamik, koppelt die gewohnte oder erlernte Verbindung von Absicht und Wunsch einerseits und dem Scheitern und negativen Gefühlen andererseits aus und veranlasst, ja *provoziert* neue Haltungen. Die Tendenz zur unerwünschten Wiederholung des Problems wird abgeschwächt oder unterbrochen und eine natürliche, nicht auf der üblichen, vielfach ins Leere gehenden „Willensanspannung" beruhende Reaktion begünstigt.

Bei körperlichen Problemen zeigt sich oft eine deutliche Abnahme von Spannungen und Schmerzen. Soweit die Ja-Nein-Technik auch bei körperlichen Beschwerden wirkt, deutet dies auf einen psychosomatischen Konflikt hin.

Lesen Sie in Kapitel 14, „Negative Gedanken", wie die Formulierungen der Ja-Nein-Technik lauten, wenn Sie sich von negativen Gedanken befreien wollen.

Lesen Sie in Kapitel 20, „Ja-Nein-Technik B", was sonst noch bei dieser Technik zu beachten ist.

# 7 Ja-Nein-Wunsch-Technik

*Dieses Kapitel stellt Ihnen eine hochwirksame Variante der Ja-Nein-Technik vor, bei der Sie unter anderem feststellen können, wie stark Ihre Motivationen und Gefühle sind. Sie können sofort beginnen. Kapitel 21 in Teil B vermittelt Ihnen dazu ergänzendes Wissen.*

Bei dieser Variante führen Sie die Technik wie in der vorausgegangenen Übung aus.

Lassen Sie etwa eine halbe Minute alle Wahrnehmungen zu. Dazu gehören sowohl angenehme wie unangenehme Gefühle und Gedanken, also auch Unlust und störende Geräusche.

Setzen oder legen Sie sich bequem hin, und stellen Sie sich mit geschlossenen Augen ein Problem vor, das Sie bedrängt.

Wählen Sie bevorzugt Probleme ohne starken emotionalen Gehalt, da sich sonst unabsichtlich der Widerschein des negativen Gefühls – und hier vor allem der Angst – nach den Fragen verstärken könnte, wenn Sie die Emotion nicht zusätzlich desensibilisieren.[21]

In diesem Fall gilt wie immer: Bei starker Angst sollte erst in entspannter Haltung ihr Höhepunkt zugelassen werden. Warten Sie ab, bis sich die Emotion erschöpft hat. Überlassen Sie Phobien der Problem-Desensibilisierung[22], weil diese gradliniger zum Ziel führt.

Wie immer geht es nicht um Probleme, die sachlich zu lösen wären, sondern Sie zielen auf den mentalen Faktor des Konflikts ab.

Vergegenwärtigen Sie sich Ihr Problem einfach und zwanglos, jedoch ohne dabei bevorzugt seinen emotionalen Gehalt ins Auge zu fassen wie bei der Problem-Desensibilisierung. Ihr Gefühl spielt dabei keine ausschlaggebende Rolle.

Der Unterschied zur Ja-Nein-Technik besteht darin, dass Sie sich nach der Vergegenwärtigung des Problems nicht fragen: „Wird das Problem weiter bestehen?“, sondern:

**„Wünsche ich mir, dass das Problem weiter besteht?“**

Versuchen Sie auch hier wieder keine formulierte Antwort zu geben, sondern achten Sie nur auf Vorstellungen, Gedanken, Stimmungen, Gefühle – vor allem auf die vagsten und subtilsten Gefühle – oder auch auf die „Leere“, die sich nach der Frage einstellt. Unabsichtlichen verbalen Antworten wird nicht weiter nachgegangen. Sie klammern ihre „Richtigkeit“ während der Übung aus. Sie urteilen und bewerten nicht.

Lassen Sie alle Wahrnehmungen so stehen, wie sie sich von selbst ergeben. Bei der – gewöhnlich nonverbalen – Antwort auf die Vergegenwärtigung des Problems spielen Ihre Gefühle jetzt also wieder eine wichtige Rolle und werden in neutraler Haltung zugelassen.

Wie bei allen Techniken gilt: Die Wirksamkeit der Methode nimmt mit der Aufrichtigkeit Ihrer neutralen Betrachtung zu. Man kann sich leicht etwas vormachen, gerade auch ohne Worte. Setzen Sie Ihr Gespür ein. Achten Sie auf Ihre feinsten Regungen: Richten Sie Ihre Aufmerksamkeit zwanglos und leicht auf die „Quelle Ihrer Gedanken und Gefühle“ – auch wenn Sie nicht sofort wissen sollten, was damit gemeint ist. Danach stellen Sie die Frage:

**„Ja?“**

und wiederholen sie einige Male in Abständen, die Ihnen natürlich und angemessen erscheinen. Dabei achten Sie jeweils wieder auf das, was passiert. Alternativ können Sie die anschließenden Fragen „Ja“ auch immer mit der Grundfrage kombinieren. Auf die weitere Frage *„Nein“* wie in der Ja-Nein-Technik sollten wir bei dieser Übung verzichten.

ANMERKUNG: Sie können bei der Ja-Nein-Wunsch-Technik auch auf die angehängte Frage „Ja“ verzichten, wenn Ihnen dies einfacher erscheint. Versuche haben ergeben, dass das Ergebnis auch bei der bloßen Grundfrage, also „Habe ich wirklich den Wunsch ...“ oder „Wünsche ich mir ...“ erreicht wird.

Auch jetzt versuchen Sie keine formulierte Antwort zu erhalten (dies wäre eine andere Technik, die im Folgenden Kapitel „Focusing“ beschrieben wird), sondern achten wie immer vor allem auf Ihre Gedanken und vagsten, unbestimmtesten Gefühle und Stimmungen.

*Sie sind nur Zeuge des Gefühls oder auch der „Leere" oder Neutralität, die Sie nach der Frage wahrnehmen.*

Ein Wunsch wird nicht geäußert. Ihr Wille wird nicht eingesetzt. Wie in der Ja-Nein-Technik stellen Sie die Frage nicht in drängender, nachdrücklicher Weise. Sie erzwingen keine Antwort. Sie klammern Ihre Erwartungshaltung und Zielvorstellung während der Übung aus, falls solche Gedanken auftreten, und beachten sie nicht.

Sollten Sie sich von Erwartungshaltungen bedrängt fühlen, dann betrachten Sie das nicht als Fehler. Lassen Sie Ihre Gedanken einfach stehen. (In Kapitel 9, „Entspannung als Grundlage mentaler Techniken", wird noch genauer beschrieben, wie man mit unerwünschten oder ablenkenden Gedanken umgeht.)

Bei Ihrem Problem mag es sich um mangelnde Motivation oder Kraftlosigkeit handeln. Sie finden ein Ziel erstrebenswert, z. B. nicht mehr zu rauchen, doch Widerstände gedanklicher oder gefühlsmäßiger Art hindern Sie daran, Ihren Wunsch zu verwirklichen.

Mit der Ja-Nein-Wunsch-Technik können Sie, ähnlich wie Sie Probleme mit fehlender Motivation angehen, auch Ihre Motivationen ausloten! Sie erfahren dabei unmittelbar, welcher Art Ihre Motive sind, ob stark oder schwach oder unentscheidbar oder ob Ihre Skepsis überwiegt.

Setzen Sie dazu die Ja-Nein-Wunsch-Technik in modifizierter Form ein: Bilden Sie die Frage:

**„Habe ich (wirklich) den Wunsch ...?"**

Ergänzen Sie dann den Satz um die Formulierung Ihres Wunsches, z.B.: „Habe ich (wirklich) den Wunsch, Arzt zu werden?"

Versuchen Sie wieder, keine formulierte Antwort zu geben, sondern achten Sie nur auf alle Arten von Assoziationen wie Vorstellungen, Gedanken, Stimmungen, Gefühle – vor allem auch die vagsten und subtilsten Gefühle angenehmer oder unangenehmer Art – oder aber die „Leere". Lassen Sie das alles so stehen, wie es sich von selbst einstellt. Fügen Sie dann, wie schon ausgeführt, die Frage „Ja?" an und achten Sie jeweils auf

Ihre innere Antwort – und sei es ein noch so subtiles Gefühl oder ein nonverbaler Gedanke.

Diesmal geht es also nicht darum, ein Problem zu lösen oder sich zu motivieren, sondern zunächst einmal zu erkennen, was die eigenen Wünsche sind. Ist das Ergebnis unklar, dann können Sie auch Focusing einsetzen, allerdings erst in einer weiteren Sitzung. Focusing in derselben Sitzung würde Sie sonst leicht von der neutralen Betrachtung Ihrer inneren Reaktionen ablenken, die, selbst wenn keine eindeutige Antwort erkennbar ist, eine wichtige mentale Funktion hat. Beim Focusing wird versucht, Benennungen für das vagste und feinste Gefühl zu finden, das sich nach vorgestellten Problemen oder auch nach Fragen einstellt. Lesen Sie in Kapitel 8, „Focusing“, wie diese Technik angewendet wird.

Bleiben Sie bei allen Ergebnissen neutral – ob sie nun nur betrachtet oder nach Art des Focusing verbalisiert werden. Nehmen Sie das Ergebnis ohne Kritik hin. Versuchen Sie nicht, es zu beschönigen oder umzuinterpretieren. Ziehen Sie dann je nachdem die Konsequenzen aus Ihrer Einsicht.

Ist Ihr Wunsch nicht stark genug oder sogar gegensätzlich, halten Sie aber trotzdem die Realisierung des Wunsches für erstrebenswert, dann können Sie ihn mit der Technik des Gedankensetzens realisieren. Setzen Sie dazu wahlweise die Formeln „Hinwenden“ oder „Realisieren“ beim Gedanken an Ihr Ziel ein.

Lesen Sie in Kapitel 5, „Allgemeine Formeln des Gedankensetzens“, welche Feinheiten bei dieser Technik zum Erfolg führen.

Lesen Sie in Kapitel 13, „Konfliktbewältigung, Selbstmotivation, Leistungssteigerung“, welche weiteren Schritte zur Selbstmotivation empfehlenswert sind.

Auch bei der Ja-Nein-Wunsch-Technik gilt wie in der Ja-Nein-Technik: Sollte bei den Fragen ein Angstimpuls auftauchen, das Problem könnte weiter bestehen, dann versuchen Sie diese Angst nicht zu verdrängen und nicht wegzudeuten.

*Bedenken Sie wie in allen Übungen: Vermeidenwollen – und hier vor allem der Angst – verstärkt leicht das negative Gefühl. Unbedingtes Vermeiden gehört wesentlich mit dazu, überhaupt eine Phobie zu entwickeln, bzw. zu fixieren.*

Erinnern Sie sich auch hier wieder wie bei der Ja-Nein-Technik daran, dass wir bei der Vergegenwärtigung des Problems keine Phobien auswählen, weil die Problem-Desensibilisierung schneller und gradliniger zum Ziel führt und extrem starke Emotionen störend wirken könnten.[23]

Nach den Fragen könnte jedoch als Antwort durchaus ein Angstgefühl auftauchen – das wir dann sorgfältig durch ehrliche, zulassende Betrachtung neutralisieren. Solche Reaktionen können in allen Stadien vorkommen, nach den Fragen „Wünsche ich mir, dass das Problem weiterbesteht?“ oder „Habe ich den Wunsch …?“ und „Ja?“.

Nehmen Sie den Angstimpuls bis nach seinem Höhepunkt in neutraler und entspannter Haltung als zulassender Zeuge wahr. Das Verfahren entspricht der Desensibilisierung.

Manchmal handelt es sich auch nur um ein der Angst nahestehendes Unbehagen oder Sie sind besorgt. Gefühle können, wie schon bemerkt, sehr subtil sein. Viele Menschen unterscheiden anfangs nur schwer zwischen dem Bedeutungsaspekt eines Gedankens bzw. Problems (dem, was er sachlich, inhaltlich ist) und dem Gefühlsaspekt (seinem Angenehm- und Unangenehmsein).

Sollten Sie während der Übung Angst empfinden, ist dies kein Fehler, sondern zeugt davon, dass hinter dem Problem eine starke Psychodynamik steckt, die nun gezielt behandelt werden kann.

In dieser Weise mit einem Problem umzugehen ist nützlich, weil damit die unerwünschte Gefühlsreaktion abgebaut und verlernt wird. Damit werden wir auch unabhängiger von sonst vielleicht unbewusst bleibenden Reaktionen – *unser Ich wird autonomer.*

Beachten Sie auch hier, dass sich durchaus kein Gefühl der Bestätigung während der Übung zeigen muss, aus dem Sie ableiten können, wie stark Ihre Gedanken wirken. Sie müssen kein Evidenzgefühl oder Aha-Erlebnis haben, dass ein Problem gelöst ist. Die Wirkung zeigt sich in der Regel erst bei der direkten Konfrontation mit dem Problem.

*Ein Aha-Erlebnis werden Sie jedoch möglicherweise haben, wenn Sie Ihre Motivationen erkennen!*

Lassen Sie die Übung wie bei allen Techniken mit einer Ruhephase von ein bis zwei Minuten ausklingen, in der Sie die Augen geschlossen halten und nichts tun.

Stehen Sie nicht unmittelbar nach der Übung auf. Reden Sie nicht, werden Sie nicht sofort aktiv, denn das könnte die Wirksamkeit beeinträchtigen. Bleiben Sie noch einige Zeit mit geöffneten Augen sitzen, bis Sie den Eindruck haben, der innere Prozess habe sich „gesetzt".

Wiederholen Sie die Übung gegebenenfalls an mehreren Tagen, bis sich im Alltag positive Wirkungen einstellen oder Ihre Fragen beantwortet sind.

**Kurzform:**
Bequem sitzen oder liegen mit geschlossenen Augen; etwa eine halbe Minute *alle* Wahrnehmungen zulassen.

**Alternativ**: Entspannungstechnik vorschalten, z.B. zwanzig Minuten Wortklangmeditation (verstärkt die Wirkung). Ein Problem vergegenwärtigen. Keine Phobien wählen.

Frage: „Wünsche ich mir, dass das Problem weiterbesteht?" Alternativ: „Habe ich (wirklich) den Wunsch ...?" (Formulierung je nach Wunsch ergänzen).

Alle spontanen Wahrnehmungen, gleichgültig, ob deutlich oder vage, angenehm oder unangenehm, neutral betrachtend zulassen.

**Optional** die Frage: „Ja?"
Alle spontanen Wahrnehmungen, gleichgültig, ob deutlich oder vage, angenehm oder unangenehm, neutral betrachtend zulassen. Mehrere Durchgänge je nach Gefühl.

Ausklangphase I: etwa zwei Minuten ruhiges Dasitzen mit geschlossenen Augen.
Ausklangphase II: ruhiges Dasitzen mit geöffneten Augen.

**Wirkung**

Auch mit dieser Technik lassen sich sehr wirksam verschiedenste mentale und körperliche Probleme behandeln. Mentale Probleme eignen sich vor allem dann, wenn sie keinen sehr starken emotionalen Gehalt, wie etwa Angst, mit sich tragen, sondern eher ihrer Bedeutung nach erfasst werden.

Dazu zählen u.a. Zwangsvorstellungen, Zwangshandlungen und Marotten aller Art. In der Regel werden Sie schon nach kurzer Zeit, meist am nächsten Tag, wenn Sie an Ihr Problem denken, finden, dass seine „emotionale Dynamik" deutlich nachgelassen hat. Es erscheint weniger bedrängend, weniger wichtig. Dieser Effekt verstärkt und stabilisiert sich, je öfter Sie üben.

Die Ja-Nein-Wunsch-Technik eignet sich auch hervorragend zur Diagnose Ihrer Motivationen und kann insofern als wichtige Entscheidungshilfe dienen.

Bei körperlichen Problemen zeigt sich oft eine deutliche Abnahme von Spannungen und Schmerzen. Soweit die Ja-Nein-Wunsch-Technik auch bei körperlichen Beschwerden wirkt, deutet dies auf einen psychosomatischen Konflikt hin, also auf seelische Ursachen.

Lesen Sie in Kapitel 14, „Negative Gedanken", wie die Formulierungen lauten, wenn Sie sich von negativen Gedanken befreien wollen.

Lesen Sie in Kapitel 21, „Ja-Nein-Wunsch-Technik B", was sonst noch bei dieser Technik zu beachten ist.

# 8 Focusing

*In diesem Kapitel erfahren Sie, wie man unbewusste oder wenig bewusste gedankliche und emotionale Störfaktoren bewusst macht und ihrer emotionalen Kraft beraubt. Kapitel 22 in Teil B vermittelt Ihnen Details und Hintergrundwissen, um Ihre Kenntnisse zu perfektionieren.*

In dieser Einführung stelle ich Ihnen eine vereinfachte und modifizierte Form des Focusing vor, das ursprünglich von dem österreichisch-amerikanischen Therapeuten und Philosophen Eugene T. Gendlin entwickelt wurde.

Beim Focusing richten Sie Ihre Aufmerksamkeit wie bei den vorausgegangenen Techniken der Desensibilisierung, des Gedankensetzens und der Ja-Nein-Technik auf ein Problem oder Problemgefühl.

Wählen Sie keine echten Phobien oder Panikattacken als Problem, weil sich bei deren Vergegenwärtigung starke und vielleicht unbeherrschbare Gefühle einstellen können, die den Focusing-Prozess stören.

Setzen oder legen Sie sich wieder bequem hin, und schließen Sie die Augen. Bevorzugen Sie dafür anfangs einen leicht abgedunkelten, möglichst leisen Raum. Später können Sie bei vielen Gelegenheiten üben, sogar unter Stress, bei Lärm und anderen Ablenkungen. Falls Sie im Liegen nicht zu leicht einschlafen, legen Sie sich bequem auf den Rücken, die Beine ausgestreckt, die Füße leicht nach außen gekippt, Ihre Unterarme auf den Oberschenkeln.

Entspannen Sie sich! Lassen Sie für kurze Zeit, vielleicht eine halbe Minute, alle Gedanken und Gefühle, ob angenehm oder unangenehm, so zu, wie sie sich von selbst einstellen. Dazu gehören auch Störungen, Langeweile, Skepsis, Unbehagen, Unruhe, Unkonzentriertheit.

Oder schalten Sie eine kurze Entspannungsübung, z.B. das Autogene Training oder die Progressive Muskelentspannung, vor. Zur Tiefenentspannung besonders empfohlen wird auch hier die Wortklangmeditation. Lesen Sie gegebenenfalls in Kapitel 9, „Entspannung als Grundlage mentaler Techniken“, wie Wortklangmeditation angewendet wird.

Nach einiger Übung gelingt vielen Menschen Focusing jedoch auch ohne vorgeschaltete Entspannungstechnik.

Es ist wie immer günstiger für die Übung, wenn Sie nicht zu viel gegessen, keinen Alkohol getrunken und keine Drogen oder Psychopharmaka eingenommen haben.

1) Stellen Sie sich danach ein Problem vor, das Sie belastet. Alternativ können Sie Ihre Aufmerksamkeit auch auf ein noch sehr vages, unbestimmtes „allgemeines Problemgefühl" richten: ein Unbehagen, eine Unzufriedenheit, ein diffuses Problembewusstsein, das Sie vielleicht erst bemerken, wenn Sie danach suchen.

Es ist nicht wichtig, ob Sie sich das Problem anschaulich und deutlich oder nur vage vergegenwärtigen. Sie müssen es sich nicht angestrengt ausmalen! Versuchen Sie nicht, das Problem zu formulieren, es sei denn, Formulierungen kommen Ihnen spontan in den Sinn. Kehren Sie in diesem Fall ohne Tadel zur Vorstellung des Problems zurück. Nehmen Sie das Problem so, wie es sich von selbst zeigt. Spannen Sie sich nicht an. Konzentrieren Sie sich nicht.

2) Richten Sie Ihre Aufmerksamkeit bevorzugt auf den feinsten und unbestimmtesten Gefühlsaspekt – und hier vor allem auf das negative oder positive „Gefühlslicht", in dem ein Problem erscheint. Oder betrachten Sie die negative oder positive Gefühlslage oder Stimmung, die Ihre augenblickliche Befindlichkeit darstellt.[24]

Das Gefühl kann überall sein: bei der Vorstellung des Problems. Oder auch im gesamten Körper. Oder lokalisiert an einem Punkt, etwa im Kopf oder Brustraum.

Sollte Ihnen dieses subtilste Gefühl nicht sofort zugänglich sein, so wiederholen Sie den Vorgang. Richten Sie Ihre Aufmerksamkeit gegebenenfalls auf die „Leere", falls Sie glauben, dass momentan nicht mehr zu erkennen ist.

3) Versuchen Sie nun in einem dritten Schritt des Focusing, diesem vagsten Gefühl oder der Leere einen Namen, eine Bezeichnung zu geben.

Richten Sie dazu Ihre Aufmerksamkeit auf die „Quelle“ Ihrer Gedanken und Gefühle, auch wenn Sie anfangs nicht genau wissen sollten, was damit gemeint ist.

Versuchen Sie mehrere Benennungen, bis Sie den Eindruck haben, dies seien die richtigen Worte. Es kann sich dabei um ein einziges Wort, eine Wortfolge oder auch um ganze Sätze handeln. Beispiele: „Misstrauen“; „Misstrauische Haltung“; „Ich war misstrauisch.“ „Ich bin unentschlossen.“ Oder auch: „vor allem unangenehm“; „angenehm und zugleich unangenehm“.

Die zutreffende Bezeichnung ist daran zu erkennen, dass ein deutliches – manchmal allerdings auch ein nur gerade noch merkliches – Evidenzgefühl auftritt. Auch ein kurzer Bliss („Glücksgefühl“, „Erleichterungsgefühl“) ist möglich, als habe sich etwas gelöst. Fühlen Sie dieses Gefühl gegebenenfalls in entspannter Haltung aus. Lassen Sie sich genügend Zeit dazu.

4) Versuchen Sie nun in einem vierten Schritt, den Vorgang zu wiederholen. Lassen Sie Ihre Aufmerksamkeit zwischen der Vergegenwärtigung des Problems und der Bezeichnung wechseln.

Keine überzeugende Benennung zu finden bedeutet nicht, dass Sie erfolglos waren. Auch die bloße, neutrale Betrachtung subtilster Gefühle hat bereits eine verändernde und therapeutische Wirkung, wie wir bei der Desensibilisierung gesehen haben. Manche inneren Dinge sind unaussprechlich oder werden erst später aussprechbar. Im Buddhismus ist das Verfahren seit langem bekannt. Man spricht davon, dass es oft genüge, ein Problem dreimal in neutral betrachtender Haltung wahrzunehmen, um es seiner mentalen Kraft zu berauben.

Gleichgültig, ob eine passende Bezeichnung gefunden wurde oder nicht, fahren Sie mit folgendem Schritt fort:

5) Achten Sie wie in den vorausgegangenen Übungen auf das, was sich an subtilsten Gefühlen, aber auch an Gedanken und Vorstellungen einstellt. Nehmen Sie dazu nach der Benennung wieder die Haltung des neutralen Beobachters ein. Lesen Sie in den anderen Übungen nach, wodurch diese Methode charakterisiert ist. Wie in allen Techniken gilt auch

hier wieder: Die Wirksamkeit der Methode nimmt mit der Aufrichtigkeit Ihrer zulassenden, neutralen Betrachtung zu. Man kann sich leicht etwas vormachen, gerade auch nonverbal, also ohne Worte. Setzen Sie Ihr Gespür ein. Achten Sie auf Ihre feinsten Regungen.

Lassen Sie die Übung wie immer mit einer Ruhephase von etwa zwei Minuten ausklingen, in der Sie die Augen geschlossen halten und nichts tun.

Stehen Sie nicht unmittelbar danach auf. Reden Sie nicht, werden Sie nicht sofort aktiv, denn das könnte die Wirksamkeit beeinträchtigen. Bleiben Sie noch einige Zeit mit geöffneten Augen sitzen, bis Sie den Eindruck haben, der innere Prozess habe sich genügend „gesetzt".

**Kurzform:**
Bequem sitzen oder liegen mit geschlossenen Augen; etwa eine halbe Minute *alle* Wahrnehmungen zulassen.

**Alternativ**: Entspannungstechnik vorschalten, z.B. zwanzig Minuten Wortklangmeditation.

Ein Problem oder allgemeines Problemgefühl vergegenwärtigen.

Aufmerksamkeit bevorzugt auf den feinsten, subtilsten Gefühlsaspekt des Problems lenken, gleichgültig ob deutlich oder vage, angenehm oder unangenehm. Neutral betrachtend zulassen. Problem mit wenigen Worten benennen. Gegebenenfalls mehrere Formulierungsversuche. Eventuelles Bliss- oder Evidenzgefühl bei „richtiger" Benennung „ausfühlen".

Gefühlsbetrachtung bei Problemvergegenwärtigung und anschließendes Benennen einige Male wiederholen.

Zustand nach der Benennung jeweils als neutraler Beobachter wahrnehmen.
Ausklangphase I: etwa zwei Minuten ruhiges Dasitzen mit geschlossenen Augen.
Ausklangphase II: ruhiges Dasitzen mit geöffneten Augen.

**Wirkung**

Auch mit dieser Methode lassen sich sehr wirksam verschiedenste mentale Schwierigkeiten behandeln. Focusing wirkt vor allem bei Problemen, die nur in geringerem Maße bewusst sind oder an den Rand des Bewusstseins gedrängt wurden, z.B. uneingestandene Minderwertigkeitsgefühle. Mit dem Bliss oder dem Evidenzgefühl bei der Benennung verliert das Problem oft seine emotionale Dynamik und Bedeutung. Es erscheint weniger bedrängend, weniger wichtig. Dieser Effekt verstärkt und stabilisiert sich, je öfter Sie üben.

Focusing kann als Fortsetzung und Erweiterung der Problem-Desensibilisierung verstanden werden: In der Desensibilisierung wird die Aufmerksamkeit auf das unangenehme oder angenehme Gefühl gelenkt. Beim Focusing benennen wir genauer die Bedeutung des Problems.

Vermischen Sie jedoch beide Techniken nicht, sondern üben Sie Problem-Desensibilisierung und Focusing gegebenenfalls in separaten Arbeitsgängen nacheinander und mit zeitlichem Abstand von einigen Tagen, um die jeweilige Wirkung voll zur Entfaltung kommen zu lassen.

Da Gefühle und Gedanken das Material unserer mentalen Konflikte bilden, erscheint es nicht weiter verwunderlich, dass sich beide Techniken ergänzen.

Focusing ist auch ein ausgezeichnetes Instrument, um den Erfolg anderer Techniken wie der Desensibilisierung, des Gedankensetzens und der Ja-Nein-Technik zu überprüfen. Dabei lenken Sie die Aufmerksamkeit auf Ihre bereits geleistete Bearbeitung des Problems – d.h., Sie vergegenwärtigen sich Ihre Übung oder das Resultat, indem Sie einfach „pauschal“ daran denken, ohne deswegen noch einmal in Details zu gehen – und versuchen, die sich daraufhin einstellenden subtilsten Gefühle zu benennen. Das Aussprechen – die begriffliche Symbolisierung – verschafft Ihnen Klarheit darüber, worum es sich handelt und wie Ihre Situation verstanden werden kann.

Lesen Sie in Kapitel 22, „Focusing B“, welche Feinheiten und Erweiterungen die Wirkung dieser Methode verstärken und wie sie entstanden ist.

# 9 Entspannung als Grundlage mentaler Techniken – Wortklangmeditation

Aus der Verhaltenstherapie, dem Autogenen Training, den Yoga-Meditationen oder der Transzendentalen Meditation ist seit langem bekannt, dass Desensibilisierung und formelhafte Vorsätze am besten in tiefer Entspannung wirken.

Die Verhaltenstherapie nutzt die Methode der Desensibilisierung, bei der Ängste und Phobien verlernt und ausgeschliffen werden, indem kleine Portionen von Angst in tiefer Entspannung – beispielsweise durch Progressive Muskelentspannung – wahrgenommen werden.

Wichtigstes Prinzip ist dabei die *duale (bzw. wechselnde) Wahrnehmung* des Übenden von sich selbst in entspanntem Zustand mit einer neutralen, zulassenden Betrachtung der angstauslösenden Situation oder des Angstgefühls. Angst soll immer bis nach ihrem Höhepunkt „ausgefühlt" werden.

Verstärkt wird dieses Wirkprinzip durch ein klareres Verständnis der Gefühle: nämlich dass Gefühle, Affekte, Emotionen und Stimmungen sich vor allem durch ihr Angenehm- und Unangenehmsein auszeichnen, dass sie nicht notwendig zur Sache gehören, sondern ihre Verbindung erlernt wurde und auch wieder verlernbar ist.

*Entspannung und neutrale Wahrnehmung des Problems oder auch einfaches akzeptierendes „Mitlaufenlassen" führen meist automatisch zum Abbau der Angst.*

Umgekehrt führt bewusstes oder auch unbewusstes Vermeidenwollen der Angst fast zwangsläufig zur Verstärkung. Unbedingtes Vermeiden gehört wesentlich mit zur Konditionierung, bei der eine Phobie überhaupt erst entwickelt bzw. fixiert wird.

*Dieses Prinzip lässt sich auch auf andere Arten von negativen Gefühlen anwenden!*

Alle hier angebotenen Übungen gehen daher von einem entspannten Zustand aus, bei dem wir auf unkonzentrative Weise gesammelt sind und uns nicht in Gedanken verlieren. Sollte tiefe Entspannung nicht ohne weiteres erreichbar sein, ist es sinnvoll, den einzelnen Mentaltechniken eine entsprechende Entspannungsphase vorzuschalten.

*Eine vorgeschaltete Entspannungstechnik erhöht fast immer die Wirksamkeit von Mentaltechniken.*

Bei der Problem-Desensibilisierung ist es immer ratsam, eine Entspannungstechnik vorzuschalten, weil meist nur so das Gegenüber von tiefer Entspannung einerseits und Wahrnehmung des negativen Gefühls andererseits erreicht wird, durch das unerwünschte Gefühle im Sinne der Verhaltenstherapie ausgeschliffen werden.

Sie können selbst wählen, welche Entspannungsmethode Sie einsetzen. Die Wirkung ist jeweils ähnlich, und die Unterschiede sind geringer als die Gemeinsamkeiten, auch wenn die Vertreter einzelner Schulen meist auf jene Methode schwören, mit der sie am besten vertraut sind.

So ist aus der Yoga-Tradition schon seit langem bekannt, dass wir in einem ruhigen Zustand von innerer Wachheit in der eigenen Mitte („Selbstzentrierung"), der nicht von starken Gefühlen und Gedanken überschattet ist, kreativere Gedanken haben und uns leichter umorientieren können. Im Yoga wird dieser Bewusstseinszustand „Ritam-Ebene" genannt. Das Autogene Training spricht nüchterner von „Umschaltung", die Transzendentale Meditation – eher spekulativ-mystisch – von „Transzendieren".[25]

Meditative Entspannung ist weniger geheimnisvoll, als solche Bezeichnungen vermuten lassen. Es handelt sich nicht um Trance, Schläfrigkeit, Hypnose oder anderweitig eingeschränkte Kritikfähigkeit, sondern um einen meist sehr angenehmen, erholsamen, produktiven und kreativen Zustand von ruhevoller Wachheit und Selbstzentrierung, bei dem wir uns nicht mehr in Gedanken verlieren, sondern in unserer eigenen Mitte ruhen.[26]

Sollten Sie noch keine wirksame Entspannungstechnik praktizieren, wird Ihnen im Folgenden die Wortklangmeditation nahegelegt, die auch die Stiftung Warentest positiv beurteilt (*Handbuch Herz und Kreislauf*, Berlin 1996).[27]

Wortklangmeditation hat wie andere Entspannungsmethoden den positiven Begleiteffekt, dass sie unsere Gesundheit stärkt, Genesung im körperlichen und seelischen Bereich fördert (u.a. bei erhöhtem Blutdruck) und krankheitsvorbeugend wirkt.

Dieser gesundheitliche Effekt ist schon aus dem Umkehrschluss ableitbar, dass Stress – als Gegenteil von richtiger Meditation – krank macht und Körper und Seele belastet.

Tiefe Ruhe und Entspannung wirken Stress entgegen, wie jeder weiß, der sich nach einem stressreichen Tag ausruht.[28]

Wortklangmeditation ist für unsere Mentaltechniken besonders empfehlenswert, weil mit ihr schnell ein tiefer Entspannungszustand erreicht wird. Die Atmung wird feiner, die Muskeln entspannen sich wie von selbst, ablenkende Gedanken und Gefühle nehmen ab.

*Der Übende hat das Gefühl, wieder „zu sich selbst zu kommen, und schafft damit inneren Raum für anschließende Mentaltechniken.*

Untersuchungen deuten darauf hin, dass die mühelose, sanfte meditative Ausrichtung auf einen Wortklang („Mantra“) über einen längeren Zeitraum angenehmer und weniger langweilig ist als die Konzentration auf Armschwere oder Wärme im Autogenen Training oder das Loslassen von Muskeln in der Progressiven Muskelentspannung.

Wortklangmeditation erfordert anders als andere Methoden keine konzentrative Anspannung, ist leicht erlernbar und auch von Nervösen praktizierbar, vorausgesetzt, der Übende hat das Prinzip flexiblen Zulassens und extrem sanfter Ausrichtung der Aufmerksamkeit verstanden.

**Regeln:**

Wählen Sie aus der folgenden Liste von vier Wortklängen jenen aus, den Sie intuitiv für am geeignetsten halten:

**Sham**
**Shiring**
**Aum**
**Im**

Da solche Klangwörter keine Bedeutung haben, (sollen) eignen sie sich besonders gut als Meditationsobjekt.[29]

Setzen Sie sich in entspannter Haltung in einen bequemen Sessel, am besten an einem ruhigen, abgedunkelten Ort, und schließen Sie die Augen. Liegen ist für diese Übung nicht ratsam, weil man sonst zu leicht einschläft. Es ist günstiger, wenn Sie nicht zuviel gegessen, keinen Alkohol getrunken und keine Drogen oder Psychopharmaka eingenommen haben. Lassen Sie etwa eine halbe Minute alle Gedanken, Wahrnehmungen, Gefühle und Stimmungen so zu, wie sie sich von allein einstellen, gleichgültig, ob angenehm oder unangenehm. Dazu zählen auch störende Geräusche, Langeweile oder körperliches Unbehagen.

Wie in allen Techniken gilt auch hier wieder: Die Wirksamkeit der Methode nimmt mit der Aufrichtigkeit des neutralen Zulassens zu. Man kann sich leicht etwas vormachen, gerade auch nonverbal, also ohne Worte. *Zulassen* in der Wortklangmeditation unterscheidet sich von der *Desensibilisierung* dadurch, dass Sie Probleme nicht gezielt aufsuchen, um sich mit ihrem emotionalen Gehalt zu konfrontieren. Sie suchen in der Wortklangmeditation nicht nach Gefühlen, Gedanken oder Vorstellungen.

• Wir imaginieren nichts. Wir lassen einfach zu, was sich von allein einstellt und gehen diesen Erfahrungen nicht weiter nach. Beim Zulassen können zwar dieselben Symptome auftauchen wie bei der Desensibilisierung, doch stellen sie sich unabsichtlich ein. (Während der Desensibilisierung werden negative Gefühle allerdings ebenfalls „zugelassen“.)

Nach dieser Einleitungsphase beginnen wir mit der innerlichen, lautlosen Wiederholung des gewählten Wortklangs. Unsere Aufmerksamkeit sollte ihm so zwanglos und leicht folgen wie möglich. Dabei gelten dieselben Regeln des Zulassens wie in der Einleitungsphase.

*Vergegenwärtigen Sie sich einmal grundsätzlich, wie spontan und leicht sich Gedanken normalerweise einstellen. Versuchen Sie, den Wortklang in derselben leichten Weise zu wiederholen. Sollte dies nur konzentrativ und mit Anstrengung gelingen, dann lassen Sie sich Ihren Wortklang seine Form selbst suchen!*

Richten Sie Ihre Aufmerksamkeit auf die subtileren Stadien, in denen der Wortklang erscheinen kann, wenn dies mühelos gelingt.

Bleibt der Wortklang dagegen grob – z.B. so vordergründig, als werde er noch im Mundraum bewegt –, widersetzt er sich also der Verfeinerung, und sind seine feineren Erscheinungsweisen nur mit Konzentration zu erreichen, dann lassen Sie auch dies zu – und wiederholen die grobe Form mit der größten Leichtigkeit, die Ihnen möglich ist.

Wiederholen Sie den Wortklang innerlich lautlos in Abständen, die Ihnen angenehm erscheinen.

*Lassen Sie sich den Wortklang selbst seine*
*Wiederholungsfrequenz suchen!*

Sollten Sie abschweifen und Ihr Meditationsobjekt verlieren, dann kehren Sie ohne Zwang und Tadel zu ihm zurück.

Nehmen Sie die Gedanken, die in der Meditation auftauchen, als das, was sie sind: bloße Gedanken oder Gedankenfolgen. Nehmen Sie Ihre Gedanken bei der Übung nicht ernst! Legen Sie den Urteilsgehalt Ihrer Gedanken wie auch alle *Bewertungen* während der Übung auf Eis.

Beispiele: Sollten Sie etwa denken: „Ich muss noch Schuhe putzen", so lassen Sie den Gedanken als das stehen, was er in der Übung ist: ein Gedanke. Sollten Sie über sich selbst ein Werturteil fällen, zum Beispiel: „Ich bin ein guter Mensch", „Ich bin ein schlechter Mensch", so stellen Sie auch hier wie bei allen Gedanken den Wahrheitsgehalt des Urteils für

die Zeit der Übung in Klammern. Denken Sie gegebenenfalls *nach* der Übung über Ihre Schuhe oder Ihren Charakter nach.
Sie treten also aus der gewohnten Einstellung heraus, Gedanken ernst zu nehmen, ihnen nachzugehen oder sie als Anlass zum Handeln zu betrachten. Wenn Sie bemerken, dass Sie ablenkende Vorstellungen hatten, kehren Sie wie bei allen anderen Abschweifungen ohne Zwang und Kritik zu Ihrem Wortklang zurück.

Falls Sie einschlafen oder in einen Wachschlaf oder Wachtraum geraten, bei dem Sie sich Ihrer selbst bewusst sind, dann lassen Sie auch diesen Vorgang mit allen angenehmen oder unangenehmen Bildern zu. *Integrieren Sie Schlaf als eine vollwertige Meditationsphase, wenn er sich unabsichtlich einstellt.* Kehren Sie ohne negative Bewertung zu Ihrer Übung zurück, wenn Sie bemerken, dass Sie geschlafen haben.

*Abschweifungen sind keine Fehler, soweit sie sich unabsichtlich ergeben, sondern Abschweifungen als Fehler aufzufassen, wäre der Fehler.*

Mit ihnen löst sich, so können wir annehmen, eine psychische Energie, die erst freigesetzt werden muss, wenn die mühelose Absicht, zum Wortklang zu gehen, nicht umgesetzt werden kann.

Gleichgültig, ob der Wortklang fein oder grob, bildlich oder unbildlich, nah oder fern erscheint – lassen Sie jede Form zu! Versuchen Sie nicht, den Wortklang gegen einen Widerstand – und sei er auch noch so subtiler Art – deutlich zu denken. Lassen Sie den wahrgenommenen Widerstand als das stehen, was er ist: ein unangenehmer Gefühlseindruck.

*Bei dieser Gelegenheit: Können Sie erkennen, dass das Unangenehmsein der entscheidende Faktor des inneren Widerstandes ist? Würde man aus ihm das Moment des Unangenehmseins entfernen können, sagen wir, durch „neurologischen Knopfdruck", dann verlöre er auf der Stelle seine Bedeutung für uns und wäre nicht mehr störend. Das gilt für alle Lebensbereiche, also nicht nur für die Übung mit dem Wortklang.*

Gestatten Sie sich sogar, den Wortklang „nebenherlaufen" zu lassen, so dass er nicht im Mittelpunkt der Aufmerksamkeit steht, falls dieser Zustand der natürlichere und leichtere ist. Das ist ein besonders wichtiger Punkt. Viele Übende zwingen ihre Aufmerksamkeit unbewusst in Richtung Wortklang. So kann aber die erforderliche Leichtigkeit nicht erreicht werden. Das Ergebnis wird verfälscht. Absichtlich beim Wortklang sollten Sie nur bleiben, wenn die Zuwendung der Aufmerksamkeit ohne Anstrengung erfolgt. Das kann sich im Verlauf der Meditation öfter ändern.

Diese Regeln sind für den tiefen Entspannungseffekt von entscheidender Bedeutung. Nur wenn Sie den Wortklang seine Form selbst suchen lassen, gleichgültig, ob angenehm oder unangenehm, ist der Entspannungseffekt optimal.

Genau darauf beruht der wesentliche Unterschied zur gewöhnlichen Wiederholung von Wortklängen, wie sie sich der Laie vorstellt – etwa bei dem bekannten aus dem Sanskrit stammenden und im Hinduismus und Buddhismus religiös eingesetzten Mantra „Om".[30]

- *Nach etwa fünfzehn Minuten beenden Sie die Wiederholung des Wortklangs.*

Bleiben Sie danach noch etwa zwei Minuten mit geschlossenen Augen sitzen, ohne irgend etwas zu tun. Diese Ausklangphase ist wichtig für Ihre Entspannung. Fahren Sie dann gegebenenfalls mit einer der Mentaltechniken fort, die Sie bereits gelernt haben.

Falls Sie keine Zusatztechnik einsetzen, bleiben Sie auch mit geöffneten Augen noch einige Zeit ruhig sitzen, bis Sie den Eindruck haben, der Meditationsprozess habe sich „gesetzt".

**Zusatzregeln:**
Wie verhalten Sie sich, wenn Sie Schmerzen haben oder der Wortklang einen zu starken gefühlsmäßigen – negativen – Widerstand erzeugt?

Wenden Sie dann die Technik des *Körperfühlens* an, wie sie in Kapitel 2, „Körper-Desensibilisierung" beschrieben wird. Sie können das Verfahren auch abkürzen und gleich das stärkste negative Gefühl im Körper aufsuchen. Sehr oft findet sich dieses die Meditation störende Gefühl im Solarplexus, in der Brust oder im Kopfbereich.

Es ist möglich – aber nicht unbedingt typisch –, dass beim Zulassen oder Wiederholen des Wortklangs ein Angstimpuls auftaucht. Solche Angst kann verschiedene Intensitätsgrade erreichen. Im Extremfall, wenn Sie sich in einer psychischen Ausnahmesituation befinden oder sehr gestresst, nervös und ängstlich sind, kann sich sogar eine Panikattacke entwickeln. Dies geschieht am ehesten, wenn Sie der Technik gegenüber misstrauisch und skeptisch sind oder das Prinzip des Zulassens und der Desensibilisierung noch nicht verstanden haben.

Manche Menschen stürzen in ein „schwarzes Loch", andere sehen bedrohliche Bilder aufsteigen. Gewöhnlich verschwinden solche Symptome nach dem ersten Mal, was auf einen kathartischen Effekt hindeutet. Solche Erfahrungen werden in der Meditationstheorie als Lösungsprozesse verstanden, und die Erfahrung bei zunehmender Meditationspraxis, wenn Angst und Ängstlichkeit abnehmen, Alpträume verschwinden und selbst gewöhnliche Träume weniger belastend werden, scheint diese Deutung zu bestätigen.

Versuchen Sie wie in allen anderen Übungen, Angst nicht zu verdrängen und nicht wegzudeuten. Nehmen Sie den Angstimpuls bis nach seinem Höhepunkt in neutraler und entspannter Haltung als bloß zulassender Zeuge wahr. Zulassen wird damit zur gezielten Desensibilisierung.

In dieser Weise mit der Angst umzugehen ist nützlich, weil dadurch unerwünschte Gefühlsreaktionen abgebaut und verlernt werden. Ungünstig – weil negative Gefühle fixierend oder sogar verstärkend – wirkt es dagegen, wenn Sie das Problem in der natürlichen, instinktiven Weise fliehen und verdrängen. Dies geschieht oft automatisch und unbewusst. Richten Sie Ihre Aufmerksamkeit also wiederholt in leichter und anstrengungsloser Weise auf das unangenehme Gefühl. Nehmen Sie sich dabei selbst in entspannter Haltung wahr.

Versuchen Sie, negative Gefühle, Emotionen und Stimmungen nicht zu beschönigen, wegzuinterpretieren oder zu deuten. Suchen Sie nicht nach Gründen dafür. Meist vermindert sich die negative Gefühlsqualität nach einiger Zeit und Sie können wieder Ihren Wortklang aufnehmen. Zwischenzeitlich kann sich das negative Gefühl allerdings durch Ihre Aufmerksamkeit verstärken.

Bleibt das negative Gefühl zu stark, was nur selten vorkommt, dann beenden Sie einfach die Meditation. Es gibt keinen Grund zur Resignation. Fahren Sie zu einem späteren Zeitpunkt mit der Übung fort.

*Ausreichende Meditationserfahrung macht Ihnen immer deutlicher, dass es sich nur um vorübergehende Probleme und das übliche Auf- und Ab wie bei jedem Üben handelt.*

Wie verfahren Sie, wenn Sie nervlich sehr angeschlagen sind? Wortklangmeditation kann negative Befindlichkeiten positiv verändern. Das ist sogar der Normalfall.

Die zwanglose und leichte Ausrichtung auf einen bedeutungslosen Klang, verbunden mit dem aufrichtigen Prozess des Zulassens, führt jedoch möglicherweise in psychischen Ausnahmesituationen – und hier besonders, wenn wir über einen langen Lebenszeitraum Angst und Nervosität verdrängt haben – zu derart tiefer Entspannung, dass sich alter, tiefsitzender „Stress“ löst.

Dies kann sich in Einzelfällen wie oben beschrieben in Angst, aber auch in veränderten Stimmungen, in Bildern, Gefühlen oder in körperlichen Symptomen, z.B. Muskelzucken, Schlucken, Husten oder Grimassenschneiden, äußern.

- *Gelegentlich kommen auch ausgesprochen heftige Spannungsentladungen vor, die sich durch einen starken Ruck im Körper äußern.*

Womöglich wird Ihnen auch unheimlich. Oder Sie fühlen sich aggressiv, pessimistisch, frustriert oder verwirrt, von anderen Menschen verfolgt oder schlecht behandelt. Oder aber Sorgen und Probleme werden überdeutlich.

Interpretieren Sie solche Erfahrungen als Entstressungs- bzw. Lösungssymptome, dann wird ihre Energie in der zulassenden Haltung abgearbeitet. Meist spüren Sie Erleichterung entweder bereits innerhalb der Meditation, nach einer angemessenen Ausklangphase oder aber, wenn Sie wieder aktiv werden.

Versetzt Sie der Vorgang jedoch in Panik, oder ist Ihnen das Verfahren unklar, oder deuten Sie es nicht als Lösungsprozess, dann entsteht neuer

Stress, und Sie üben womöglich eine – oft unbewusst bleibende – Erwartungshaltung ein.

*Vermindern Sie die Meditationszeit auf fünf bis zehn Minuten, wenn Ihre „Entstressungssymptome" in mehreren Sitzungen „zu stark" sind.*

► *Suchen Sie einen Therapeuten auf, wenn Sie sich den Symptomen nicht gewachsen fühlen, die manchmal durch den Lösungsprozess der Wortklangmeditation auftreten können.*

In aller Regel liegen die Probleme aber weniger in der Intensität der Gefühle als in der Interpretation und daraus entstehenden Sorge, etwas falsch zu machen oder sich womöglich zuschaden.

WICHTIG:
In Grenzfällen, wenn Sie etwa vor dem Ausbruch einer psychischen Erkrankung stehen, kann Meditation – z.B. auch völlig anderer Art – möglicherweise den Eintritt der Erkrankung beschleunigen.

Vor allem wenn Sie in psychiatrischer Behandlung sind, ist bei zulassenden Meditationen – u.a. weil Sie mit starken negativen Gefühlen (Affekten, Emotionen) konfrontiert werden können – die Leitung durch einen erfahrenen Arzt, Therapeuten oder Mentaltrainer ratsam.

*Hinweis*: Bei den beschriebenen Schwierigkeiten handelt es sich um *prophylaktische* Warnungen. Die meisten Übenden erleben überwiegend tiefe Ruhe und Wohlbehagen und lernen es fast spielerisch, immer besser mit ablenkenden Gefühlen und Gedanken umzugehen, was die Fähigkeit zur Entspannung, Erholung und Umorientierung deutlich verstärkt.

**Kurzform:**
Bequem sitzend mit geschlossenen Augen: ungefähr eine halbe Minute alle Wahrnehmungen zulassen.
Gewählten Wortklang („Mantra") etwa fünfzehn Minuten innerlich lautlos auf *sanfteste, leichteste Weise* denken, ohne Konzentration; flexible Ausrichtung der Aufmerksamkeit. Den subtilen Erscheinungsweisen des Klangs folgen, falls das ohne Anstrengung möglich ist. Alle Formen und Rhythmen, alle spontanen Erfahrungen, gleichgültig, ob deutlich oder

vage, angenehm oder unangenehm, „grob“ oder „fein“ zulassen. Bei Abschweifungen ohne Kritik zum Wortklang zurückkehren. Bei zu starken Gefühlen: Körperfühlen.

Ausklangphase I: etwa zwei Minuten ruhiges Dasitzen mit geschlossenen Augen ohne Wortklang.
Ausklangphase II: ruhiges Dasitzen mit geöffneten Augen.

## Wirkung

Studien belegen, dass Wortklangmeditation eine sehr effektive Entspannungstechnik ist. Die Methode baut Stress ab und verhindert, dass neuer Stress entsteht. Durch ihren zulassenden Charakter hat sie zugleich desensibilisierende und entautomatisierende Effekte.

Wortklangmeditation steigert, richtig ausgeführt, die Konzentration, obwohl sie selbst nicht konzentrativ ist. Wortklangmeditation verbessert darüber hinaus die Introspektionsfähigkeit. Das ist von Vorteil, um die Kernthesen der Theorie der Emotionalen Intelligenz nachzuvollziehen. Sie können diese Technik ein bis zweimal täglich zwanzig Minuten separat und ohne Zusatztechniken üben.

Wortklangmeditation eignet sich aber auch sehr gut als Basistechnik für weitere Mentaltechniken oder um zu starke Gefühlseindrücke während der Desensibilisierung auszugleichen. Ihr tiefer Entspannungseffekt verstärkt die Wirkung anderer Methoden.

Um zu testen, wie gut Sie sich durch eine länger eingeübte Wortklangmeditation auf schnelle Entspannung konditionieren, ist folgender kleiner Versuch aufschlussreich: Sollten Sie irgendwann einen Schluckauf bekommen, dann setzen Sie diesmal nicht die probaten Hausmittel wie Wassertrinken, Luftanhalten oder Süßigkeiten ein, sondern nehmen einige Male Ihren Wortklang auf. Meist verschwindet der Schluckauf schon nach wenigen Wiederholungen.[31]

Lesen Sie in Kapitel 23, „Entspannung als Grundlage mentaler Techniken B“, was zu beachten ist und warum die Wirkung anderer Methoden verstärkt wird.[32]

## Was sind Wortklänge?

Wortklänge („Mantras") stammen aus der religiösen Tradition Asiens, wie etwa dem Hinduismus oder Buddhismus. Dort handelt es sich um Namen von Göttern oder Anrufungen der Gottheit.

In der modernen Wortklangmeditation haben solche Silben keine Bedeutung mehr und werden nicht religiös oder mystisch, sondern rein psychologisch als bloße Meditationsobjekte eingesetzt.

Wortklänge wirken *mechanisch*, auch ohne dass Sie daran glauben. Dabei sollen sie nicht etwa „einlullen" oder die Kritikfähigkeit herabsetzen. Es wird keine Trance oder hypnotische Beeinflussbarkeit angestrebt. Ganz im Gegenteil erzeugen Wortklänge, richtig angewendet – wenn auch oft erst nach der Lösung mentaler Symptome – einen Zustand ruhevoller Wachheit, von dem aus sich besonders gut mit anderen Mentaltechniken, z.B. dem Gedankensetzen, weiterarbeiten lässt.

Wortklänge führen meist schneller zu tiefer Entspannung als andere Entspannungstechniken.

Wortklänge haben unterschiedliche Klangeigenschaften. Ein Wortklang wie „Shiring" fördert durch seinen i-Laut eher die Konzentration. Der Wortklang „Sham" wirkt durch seinen breit gesprochenen a-Laut eher entspannend. Viele Meditationsexperten gehen jedoch davon aus, dass die Unterschiede der Wortklänge nicht sehr relevant sind und dass es eher auf die Art ihrer Anwendung ankommt. Dazu zählt vor allem ihr anstrengungsloser, unkonzentrativer, zulassender Gebrauch.

# 10 Anwendungshinweise

Üben Sie jede Technik einzeln ein. Üben Sie alle Techniken – Körper-Desensibilisierung, Problem-Desensibilisierung, Gedankensetzen, Allgemeine Formeln des Gedankensetzens, Ja-Nein-Technik, Ja-Nein-Wunsch-Technik oder Focusing – zunächst nur ein- bis zweimal am Tag.

Ergänzen Sie die Desensibilisierung durch zehn Minuten sanftester Wortklangmeditation, falls negative Gefühle während der Übung zu stark geworden sind.

Sollten Sie nach der Sitzung schläfrig sein, dann ruhen Sie sich aus, wenn Sie Gelegenheit dazu haben.

- ***Üben Sie Wortklangmeditation generell höchstens zweimal am Tag.***

Wenn Sie zu oft üben, stellen sich eventuell unangenehme Spannungsgefühle und Überdruss ein, die Sie demotivieren und sich bis zum „Meditationskater" ausweiten. Für die Wortklangmeditation gilt je nach *persönlicher* Vorgeschichte und Veranlagung, dass sich viel alter Stress lösen kann. Rechnen Sie mit dem Auf und Ab der Meditationserfolge wie bei jedem Üben.

• *Wenn Sie momentan an starken Schmerzen physischer Art leiden, z.B. durch Verletzung, Infektion, Vergiftung, kann es unmöglich sein, Mentaltechniken wirksam durchzuführen, weil solche Schmerzen Ihre Aufmerksamkeit behindern.*

In vielen Fällen hilft jedoch die extrem sanfte und konsequent über zwanzig Minuten durchgeführte Wortklangmeditation, hier eine Umschaltung zu bewirken, wie sie in Kapitel 9, „Entspannung als Grundlage mentaler Techniken" eingeübt wird. Finden Sie selbst heraus, wann welche Technik anwendbar ist. Ziehen Sie sich nicht aus Bequemlichkeit oder Empfindlichkeit auf den Standpunkt zurück, Sie fühlten sich zu schlecht.

Warum setzen wir überhaupt verschiedene Techniken ein? Wäre eine Technik nicht für alle Probleme ausreichend? Und bedarf es dazu auch noch philosophischer und psychologischer Einsichten, wie sie in Teil B vermittelt werden?

Die Ja-Nein-Technik wirkt auch bei Problemen, deren emotionaler Gehalt gering ist. Eine Marotte – z.B. immer mehrere Male überprüfen zu müssen, ob man seine Autotür abgeschlossen hat – ist nicht immer von deutlichen negativen Gefühlen begleitet. Dabei erfassen wir zwar intellektuell unser Fehlverhalten, aber die Problem-Desensibilisierung, die immer auf negative Gefühle zielt, wäre hier fehl am Platze.

Körper- und Problem-Desensibilisierung schaffen mehr inneren Handlungsspielraum, weil wir damit negative Gefühle – auch bei unabänderlichen Tatsachen – in den Griff bekommen. Desensibilisierung baut Nervosität ab und stellt bereits für sich allein gesehen eine sehr wirksame Tiefenentspannung und Konfliktbewältigung und ein ausgezeichnetes Krisenmanagement dar.

Focusing wirkt vor allem bei Problemen, die aus irgendeinem Grunde in geringerem Maße begrifflich bewusst geworden sind oder an den Rand des Bewusstseins gedrängt wurden.

Gedankensetzen eignet sich sowohl zur Selbstmotivation wie auch zur Problembeseitigung, zur Konfliktbewältigung und zum Krisenmanagement.

Wortklangmeditation wirkt entspannend und baut Stress ab. Sie kann unabhängig von den Zusatztechniken zweimal täglich je zwanzig Minuten zur Tiefenentspannung eingesetzt werden.

Wortklangmeditation desensibilisiert bereits durch ihre Regel des Zulassens, verfeinert die innere Wahrnehmung und erweitert damit den Handlungsspielraum.

Wortklangmeditation wirkt gesundheitsfördernd, senkt zu hohen Blutdruck und wird u.a. zur Vorbeugung gegen Herz- und Kreislauferkrankungen empfohlen (Stiftung Warentest, *Handbuch Herz und Kreislauf*, Berlin 1996).

Welche Methode Sie jeweils anwenden, bleibt Ihrem Gespür und Ihrer Einschätzung des Problems überlassen. Stellen Sie sich dazu folgende Fragen:

1) Ist das Problem begrifflich nicht klar bewusst? (Focusing)

2) Handelt es sich um Schmerzen, Spannungen, Verkrampfungen oder andere negative Körpergefühle? (Körper-Desensibilisierung)

3) Handelt es sich um ein starkes emotionales Problem? (Problem-Desensibilisierung)

4) Erscheint das Problem überwiegend auf der gedanklichen Ebene? (Ja-Nein-Technik, Gedankensetzen)

5) Sind Sie sich nicht über ihre wirklichen Wünsche im klaren? (Ja-Nein-Wunsch-Technik)

6) Sind Sie zu zerstreut und nervös, z.B. auch für Mentaltechniken? (Wortklangmeditation)

Bitte beachten: Nach einer vorgeschalteten Wortklangmeditation kann sich die emotionale Intensität des Problems verringern und daher weniger leicht greifbar sein. Bei der anschließenden Problem-Desensibilisierung oder beim Focusing fokussieren Sie in diesem Fall Ihre Aufmerksamkeit eher auf das gedachte als das gefühlte Problem.

Nach längerer Übung, wenn Sie die einzelnen Schritte gut beherrschen, können Sie auch Techniken kombinieren. Kriterien dafür sollten ein gutes Gefühl – das Gefühl der Erleichterung und Lösung – und anstrengungsloses Üben sein. Wortklangmeditation und Desensibilisierung lassen sich auch sehr gut in der Gruppe durchführen. Mentaltechniken, die individuelle Probleme angehen, sind dagegen weniger geeignet. Viele Menschen üben in der Gruppe sogar besser. Bereits zu zweit oder zu dritt berichten die meisten Übenden bei der Wortklangmeditation, dass der Effekt noch erholsamer ist. Dass Gruppenmeditation oft stärker wirkt, könnte gruppendynamische Gründe haben. Anscheinend steigt in der Gruppe der Wachheitspegel, man ist motivierter und mehr bei der Sache. Bilden Sie daher wann immer möglich Gruppen, und sprechen Sie die einzelnen Übungen mit den anderen Teilnehmern durch. Dabei sollte ein Teilnehmer die Aufgabe übernehmen, den Anfang und das Ende der Übung anzukündigen und bei der Wortklangmeditation die Zeit von etwa zwanzig Minuten zu überwachen.

Psychologische und philosophische Kenntnisse über Emotionale Intelligenz, wie sie vor allem in Teil B vermittelt werden, sind sowohl für das Verständnis der einzelnen Techniken nützlich, haben aber auch unabhängig davon positiven Einfluss auf unsere Fähigkeit zur Konfliktbewältigung, Selbstmotivation und Leistungssteigerung. Es ist daher für unsere psychische Gesundheit ausgesprochen nützlich, solche Untersuchungen so oft zu lesen, bis sie uns völlig vertraut geworden sind.

Meist reicht es nicht aus, Erläuterungen über „Gefühl", „Emotion", „Stimmung", „Kontingenz der Gefühle", „Wert", „Werterfahrungen", „Wert als Mittel", „Sinn", „emotionales System", „unendlicher Regress bei der Wertbegründung", „mentales Hauptprinzip" nur einmal zu lesen. Nehmen Sie diese Definitionen ernst!

• *Werden Sie hier im wohlverstandenen Eigeninteresse zum Analytiker, zum „Philosophen" – denn es mangelt uns allen an grundsätzlichen Einsichten über das Leben!*

Setzen Sie sich ausreichend lange damit auseinander. Integrieren Sie Erkenntnisse ernsthaft in Ihre Weltanschauung, und ziehen Sie daraus praktische Folgerungen, falls Sie von ihrer Richtigkeit überzeugt sind. Überlegen Sie auch, wie Sie solche Überzeugungen beim Gedankensetzen wirksam werden lassen können.

Eine erweiterte Übersicht finden Sie in Kapitel 26, „Welche Technik für welches Problem?"

# Teil B

Hier lernen Sie mehr
über die eingesetzten Techniken,
über Wirkungen, Möglichkeiten und Feinheiten.
Einfache Definitionen führen Sie auf
leichte Weise zu einem
genaueren Verständnis.
Die Grundlagen der Psychologie der
Emotionalen Intelligenz werden
Ihnen an anschaulichen Beispielen vermittelt.

Sie erfahren alles Wesentliche über die
historischen, psychologischen
und philosophischen
Hintergründe.

*Es ist nicht möglich, lustvoll zu leben,*
*ohne einsichtsvoll, vollkommen und*
*gerecht zu leben.*

Epikur

# 11 Vertieftes Verständnis

*In Teil B erfahren Sie mehr über die einzelnen Techniken. Es wird auf Details und Methoden eingegangen, die Ihre Übungen noch sicherer machen. Vertieftes Verständnis hat den Vorteil, dass Sie nicht mehr von Fragen oder Unklarheiten irritiert werden. Unbewusste oder auch bewusste Fehlschlüsse und Vorurteile führen leicht zu falschem Üben.*

Alle Mentaltechniken beruhen auf einer weiterentwickelten Psychologie und Philosophie der Emotionalen Intelligenz. Es ist von Vorteil, sich mit diesen Gedanken vertraut zu machen, denn sie haben unmittelbaren Einfluss auf die Übungen, aber auch auf Ihre existentielle Grundhaltung.

*Bereits ein angemessenes Verständnis der Emotionalen Intelligenz vermeidet Fehlhaltungen, vermindert Desorientierung und wirkt in Krisen stärkend auf die körperliche und seelische Gesundheit. Dies gilt besonders, wenn die wichtigsten Gedanken angemessen verinnerlicht wurden.*

In Teil B werden Ihnen diese Grundlagen an einprägsamen Beispielen verdeutlicht. Einige Beispiele können anhand eigener Übungen und Beobachtungen bestätigt werden. Sie müssen also kein Philosoph oder Psychologe sein, um die Thesen der Emotionalen Intelligenz zu verstehen.

Diese Grundgedanken sind ohnehin sehr einfach und haben gegenüber anderen Verfahren, wie zum Beispiel dem Neurolinguistischen Programmieren (NLP), einen entscheidenden Vorteil: Ähnlich wie in der Physik, die nach einigen wenigen Grundkräften oder der alleinigen Kraft des Universums sucht, auf die sich alle anderen Naturerscheinungen zurückführen lassen, werden die wichtigsten mentalen Faktoren Emotionaler Intelligenz auf einen oder wenige gemeinsame Nenner gebracht, u.a. auf unser sogenanntes „mentales Hauptprinzip“. Für unsere Übungen ist das sehr von Vorteil, weil es die Regeln einfacher, übersichtlicher und durchschaubarer macht.

In den folgenden Kapiteln wird, anknüpfend an den vorausgegangenen praktischen Teil, vertiefend auf die einzelnen Übungen eingegangen. INFOS, die unabhängig gelesen werden können, ergänzen diese Kommentare. Eine Aufteilung in Teil A und B hat den Vorteil, dass Sie in den

Übungen nicht mit zu vielen Informationen belastet werden. Sie können später jederzeit auf die kurzen Kapitel der Übungen zurückgreifen. Tauchen dagegen Probleme oder Fragen auf, werden Ihnen in den B-Kapiteln zusätzliche Antworten angeboten.

INFO 6

## Gibt es so etwas wie einen allgemeinen Lebenszweck?

In einer Ausgabe aus dem Jahre 2000 zitiert der SPIEGEL die amerikanischen Evolutionsbiologen Randy Thornhill und Craig Palmer, das „Ziel, dem das Dasein aller Geschöpfe diene, sei, Kinder in die Welt zu setzen“. Dieses Beispiel mag stellvertretend für den weitverbreiteten Irrtum stehen, es gebe so etwas wie einen Lebenszweck des Menschen, der rein rational, ohne Rückgriff auf Gefühle, erfassbar sei.

Denn wer setzt diesen Lebenszweck? Gott, der Evolutionsbiologe oder der einzelne Mensch selbst? Wie kann ein Zweck von außen an den Menschen herangetragen werden, der sich nicht in seiner subjektiven Erfahrung wiederfindet? Was ginge ihn dieser Zweck an?

Obwohl solche objektivistischen Überzeugungen weitverbreitet sind, kann es sich dabei immer nur um abstrakte Ideen handeln, letztlich ein Zeichen der Selbstentfremdung und Desorientiertheit. Hat der dem Menschen zugeschriebene Zweck nämlich einen Wert für den Betroffenen, dann muss dies ein evidenter Endwert sein, der ihm im Erleben zugänglich ist. Sonst könnte man in einem unendlichen Regress immer weiterfragen, warum etwas ein Wert ist.

Die Philosophie der Emotionalen Intelligenz macht daher geltend, dass ausschließlich Gefühle emotionale Lebensqualität begründen können – wobei sich ihr Wert in völliger Evidenz an sich selbst und durch sich selbst zeigt.

*Unser Lebenszweck ist die Positivität des Fühlens in den zahlreichen Verbindungen, die solche Gefühle mit den Objekten unserer Erfahrung eingehen.*

Einem Bewusstsein, dem eine Fülle von verschiedensten Werterfahrungen durch positive Gefühle zugänglich ist – wie Schönheit, Unterhaltung, Erfolg, Kunst, Kultur, wissenschaftliche Erkenntnis, Fürsorge, soziales Engagement, Wohlbefinden, Humor, Liebe, Sex, Genuss, Ästhetik, Zufriedenheit, Freude, Witz, Glück, Selbsterkenntnis, Selbstentfaltung –, stellt sich die Frage nach einem angeblich durch die Evolution (oder auch durch Politik, Gesellschaft, Ideologien und Religion) bedingten Lebenszweck gar nicht ernsthaft. Der Mensch findet seinen Sinn in den Werterfahrungen durch Gefühle.[33]

*Dies in allen Lebensbereichen nachzuweisen, ist eine der großen Leistungen der Psychologie und Philosophie der Emotionalen Intelligenz*

Es lässt sich zeigen, dass Bewusstseinsveränderung in Richtung auf mehr Positivität und weniger Negativität dann am effektivsten ist, wenn solche elementaren Einsichten dem Übenden genügend bewusst geworden sind.

Folgerichtig streben auch mentale Techniken zur Problembewältigung und Selbstmotivation wie Desensibilisierung, Gedankensetzen, Ja-Nein-Technik und Focusing keinen weltfremden oder von außen gesetzten Lebenszweck an, sondern arbeiten unserem mentalen Hauptprinzip zu: dem Positiv- und Negativsein der Gefühle. Was darunter genau zu verstehen ist, erfahren Sie im nächsten Kapitel.

# 12 Psychologie und Philosophie der Emotionalen Intelligenz an Beispielen

Stellen Sie sich vor, Sie wären unermesslich reich und befänden sich auf Ihrer Luxusyacht in der Karibik, von guten Freunden und interessanten Menschen umgeben (falls Sie Wert auf Gesellschaft legen). Das Wasser ist blaugrün, das Wetter ausgezeichnet. Die Landschaft bietet alle Reize, die man sich nur ausmalen kann. Ihre Geschäfte in der New Yorker Wallstreet gehen hervorragend. Die politischen Verhältnisse sind ebenfalls günstig, und Sie selbst fühlen sich körperlich gesund.

Wie die allgemeine Lebenserfahrung zeigt, garantieren Ihnen solche optimalen äußeren Bedingungen noch keineswegs, dass Sie deswegen auch glücklich und zufrieden sind oder wenigstens ausgeglichener Stimmung. Das alles könnte längst seinen Reiz für Sie verloren haben und Ihnen nur noch wenig bedeuten. Vielleicht fühlen Sie sich sogar trotz Ihres Reichtums gelangweilt? Vielleicht sagen Sie: „Ich habe allen Grund, zufrieden zu sein. Ich habe alles erreicht im Leben, was ich erreichen wollte – aber ich bin trotzdem nicht glücklich."

Was dann fehlt, ist offenkundig die positive Antwort des Gefühls. Denn Gefühle sind nun einmal *kontingent*, sie gehören nicht notwendig zur Sache oder Situation. Sie lassen sich nicht einfordern. Als Mensch haben wir leider keinen „Rechtsanspruch" darauf. Kontingent bedeutet: nicht logisch notwendig. Gefühle mögen ihre Ursachen haben, und in diesem Sinne sind sie notwendige Folgen ihrer Ursachen.[34]

*Eine der wichtigsten Einsichten der Philosophie der Emotionalen Intelligenz lautet daher: Das Gefühl ist ein selbständiger subjektiver Faktor des Erlebens, der nicht zwingend zu anderen Erfahrungen gehört – gleich welcher Art – oder gemeinsam mit ihnen auftreten muss.*

Es mag also Gründe für Ihre Unzufriedenheit oder Ihren Überdruss geben. Und vielleicht lassen sich diese Gründe sogar erkennen und beseitigen. Aber es ändert nichts daran, dass Gefühl und Situation nicht prinzipiell übereinstimmen müssen.

Gefühle treten auch mit einer gewissen Regelmäßigkeit und Wahrscheinlichkeit auf. Dabei mag der Grund für unsere Gefühle durchaus im Objekt liegen, weswegen es in gewissen Grenzen möglich ist, von „ästhetischen Gesetzen" zu reden. Schönheit liegt einerseits in der Sache – ein faltiges Gesicht mit Narben und Hautunreinheiten wird kaum als schön empfunden –, das eigentliche Erlebnis von Schönheit entsteht aber erst durch die *Verbindung* von Gefühl und Objekt.[35]

Dieses Zusammengehen ist bei vielen Menschen ähnlich und regelhaft. Deshalb sind Gefühlsantworten über weite Strecken vorhersagbar – jedoch eben nicht mit letzter Sicherheit, nicht ausschließlich.[36]

Es macht keinen Sinn zu sagen: Früher hat mich das alles begeistert. Früher war ich glücklich und zufrieden, früher fand ich dies oder das schön – deshalb müssen gleiche Lebensumstände und gleiche Objekte auch gleiche Gefühlsantworten hervorrufen! Sie *müssen* es nicht – und man darf deshalb allenfalls darauf *hoffen*.

Reichtum, Schönheit, Gesundheit usw. – kurz: optimale äußere Lebensumstände – garantieren also nicht zwingend positive Gefühle. *Doch positive Gefühle sind unentbehrlich für echte Werterfahrungen.* Sonst handelt es sich nur um Wertbekundungen, um Äußerungen, Meinungen. Verstehen Sie mich nicht falsch: Reichtum, Wohlstand, Schönheit usw. begründen sehr häufig positive emotionale Erfahrungen. Aber eben nicht notwendigerweise. Ohne positive, angenehme, attraktive, lustbetonte Gefühle – ohne die „Gefühlsbrille", durch die wir die Welt wahrnehmen – wird keine emotionale Lebensqualität erfahren. Und ohne Lebensqualität ist das Leben nichts weiter als eine Folge neutraler Ereignisse.

Um das zu ändern, reicht es meist auch nicht aus, an unsere eigene Zufriedenheit zu appellieren und uns „glücklich zu denken". So, als müssten wir uns nur die guten – weil gewohnten – Gründe für unsere positiven Gefühle vor Augen führen, dann erlebten wir diese Gefühle auch bereits. Das mag manchmal funktionieren, aber eben wiederum nicht zwangsläufig.

Sie mögen vielleicht denken: „Das Leben ist wundervoll!" Oder: „Phantastisch, dass ich kein armer Schlucker, sondern Milliardär bin!" Doch sind mit diesen Werturteilen nicht die entsprechenden positiven Gefühle, Stimmungen und Emotionen verbunden, dann handelt es sich um nichts anderes als „leeres Gerede".

Dasselbe gilt umgekehrt auch für negative Werturteile. Wenn Sie z.B. denken: „Das Leben ist traurig!" – und dies durchaus ernst meinen –, so bedeutet es noch nicht zwangsläufig, dass Sie dabei auch ein Gefühl von Traurigkeit erleben. Das liegt daran, dass das gedankliche oder begriffliche Urteil nicht einfach mit dem Gefühl gleichgesetzt werden kann.

Das eine ist das Erfassen einer Bedeutung, eines Sachverhalts, das andere ein tatsächlich erlebtes Gefühl. Es mag sein, dass Sie das Gefühl der Traurigkeit empfinden, wenn Sie „Das Leben ist traurig!" denken, aber eben zusätzlich zur erfassten Bedeutung.

Sie sollten daher möglichst bald den wichtigsten „generalisierenden Gedankenschritt" Ihres Lebens tun und im VIELEN aller Lebenserfahrungen DAS EINE erkennen – nämlich *unser mentales Hauptprinzip der Werterfahrungen.* Dazu ist es erforderlich, theoretisch und praktisch vor allem dreierlei für sich selbst zu entdecken:

1. dass ausschließlich Angenehmsein und Unangenehmsein (Attraktivsein, Unattraktivsein) von Gefühlen, Emotionen, Stimmungen, Affekten und Wert- und Sinnerfahrungen das Wertvollsein unserer Lebenserfahrungen begründen (gedachte Werte sind eben nur gedachte Werte).

2. dass diese beiden Momente in einer Vielzahl von so unterschiedlichen Erfahrungen wie Freude, Schönheit, leiblicher Genuss, Witz, Wohlgeschmack, gute Laune, Orgasmus, Anmut, Zufriedenheit, Begeisterung, Glück, Hochgefühl, Entzücken, Unterhaltung einerseits und Trauer, Kummer, Unwohlsein, Panik, Sodbrennen, Melancholie, Ärger, Eifersucht, Hautjucken, Angst, Befangenheit, Depression, Sorge, Lampenfieber, Unzufriedenheit, Kopfschmerz, schlechte Laune andererseits immer *dasselbe* sind: entweder positive (attraktive, lustbetonte, angenehme) Gefühlstönungen oder negative (unattraktive, unlustbetonte, unangenehme, schmerzhafte) Gefühlstönungen.

*Gefühle können darüber hinaus noch weitere Tönungen haben, wie z.B. das Unheimliche, Fröhliche, Lustige, Melancholische, Bedrohliche. Aber für unser Leiden und Glück und unser Wohlbefinden sind offenbar Angenehm- und Unangenehmsein zuständig.*

• Fehlt dieses – bei aller übrigen Verschiedenartigkeit der Erlebnisse – gleiche Erfahrungsmoment, dann ist unsere Erfahrung auch nicht werthaft.

3. dass Erfahrungen, die keinerlei Bezug zu Gefühlen haben, leere Erlebnisse ohne emotionale Qualität sind. Es sind Erfahrungen, die Ihnen letztlich wenig bedeuten, die Ihnen gleichgültig sind, es sei denn, Sie hängen fixen Ideen an und bewegen sich in Gedankenkäfigen, in denen Ihnen vorgegaukelt wird, es gäbe auch Werte ohne das Positiv- und Negativsein der Gefühle.

## Definitionen: Wie wird ein Wert zum Wert?

Etwas nur begrifflich zu bewerten begründet noch keine Werterfahrung im echten Sinne, sondern nur *Werturteile, es sei denn, wir setzen willkürlich ohne weiteres Auszeichnungsmerkmal einer Wertqualität das Wertvollsein durch Urteilen („Meinen“).*

Etwas abzulehnen oder vorzuziehen, anzuerkennen oder zu erstreben begründet ebenfalls noch keine – erkennbare, „evidente“ Werterfahrung, weil hier das Auszeichnungsmerkmal des Positiv- oder Negativseins fehlt, sondern eben nur *Wunsch* oder *Ablehnung*. Durch etwas ein Bedürfnis zu befriedigen bedeutet noch keine Werterfahrung, sondern nur Bedürfnisbefriedigung.

Werthaft im eigentlichen Sinne, weil die Frage nach dem Wertvollsein nicht mehr zum unendlichen Regress führt, werden Werturteil, Wunsch oder Ablehnung und Bedürfnisbefriedigung erst, wenn sie sich *zusätzlich* durch die Erfahrung des Positiv- und Negativseins der Gefühle auszeichnen.

Es war vor allem der amerikanische Psychologe Daniel Goleman, der mit seinem Buch *Psychologie der Emotionalen Intelligenz* (1995, deutsch 1996) einem neuen, vertieften Nachdenken über unsere Gefühle den Weg geebnet hat. Goleman hat zwar wichtige Vorarbeiten für die Psychologie der Emotionalen Intelligenz geleistet, lässt uns aber weitgehend im unklaren darüber, was das entscheidende Moment seiner Psychologie ist, obwohl er der entscheidenden Ansicht sehr nahe kommt:

„Alles, vom Lesen eines Romans oder vom Fernsehen bis zu den Aktivitäten und Freuden, für die wir uns entscheiden, kann als ein Bemühen aufgefasst werden zu erreichen, dass wir uns besser fühlen.“[37] Von dieser richtigen und wichtigen Einsicht Golemans wäre es eigentlich nur noch ein kleiner Schritt gewesen zu der Generalisierung, dass positive Gefühle den Wert des Lebens begründen.

Unsere Methoden der Desensibilisierung, des Gedankensetzens, der Ja-Nein-Technik, des Focusing und der Entspannungsmeditation ermöglichen es nun zum ersten Mal wirksamer, die Ziele der Psychologie und Philosophie der Emotionalen Intelligenz praktisch umzusetzen. *Als wichtigste Erkenntnis erweist sich dabei, dass unseren Gefühlen keine sekundäre Rolle zukommt, wie man gemeinhin annimmt, sondern eine primäre.*

Gefühle sind, vom Lebenssinn und Wert des Lebens her betrachtet, Hauptsache, nicht Nebensache. Wenn das Leben gelingen soll, kann es *letztlich* immer nur um emotionale Lebensqualität gehen. Lediglich intellektuell, also nur über den Verstand erkannte Werte – das bloße Wissen, dies oder das zu *besitzen*, dies oder das zu *tun*, dies oder das *sein zu wollen*, dies oder das *zu sein:* reich oder berühmt oder begehrt oder über Macht zu verfügen – vermitteln eben auch nur intellektuelle, durch den Verstand erfasste Werte.

Dann handelt es sich nicht um erlebte, d.h. gefühlte Werterfahrungen. Das Leben ist verarmt, wird zu abstrakten, geistigen Schemen, zu einer Art Schattenwirtschaft der Wertmeinungen und Wertfiktionen.

*In der Praxis bestimmt uns allerdings neben den Werten, die durch Wertfühlen zugänglich sind, ein weiter Bereich von bloßen Wertideen, die sogar als treibende Kräfte der Geschichte und verschiedenster zivilisatorischer Entwicklungen angesehen werden müssen.*[38]

Der zweite, dritte oder vierte Platz wir den meisten Olympiasportlern weniger „wert“ erscheinen als der erste. Und der zweite „besser“ ( = „mehr wert“) als der dritte usw.

Ist diese Bewertung objektiv und allgemeingültig? Offenbar nicht, denn um objektiv zu sein, müsste das Positiv- oder Negativsein „an der Sache" z.B. „erster Platz" nachweisbar sein.

Es bleibt natürlich niemandem benommen, solchen „verkopften" Werten zu folgen, zumal sie in der Regeln entsprechende Gefühle mit sich bringen. Die Weltgeschichte allerdings ist voller Wertideen ohne objektiven und allgemeingültigen Gehalt – mithin eben subjektiv –, die zu den allseits bekannten Tragödien fühlen.

Schätzungen zufolge sind in den bekannten Kriegen der Menschheitsgeschichte etwa 3,5 Milliarden Menschen zu Tode gekommen. Die Ideen Hitlers, Lebensraum im Osten zu erobern oder jedem Deutschen ein Auto (in Form des sogenannten „Volkswagens") zu ermöglichen, sind zunächst noch genauso Werterwartungen – eben „Ideen" – ohne klaren Bezug zu tatsächlichen Gefühlen wie etwa die Idee einer europäischen Währungsunion. Die Idee des Lebensraumes im Osten führte in die emotionale Katastrophe des verlorenen Krieges.

Solange es sich dabei aber um reine Ideen handelt und keine gefühlten Werte oder wenn solche Wertideen – seien sie nun gefühlt oder nicht – letztlich in der emotionalen Summe und Qualität des Lebens Unheil anrichten und negative Erfahrungen vermehren, muss es immer als emotional intelligenter angesehen werden, sie in Frage zu stellen.

Allerdings ist die primäre Rolle der Gefühle nicht so ohne weiteres zu erkennen – sonst wüsste bereits jeder darüber Bescheid. Neben der „Wertauszeichnung" positiver oder negativer Art durch

**„kognitiv"** erfasste oder<br>
**„gefühlte"** oder bloß<br>
**„vermeinte"** Werte

lässt sich phänomenologisch noch eine weitere Variante von Wertauszeichnung finden, die sich der Verbegrifflichung („Ideation") offenbar weitgehend entzieht. Angenehm- oder Unangenehmsein, die sonst bei genauer Introspektion gut erkennbar sind, scheinen im Quale der Wertwahrnehmung nicht mehr identifizierbar zu sein, wobei auch hier keinerlei Allgemeingültigkeit gegeben sein muss, was ihren offenbar subjektiven Charakter beweist. Man könnte von einer weiteren Art sprechen, wie sich Werte zeigen:

## „Wert-Quale"

So ist es zum Beispiel in Malerei, Literatur und Musik fast unmöglich, vom Anschein der Objektivität von Positivität oder Negativität abzusehen (Schönheit, Hässlichkeit, Harmonie usw.) – so stark ist entgegen jeder rationalen Analyse die Anmutung von Objektivität an den Eigenschaften des Objekts.

Neben dem Anschein der Objektivität ist ein anderer Grund unsere weitgehende Übereinstimmung grundsätzlicher Bewertungen. Wir streben (fast alle) nach Gesundheit, Sicherheit, Wohlstand, Anerkennung, Gerechtigkeit, Liebe, Sex, Respekt, Karriere, Schönheit, Bequemlichkeit, Komfort usw., womöglich auch nach Ansehen, Ruhm oder Macht.

Dies vermittelt uns leicht den Eindruck von Allgemeingültigkeit von Werten, die dann fälschlich mit Objektivität gleichgesetzt wird. Dabei wird aber ebenso leicht verkannt, dass Menschen in einer schier unendlichen Fülle von Bewertungen und Werterfahrungen unterschiedlich sind.

Als Beispiel für die vorherrschende problematische Auffassung, was Werte sind, mag folgende Definition aus *Meyers kleines Lexikon Philosophie* stehen: „Vielmehr existiert das Werthafte nur in Beziehung auf den Menschen dadurch, dass er Werte setzt, d.h. etwas anerkennt oder erstrebt.“[39]

Daran ist soviel richtig, dass Werte oft erst durch Meinungsbildung und Entscheidungen konstituiert werden. Manche Werte, z.B. Gerechtigkeit oder Demokratie, können überhaupt nur geistig, gedanklich erfasst werden. Andere Werte, wie z.B. ein Sonnenuntergang, haben so etwas wie eine „Anmutungsqualität“: Wir müssen nicht darüber nachdenken, um einen Sonnenuntergang schön zu finden.

Aber fehlt der Faktor des Emotionalen – über den wir allerdings nicht nach Belieben verfügen können –, handelt es sich also nur um Wertideen, so wird der gemeinte Wert viel leichter unterliegen als der gefühlte Wert.

Unserem bewussten Erkennen und Handeln nach sind wir zunächst auf Objekte – Dinge, Eigenschaften, Verhältnisse, Ideen – ausgerichtet. dass sich dahinter oft eine sehr subtile und meist unbewusste Ausrichtung auf Gefühle verbirgt, ist eine Erkenntnis, zu der die Psychologie der Emotionalen Intelligenz mit ihren Analysen und Übungen hinführen soll.

Folgendes Beispiel mag die wichtige Rolle unserer Gefühle verdeutlichen: Nehmen wir an, man veranlasst Sie, sich auf einen Stuhl zu setzen und nichts zu tun. Sie dürfen sich allerdings nach Belieben bewegen. Ansonsten sollen Sie nur Ihren Gedanken nachgehen.

Meist werden Sie bemerken, dass Sie nach einiger Zeit Ihre Haltung ändern. Vielleicht rutschen Sie auf dem Stuhl hin und her, lehnen sich zurück, bewegen den Kopf oder stellen Ihre Füße anders. Ihre Bewegungen folgen dabei einem inneren Prinzip: Wenn Sie Ihre Haltung ändern, lässt sich in den entsprechenden Körperbereichen so gut wie immer ein unangenehmes Gefühl finden. Es handelt sich um ein Signal dafür, dass diese Haltung Ihrem Körper geschadet hat, z.B. wegen mangelnder Durchblutung oder weil Muskeln und Gelenke zu stark belastet wurden. Oft ist das Gefühl jedoch sehr subtil. Und in der Regel reagieren wir unbewusst und automatisch darauf. Unser Handeln zielt dann darauf ab, den unangenehmen Gefühlseindruck zu beseitigen. Für den Körper bedeutet das: Auch die physische Belastung wird beseitigt. Was lässt sich an diesem Beispiel erkennen?

1. Zunächst einmal, dass wir (auch) von Gefühlen geleitet werden. Dahinter mag ein sachlicher, körperlicher Zweck stehen. Aber unser erlebter Handlungsanlass ist das negative Gefühl.

2. Zum anderen lehrt uns das Beispiel, dass wir auch dann von Gefühlen geleitet werden können, wenn uns diese Gefühle *nicht bewusst* sind!

Am Beispiel des Milliardärs aus der Wallstreet haben wir gesehen, dass ohne positive Gefühle keine Lebensqualität erfahren wird. Unsere willkürlichen oder unwillkürlichen Körperbewegungen zeigen uns, dass dies auch für Körpergefühle gilt. Lebensqualität hängt von Gefühlserfahrungen ab, ob nun durch äußere oder innere Umstände veranlasst.

Und im letzteren Falle gilt dies für alle Arten von Körpergefühlen – für Wohlbehagen, Lust, Kopfschmerzen, Sodbrennen, Verspannung, Anstrengung, Zahnschmerzen usw.

Fassen wir zusammen: Gefühle begründen unsere Werterfahrungen. Gefühle sind dabei bewusste oder unbewusste Steuerungsinstanzen. Was die Gefühle erst zu Gefühlen macht, ist ihr Positiv- und Negativsein (Angenehm- und Unangenehmsein). Sache, Objekt, Auslöser des Gefühls und Gefühl gehören nicht notwendig zusammen.

Folgendes Beispiel mag weiter verdeutlichen, dass Menschen bei gleichem Anlass nicht nur unterschiedliche Gefühle haben können, sondern dass dieselbe Sache auch bei derselben Person wechselnde Gefühle hervorrufen kann: Tauchen wir unsere Hand zu verschiedenen Zeiten in Wasser identischer Temperatur, dann wird das je nach Situation als angenehm oder unangenehm (oder auch neutral) empfunden. Bei angenehmer Wassertemperatur neigen wir dazu, unsere Hand im Wasser zu halten. Unangenehme Temperaturen fliehen wir. Unser Gefühl steuert also auch hier wieder unser Verhalten.

Lehrreich ist an diesem Beispiel vor allem, dass eine identische Temperatur ganz unterschiedlich empfunden werden kann. Gefühl und Sache – in diesem Fall eine körperliche Empfindung (von Wärme, Hitze oder auch Kälte, Spannung, Druck usw.) und das Gefühl (des Angenehm- oder Unangenehmseins) – gehören nicht notwendig zusammen.

Dass wir das Wasser einmal als angenehm und ein andermal als unangenehm erleben, hat natürlich seinen Grund. Auskühlung unseres Körpers würde uns eine Temperatur von $40^0$C vermutlich als angenehm erscheinen lassen, Überhitzung dagegen als unangenehm. Und diese unterschiedlichen Reaktionen machen für den Körper Sinn, sie erhalten seine Leistungsfähigkeit und bewahren ihn vor Schaden. Das Gefühl hat eine schützende und lebenserhaltende Funktion. Insofern wird es als „richtig“ oder „zweckmäßig“ angesehen.

Als richtig und zweckmäßig werden Gefühle also auch dann verstanden, wenn sie der Erhaltung des Lebens dienen. Das können sowohl positive wie auch negative Gefühle sein. Wir dürfen nur nicht bei diesem Wert als bloßem Mittel stehen bleiben, wie es üblicherweise geschieht.

Die Philosophie der Emotionalen Intelligenz korrigiert hier endlich unseren Blick auf das Leben: Weil das Leben keinen „Wert an sich“[40] hat – wie eine genauere Analyse der Werte zeigt –, sondern der Wert des Lebens selbst wieder durch positive Gefühle bedingt ist, sind Gefühle zugleich Mittel und Ziel des Lebens. Eine Ausnahme machen nur die zerstörerischen Gefühle. Zweckmäßige (angemessene, „richtige“) Gefühle haben folgende Funktionen:

- Zweckmäßige Gefühle begründen unsere Wert- und Sinnerfahrungen.
- Zweckmäßige Gefühle sind Signale, etwas Positives für den Körper und das Leben zu tun (Gesundheit, Lebenserhaltung, Entwicklung, Fortpflanzung) – und damit positive Sinn- und Werterfahrungen zu ermöglichen.
- Zweckmäßige Gefühle sind Warnungen, zeigen Krankheiten, Belastungen, Fehler und schädliche Folgen an.
- Zweckmäßige Gefühle zeigen Wahrheit und Wahrscheinlichkeit beim Urteilen an und bestätigen Wahrheiten oder Irrtümer (Evidenzgefühle).
- Zweckmäßige Gefühle entsprechen den jeweils geltenden Konventionen, Bräuchen und Moden, was das Zusammenleben vereinfacht (soweit ihr oft autoritärer Charakter sie nicht wiederum unterdrückend und destruktiv werden lässt).

Demgegenüber sind „unzweckmäßige“ (unangemessene, „falsche“) Gefühle negativ und zerstörerisch. Sie fördern weder das Leben oder vermindern Leiden noch schaffen sie positive Werterfahrungen, d.h. emotionale Lebensqualität.

Darüber hinaus – und das zu erkennen ist von großer Bedeutung für unsere Emotionale Intelligenz – sind Gefühle jedoch oft zwar wünschenswert (insofern sie positive Erfahrungen vermitteln), dabei aber objektiv weder richtig noch falsch, sondern wie schon ausgeführt lediglich kontingent, „zufällig“: Ob wir diesen blauen Mantel mögen und ein anderer einen roten Mantel, ist kontingent. Die Farbe des Mantels und das positive Gefühl gehören weder logisch zusammen noch gehen sie faktisch immer zusammen. Ihre Verbindung ist nicht „allgemeingültig". Alltagssprachlich würden wir hier von „Geschmacksache" reden.

Untersuchen wir dazu ein weiteres Beispiel: Sie hören ein neues Musikstück und sind begeistert. Oft verstärkt sich Ihr positives Erlebnis nach einigem Hören sogar, als würde Ihr Gefühl „geübt", die Qualität der Musik wahrzunehmen und zu genießen. Nach einiger Zeit werden Sie jedoch sehr oft finden, dass Ihr positiver Eindruck blasser wird. Die Qualität der Musik scheint nachgelassen zu haben – und irgendwann ist Ihnen das Musikstück vielleicht sogar gleichgültig. Gewiss, es gibt die sogenannten Evergreens, und es gibt Musik, die man immer wieder hören kann. Aber auch diese Musik würden Sie nicht über Monate jeden Tag hören wollen. Was passiert, wenn unser Musikerlebnis nachlässt? Offenbar handelt es sich immer noch um dieselbe Musik. Auch unser Gehör hat sich nicht erkennbar verändert. Der Faktor, der wechselt, ist die emotionale Qualität, die wir beim Hören erleben.

Der Grund: Wir nehmen die Musik durch eine Gefühlsbrille wahr. Anfangs waren unsere Gefühle positiv, angenehm, lustbetont, attraktiv. Später „sagt" uns die Musik nichts mehr. Wir erleben sie als belanglos, uninteressant. Vielleicht finden wir sie sogar störend.

*Wir betrachten die Musik immer noch durch eine Gefühlsbrille, aber jetzt ist diese Gefühlsbrille negativ getönt: unlustbetont, unattraktiv – unangenehm.*

Dieses Beispiel macht noch einmal deutlich: Die Verbindung von Objekt und Gefühl ist kontingent – also logisch nicht notwendig. Die negative Veränderung des Gefühls mag zwar durch irgend etwas verursacht sein, z.B. durch eine hypothetische „Abnutzung des Gefühls", durch neurologische Gesetzmäßigkeiten, aber die Verbindung bleibt dennoch nur faktisch – sie ist da, falls und wenn sie da ist.

Deshalb können wir sie auch nicht sicher voraussagen, sondern allenfalls statistisch. *Sie kann bei uns selbst und bei anderen je nachdem ganz anderer Art sein.* Bitte halten Sie diese Definition nicht für eine philosophische Spitzfindigkeit! Sie hat nämlich unerwartete Konsequenzen für unser Zusammenleben. Sie liefert uns zum ersten Mal eine exakte wissenschaftliche Begründung für Toleranz, Liberalität und Wertpluralismus.

Gefühle gehören also nicht notwendig zur Sache. Aber sie sind das ausschlaggebende Erfahrungsmoment. Ohne die Sache, den Gegenstand, in unserem Beispiel die Musik, keine positiven Gefühle. Aber ohne positive Gefühle auch keine emotionale Qualität.

Orientieren wir uns ausschließlich an den Objekten, wenn wir emotionale Lebensqualität erreichen wollen, verlieren wir also die tatsächliche Rolle unserer Gefühle aus den Augen, sind wir, aus Unwissenheit oder Ignoranz objektivistisch eingestellt und halten wir unsere Werterfahrungen für objektiv – dann laufen wir leicht Gefahr, in die Selbstentfremdung zu gelangen. Selbstentfremdung kann vielerlei negative Folgen haben: Depression, Sinnverlust, psychosomatische Beschwerden, Frustration, Aggressivität und Intoleranz.

Richten wir uns dagegen an den letztlich wirklich entscheidenden Faktoren unseres Lebens aus – und das sind unsere Gefühle, Emotionen und Stimmungen –, dann leben wir gesünder und verbessern die Aussichten, ein emotional erfülltes Leben zu führen.

*Dieses Verhalten kann man als „emotional intelligent" bezeichnen und die Fähigkeit dazu als „Emotionale Intelligenz"*

Was ist Emotionale Intelligenz? Es ist der kluge Umgang mit unseren Gefühlen, Emotionen, Affekten (Affekte sind starke, im Wesentlichen negative Emotionen), unseren Werten und Werterfahrungen, um ein Höchstmaß an positiver Lebensqualität zu erreichen und negative Erfahrungen zu verringern. Emotionale Intelligenz zielt u.a. darauf ab, Gefühle bewusster und verständlicher (wie hinsichtlich ihrer Kontingenz) und damit verfügbarer und beeinflussbarer (z.B. durch mentale Techniken) zu machen, um positive Erfahrungen zu vermehren. Zur Emotionalen Intelligenz gehört wesentlich:

- regelhafte Beziehungen von Objekt und Gefühl zu erkennen,
- unregelmäßige Beziehungen von Objekt und Gefühl zu erkennen,

• zu verstehen, dass regelhafte Beziehungen von Objekt und Gefühl nicht regelhaft bleiben müssen, d.h. dass Prognosen niemals sicher sein können ...
• und aus Punkt 1. bis 3. Schlussfolgerungen für das eigene und fremde Verhalten zu ziehen.

So abstrakt sich diese Empfehlungen zunächst anhören: Gemeint ist, dass die naive Verwechslung von Dingen, die uns etwas wert sind, mit den positiven und negativen Gefühlen, die uns Wert oder Unwert erfahren lassen, immer wieder zu unnötigen Enttäuschungen und Irrwegen führt und dass es die Wahrscheinlichkeit positiver Erfahrungen erhöht, wenn wir die jeweilige Rolle unserer Gefühle erkennen. Denn unsere Unwissenheit und Desorientiertheit hinsichtlich der Gefühle muss als eine wesentliche Quelle des Leidens angesehen werden.[41]

Ein typisches Beispiel dafür ist die „romantische Liebe": Liebende halten ihre Gefühle nur zu leicht für eine Eigenschaft des Partners oder ihrer Beziehung – oder aber sie glauben, meist unreflektiert, weil diese Gefühle *jetzt* erlebt werden, müssten sie auch *in Zukunft* erlebt werden. Leider enttäuscht uns die Realität oft – dann haben wir eine unregelmäßige Beziehung von Objekt und Gefühl für eine regelmäßige gehalten.

Wenn wir Positivität zu vermehren trachten, zeigt sich allerdings, dass man positive Gefühle gar nicht oder nur in unbefriedigendem Maße direkt anstreben kann. Wie bei der paradoxen Intention, bei der die Angst bestehen bleibt, solange wir vor ihr fliehen, sich aber vermindert, wenn wir sie bewusst und sogar „überhöhend" zulassen, stellt das direkte Streben z.B. nach dem „Glück" oft einen Störimpuls dar.

Was darum meist anstelle von Gefühlen, Stimmungen und Emotionen angestrebt wird, sind die sachlichen und geistigen Bedingungen, die zu positiven Gefühlen führen und damit emotionale Qualität ermöglichen. Emotionale Intelligenz als „kluger Umgang" mit unseren Gefühlen, Emotionen, Affekten, Werten und Werterfahrungen, um ein Höchstmaß an positiver Lebensqualität zu erreichen, bedeutet allerdings auch, anderen zu helfen, sich von ihren negativen Gedanken und Gefühlen zu befreien oder ihnen das wenigstens nahezulegen und zur Diskussion zu stellen: durch Aufklärung, Anregung und Leitbilder. Das kann durchaus ganz eigennützig verstanden werden. Wir sind nämlich in höchstem Maße von der Selbstentfremdung und Desorientiertheit unserer Mitmenschen betroffen, wie uns Krieg und Gewalt, Kriminalität und Gleichgültigkeit tagtäglich zeigen. Sind die anderen negativ, drohen wir es auch zu sein. Leiden andere, leiden wir nur zu oft mit.

Erlauben Sie mir eine etwas drastische Darstellung des Sachverhalts. All die Neurotiker und Psychopathen, all die Depressiven, die Zyniker, die Gelangweilten, die Neider, die heimlichen und offenen Verbrecher und Egoisten, die Böswilligen und Frustrierten, die Destruktiven, die Masochisten, die Heuchler und Lügner, die uns umgeben und unser Leben bestimmen (und von denen wir oft in uns selbst mehr verwandte Züge entdecken, als wir uns eingestehen wollen), mindern unsere emotionale Lebensqualität.

Es wäre daher zum Vorteil aller, ihnen die Thesen der Philosophie der Emotionalen Intelligenz nahezubringen.

### Aber warum, so könnten wir fragen, sollte man denn überhaupt nach emotionaler Qualität streben?

Die Antwort ist einfach: Emotionale Qualität erklärt sich selbst. Jeder, der einmal einen schönen Sonnenuntergang erlebt hat, weiß, wovon die Rede ist. Die Hochstimmung bei einer bestandenen Prüfung, einer Geburt oder Hochzeit, einem Lottogewinn, einer Beförderung spricht für sich. Ebenso offenbaren Liebe, Vertrauen, Anmut, Humor, Optimismus ohne weitere Erklärung, warum sie angestrebt werden sollen.

Sich gut zu fühlen oder guter Laune zu sein, das Leben zu genießen, erfolgreich zu sein, das sind evidente Endwerte. Dies gilt für alle Lebensbereiche und Sinne: für Sehen, Hören, Riechen, Empfinden, Schmecken, Denken, Vorstellen, Erinnern. Jeder, der einen guten Braten gegessen oder einen erstklassigen Wein getrunken hat, versteht sofort, worin sein Wert liegt. Es bedarf dazu keiner weiteren Begründung, keines „Beweises“. Die Positivität des guten Gefühls ist evident. Genauso übrigens, wie umgekehrt die negative Qualität des Leidens und der Schmerzen offenbar ist.[42] Gleiches gilt für alle Arten von Werterfahrungen: Musik, Kunst, Literatur, Ästhetik, Geschmack, Freizeit, Sport, Sex, Unterhaltung,

Reisen, Konversation leben von den positiven Gefühlen, die sie vermitteln. Ohne positive Gefühle würden sie uns nichts oder nur sehr wenig bedeuten.

Könnte man aus unseren Gefühlen allein ihr Positiv- und Negativsein (Angenehm- und Unangenehmsein) entfernen und ließe alle anderen möglichen Qualitäten und Empfindungen, wie z.B. Spannung oder Entspannung, unverändert, dann beraubten wir uns damit der wichtigsten Motivation, sie zu erleben.

Angenehme, positive, attraktive, lustbetonte Gefühle sind der Dreh- und Angelpunkt unserer Erfahrungen und Motivationen. Das Streben nach ihnen ist unser mentales Hauptprinzip.[43] Dieses Hauptprinzip muss uns keineswegs klar bewusst sein. dass es oft sehr subtil und unbewusst ist, begründet den Anschein der Objektivität und Allgemeingültigkeit der Werte. Das Leben selbst bezieht seinen Wert nur aus der Tatsache, dass wir emotionale Qualität erleben. Ein Antibiotikum rettet zwar Leben und ist insofern ein Wert (als Mittel), aber dieser Wert wird erst zum echten, faktischen Wert, wenn das, was das Antibiotikum rettet, seinerseits Wert hat. Wie bei allen anderen Objekten kann aber auch der Wert des Lebens nicht in einer bloßen Idee bestehen, denn Ideen allein[44] haben keine Gefühlsqualitäten, und Gefühle sind das einzige, das seinen Wert- oder Unwertcharakter unmittelbar und evident offenbart, eben als Lust oder Schmerz, als attraktives, angenehmes oder unangenehmes Gefühl.

Die Erkenntnis, dass Gefühle in diesem Sinne primär und nicht sekundär sind – Hauptsache und nicht Nebensache –, führt keineswegs zum grenzenlosen Hedonismus und Egoismus, wie man voreilig denken könnte. Die instinktive Abneigung vieler Menschen, Werte durch Gefühle zu begründen und ihr Beharren auf der Ansicht, Werte würden vorwiegend rein intellektuell erfasst – etwa so, wie man die Richtigkeit mathematischer Einsichten erkennt –, beruhen sicher darauf, dass sie glauben, ohne die allgemeingültige Einsicht in Wertideen seien moralische Verhaltensweisen nicht zu rechtfertigen. Diese Vorstellung lässt jedoch einen wichtigen Gesichtspunkt außer acht. Es zeigt sich nämlich, dass wir mit anderen Menschen in einem emotionalen System[45] leben und deren Interessen und Gefühle berücksichtigen müssen, wenn unser Leben gelingen soll.

„*Emotionales System*“ bedeutet, dass Gefühle, Stimmungen
und Werterfahrungen sowohl von unserem Verhalten im ganzen
innerhalb der Gemeinschaft bestimmt werden. Erzeugen wir bei an
Leiden, dann verändern sich auch viele Gefühle bei uns selbst ins Neg
tive. Das Spektrum unserer emotionalen Qualität verschiebt sich in Richtung Verhärtung, Distanz, Misstrauen, Desinteresse, Skepsis, Kälte.

Ebenso schaden wir uns selbst durch Stress, Negativität, negative Gewohnheiten, Interesselosigkeit, Kritiksucht, Aggressivität, Impulsivität, Kriminalität. Auch hier wird das Spektrum unserer emotionalen Lebensqualität in Richtung negativer Gefühle verschoben – und dies nicht nur durch die angesprochenen Verhaltensweisen selbst. Sondern Negativität führt auch in ganz anderen Erfahrungsbereichen zu Negativität.

Ein bekanntes Beispiel für diesen Sachverhalt ist die Frustration. Frustration begünstigt aggressive Reaktionen. Erfahren wir Versagung, die mit negativen Gefühlen verbunden ist, dann kann das negative Gefühl an ganz anderer Stelle, z.B. in einem Konflikt mit einem anderen Menschen, negative Verhaltensweisen hervorrufen. Wegen dieser Abhängigkeit der Gefühle untereinander ist es berechtigt, von einem emotionalen System zu sprechen.

Im Folgenden finden Sie eine Übersicht wichtiger Grundeinsichten der Psychologie und Philosophie der Emotionalen Intelligenz. Einige Thesen werden Ihnen vielleicht nicht ohne weiteres verständlich sein und erfordern gründliche und weitreichende Erläuterungen, die den Rahmen dieses Praxisbuchs sprengen würden.

Falls Sie sich mit solchen, für die eigene Entwicklung sehr förderlichen Gedanken näher befassen wollen, finden Sie im Anhang Literaturhinweise.[46]

## … Psychologie und Philosophie … motionalen Intelligenz

…haltung des Lebens – und sind zugleich sein Ziel. …achen die zerstörerischen Gefühle.

– Gefühle sind dann angemessen („richtig“), wenn sie entweder eine Wahrheit anzeigen oder der Erhaltung des Lebens oder der Lebensqualität (dem Ziel des Lebens) dienen.

– Gefühle verbinden sich in der Wahrnehmung auf vielfältige Weise mit allen anderen Erfahrungen und begründen so unsere Werterfahrungen.

– Gefühle können sowohl Gefühlszustände sein, sich aber auch im Meinen von etwas zeigen, z.B. in Werturteilen.[47]

– Ohne Gefühle keine Werterfahrungen. Gefühle sind daher nicht sekundär, wie meist angenommen wird, sondern primär, sind Hauptsache, nicht Nebensache.

– Die ausschlaggebende Eigenschaft für das Wertvollsein und Unwertsein unserer Erfahrungen ist das Angenehm- und Unangenehmsein der Gefühle.

– Angenehm- und Unangenehmsein der Gefühle sind umfassendere Begriffe als Lust und Schmerz. Lust stellt nur eine Form innerhalb einer breiten Skala angenehmer Gefühle dar.

– Angenehm- und Unangenehmsein begründen die Attraktivität und Anziehungskraft bzw. Antipathie und Vermeidung von Gefühlen und damit auch von Werten.

– Alle anderen Werte sind nur Werte als Mittel.

– Werte als Mittel können selbst wieder Gefühlswerte sein.[48] Werte, die nicht auf Gefühlswerten beruhen oder zu ihnen hinführen, sind nur vermeintliche Werte (z.B. scheinbare Werte als Mittel), d.h. zunächst einmal bloße „Wertideen“.[49] Wertideen vermitteln keine echten Werterfahrungen, sondern stellen nur Wertmeinungen auf der intellektuellen Ebene dar.

– Traditionelle Werte und moralische Regeln (z.B. der Kategorische Imperativ) oder Forderungen (wie „Liebe deinen Nächsten") lassen sich daher nur begründen und sind nur nützliche Werte als Mittel, insofern sie auch tatsächlich zu einem emotional erfüllteren und leidensfreieren Leben führen oder dies erwarten lassen.

– Motivationen sind, soweit in echtem Sinne „werthaft", letztlich immer durch Gefühle veranlasst. Daneben gibt es jedoch zahlreiche andere Handlungsanlässe bzw. Handlungsauslöser, eben auch bloße Wertideen, die oft nur vermeintlich wertorientiert sind.

– Viele Wertgefühle sind sehr subtil, d.h. begrifflich schwer zu identifizieren.

– Wertvollsein und Unwertsein als Angenehm- und Unangenehmsein müssen uns in der Motivation nicht bewusst sein, um als Handlungsauslöser zu fungieren.

– Wertvollsein des positiven Gefühls und Wertvollsein der Befreiung oder Freiheit von negativen Gefühlen sind evidente Endwerte und führen nicht wie anders konstituierte Werte zum unendlichen Regress bei der Begründung, warum Werte Wert haben.

– Emotionen, Stimmungen und Affekte haben mit den Gefühlen gemein, dass ihre wesentliche Eigenschaft ebenfalls das Angenehm- und Unangenehmsein ist. Auch bei ihnen begründet das ihr Wertvollsein bzw. Unwertsein.

– Gefühle gehören nicht logisch notwendig zu den Objekten, durch die oder mit denen sie erfahren werden, deshalb sind sie kontingent.

– Gefühle haben zwar (postulierte) Ursachen, sind aber deswegen noch nicht „richtig" oder „angemessen". Gefühle konstituieren Werterfahrungen durch Wertfühlen – und insofern werden sie als „richtig" aufgefasst.

– Aus diesen Thesen folgt, dass Werte relativ auf kontingente Gefühle und damit subjektiv sind.

– Aus den vorausgegangenen Thesen folgt, dass wir die Empfehlung aussprechen können, unsere positiven Gefühle, Emotionen und Stimmungen im Leben zu optimieren und unsere negativen Erfahrungen zu minimieren, weil jeder, der die entsprechenden Erfahrungen hat, auch ihre evidente (Lebens)Qualität bejaht. (Aus neurotischen, destruktiven, pathologischen oder intellektuellen Gründen die Positivität des Fühlens nicht zu bejahen bedeutet, aktuell auch nicht positiv zu fühlen, sondern eben negativ zu fühlen oder über einen Zustand zu urteilen, in dem man sich gerade nicht befindet.)

– Die Fähigkeit, unsere Werterfahrungen zu optimieren, kann „Emotionale Intelligenz“ genannt werden.

– Emotionale Intelligenz lässt sich durch Einsicht, Entscheidung und Übung steigern.

– Bewusster und methodischer Umgang mit dem Wertvollsein und dem Negativen kann emotionale Intelligenz und Werterfahrungen fördern.

– Die Erfahrung zeigt, dass egoistische Wertoptimierung in aller Regel weniger gut zu emotionaler Lebensqualität führt als gemeinschaftliches, fürsorgliches und moralisches Verhalten.

– Egoistische Wertoptimierung wird dann mehr und mehr durch das Verständnis abgelöst, dass wir mit den anderen in einem „progressiven emotionalen System“ leben. Unser emotionales System ist bedingt durch die *Abhängigkeiten von Gefühl und Verhalten aller.*

*Je mehr Menschen sich daran beteiligen, die Positivität des anderen mitzubetreiben und seine Negativität mitzuvermindern (trotz auftretender Schwierigkeiten), desto größer wird die Wahrscheinlichkeit selbst von der Positivität des gesamten Systems zu profitieren.*

Wir erkennen dabei – bei aller Kontingenz unserer Gefühle – gewisse Regelmäßigkeiten des Auftretens von Gefühlswerten. Moralisch zu sein, positiv zu sein, die eigene Entwicklung zu betreiben, dem anderen – bei allem berechtigten Misstrauen – grundsätzlich wohlwollend gegenüberzustehen, ihn zu fördern und das gesellschaftliche System in Richtung positiver Erfahrungen für alle zu entwickeln, wird als hilfreich *für das eigene Fühlen* erkannt. Und umgekehrt wird die negative oder auch nur passive Haltung als langfristig schädlich für unsere emotionale Lebensqualität durchschaut. Wesentlich für unser emotionales System ist dabei, dass auch scheinbar einflussloses und „weit entferntes“ Verhalten positive oder negative Gefühle erzeugt.

Die Thesen der Philosophie der Emotionalen Intelligenz würden – praktisch umgesetzt – zu weitreichenden positiven Veränderungen der Gesellschaft führen.

INFO 7

## Was ist „Emotionale Intelligenz"?

Stellen Sie sich vor, Sie sind als Fahrer mit Ihrem Lastwagen unterwegs. Auf der Karte entdecken Sie eine Route, mit der Sie eine ganze Stunde einsparen und früher bei Ihrer Familie sein könnten.

Nach einiger Zeit taucht jedoch eine Bahnunterführung auf, die zwei bis drei Zentimeter zu niedrig für die Aufbauten Ihres Lastwagens ist. Um nicht wieder umkehren zu müssen, lassen Sie einfach ein wenig Luft aus den Reifen. An der nächsten Tankstelle füllen Sie die Reifen dann nach und sind auch tatsächlich eine Dreiviertelstunde früher zu Hause.

Erst vor Ihrer Wohnungstür fällt Ihnen ein, dass Ihre Schwiegermutter um diese Zeit noch Ihre Kinder betreut. Sie geht immer rechtzeitig aus dem Haus, bevor Sie von der Arbeit kommen, weil Sie sich ständig mit ihr über die Erziehung der Kinder streiten …

Es ist zweifellos intelligent, Luft aus den Reifen zu lassen. Dabei handelt es sich um jene typische rationale oder technische Intelligenz, die wir gemeinhin vor Augen haben, wenn wir von Intelligenz sprechen. dass Sie dabei den Dauerkonflikt mit Ihrer Schwiegermutter außer acht gelassen haben, ist jedoch emotional weniger intelligent (falls Sie nicht die gewonnene Zeit dazu verwenden, sich endlich mit ihr auszusprechen).

*Im allgemeinsten Sinne ist Emotionale Intelligenz die Fähigkeit, positive Lebensqualität zu erreichen und negative Erfahrungen zu vermindern.*

Dazu reicht es jedoch letztlich nicht aus, nur auf Gefühle zu achten, sie bewusster in unser Verhalten einzubeziehen wie in unserem Beispiel. Deshalb greifen die meisten Abhandlungen über Emotionale Intelligenz zu kurz. So sehr die Literatur zum Thema seit Golemans Arbeiten zugenommen hat – all diesen Büchern ist gemeinsam, dass sie kein klares Verständnis fundamentaler Begriffe wie Gefühl, Emotion, Stimmung, Wert und Sinn entwickeln.

Um auf umfassende Weise und in allen Bereichen des Lebens emotional intelligent und aufgeklärt zu sein (Privatleben, Beruf, Ausbildung, Kunst und Wissenschaft, Wirtschaft, Politik, Technik, Militär), bedarf es eines genaueren Verständnisses unserer Gefühle und Werterfahrungen.

Wann wird etwas für uns zum Wert? Was ist das Wertvollsein? Was bedeutet es, dass wir etwas als sinnvoll erleben? In welchem Zusammenhang stehen Werterfahrungen und Gefühle?

Erst umfassende Antworten auf diese Grundfragen des Lebens machen uns emotional aufgeklärt und ermöglichen es uns, zielstrebiger und umsichtiger zu handeln.

Lesen Sie, um Ihr Wissen um diese Zusammenhänge zu vertiefen, folgende Bücher: Peter Schmidt: *Mythos Emotionale Intelligenz.* 2010; *Scanning. Neue Mentaltechniken gegen emotionalen Stress.* 2006. Darin werden u.a. folgende Thesen entwickelt (Auszug aus WIKIPEDIA):

In der Ethik sei ein grundlegender neuer Ansatz darin zu sehen, dass es sich bei den moralischen Werten nicht um starre allgemeingültige Wertqualitäten handele, sondern um ein „progressives System", dessen Wertrealisierung von der prozentualen Kooperation anderer abhänge (*Scanning.* S. 107, 146 f). Je mehr Menschen sich daran beteiligten, desto größer die Wahrscheinlichkeit, selbst von seinen Vorteilen betroffen zu sein. Umgekehrt gilt: Je weniger Menschen sich am progressiven Wertesystem beteiligen, desto geringer der zu erwartende Nutzen. Nichtbeteiligung kann dabei durchaus von Vorteil für das Individuum sein, indem es seine Werte egoistisch verwirklicht. Dies führt aber umgekehrt genau anteilig zum Verschwinden der Wertvorteile eines progressiven Systems, wovon dann auch der Egoist betroffen ist.

In *Mythos Emotionale Intelligenz* (2010) stellt Schmidt unser Alltagsverständnis von Emotionaler Intelligenz, wie es sich seit Daniel Goleman (1995) entwickelt hat, als zu ‚vage' und weitgehend folgenlos in Frage und versucht eine präzisere Begriffsbestimmung, die sowohl phänomenologisch wie auch sprachanalytisch den Gegebenheiten gerecht werden will. Danach handelt es sich um die Verwirklichung von ‚Attractio' (Positivsein des Fühlens) und Vermeidung von ‚Aversio' (Negativsein des

Fühlens) in verschiedenen Modalitäten als umfassende, sich in allen Lebensäußerungen durchsetzende bewusste oder unbewusste Intention, die den Sinn und Wert des Lebens konstituiert. Zitat: ‚Attractio-Erfahrungen zu steigern und Aversio-Erfahrungen zu vermindern, ist das, was man zu Recht Emotionale Intelligenz oder emotionale Klugheit nennt.' (S. 188). Immer umfassender die „Grammatik des Fühlens" zu verstehen, wird von Schmidt als Vollendung der steckengeblieben Aufklärung und entscheidend für unser menschliches Selbstverständnis angesehen, weil es uns vor ‚emotionalem Irrläufertum' bewahrt."

# 13 Konfliktbewältigung und Selbstmotivation

Psychologie und Philosophie der Emotionalen Intelligenz und ihre Mentaltechniken zielen – um emotionale Lebensqualität zu fördern – auch auf Konfliktbewältigung, Selbstmotivation und Leistungssteigerung.

Selbstmotivation und Leistungssteigerung ohne ein klares Verständnis von Werten und Werterfahrungen enden jedoch oft in emotionalem Leerlauf und selbstentfremdetem Statusdenken, weil sie zu wenig Bezug zu unseren Gefühlen haben. Schon manch einer hat leichtfertig auf die Karte „Reichtum", „Erfolg" oder „sozialer Aufstieg" gesetzt, um dann am Ende festzustellen, dass er Wertillusionen aufgesessen ist, die ihn viel Lebenszeit und vielleicht sogar die Gesundheit gekostet haben.

Selbstmotivation im Sinne Emotionaler Intelligenz bedeutet, sich selbst zu einer emotional positiven Entwicklung zu veranlassen, die aus bestehendem Antrieb nicht oder nur schwer zu realisieren ist. Wünsche mögen durchaus ernsthaft sein. Wünsche oder Zielvorstellungen allein setzen aber nicht notwendig Handlungen in Gang. Aus verschiedensten Gründen fühlen wir uns nicht dazu in der Lage, unser Ziel zu realisieren.

Liegen diese Gründe im mentalen Bereich, lassen sie sich mit Mentaltechniken beeinflussen. Analysieren wir, was die Realisierung von Zielen und Wünschen unterbindet, dann finden wir meist folgende hemmende Faktoren:

*Gefühle stellen bewusste oder unbewusste Blockaden dar.*
*Gedanken (z.B. Bewertungen, Urteile) lassen uns daran zweifeln, dass ein Ziel erreichbar oder erstrebenswert ist.*

Gedanken sind oft Vorurteile, und Vorurteile können in Parenthese gesetzt werden, indem wir ihren Wahrheitsgehalt absichtlich dahingestellt sein lassen. Das ist zweifellos kein leichtes Unterfangen, weil die eigenen Urteile für die meisten Menschen „evident" sind. Sich kritisch zurückzunehmen und zuzugeben, dass man etwas nicht wirklich weiß und dass einem ein voreiliges Urteil schaden könnte, ist vielleicht das schwierigste Kapitel mentaler Veränderung.

Mit Focusing können manche unbewussten Urteile, die hemmend wirken, durch Benennung bewusstgemacht werden. Gedankensetzen ermöglicht es, störende Gedanken auszuhebeln und durch andere, motivierende, Gedanken zu ersetzen. Gefühle, die Blockaden darstellen, lassen sich mit der Desensibilisierungstechnik neutralisieren.

Dabei zielt die Desensibilisierung, wie schon ausgeführt, immer auf das eigentlich entscheidende Moment des hemmenden Gefühls: sein Unangenehmsein, seine Unlustbetonung, gegebenenfalls wie bei der Sucht auch auf sein Angenehmsein, seine Lustbetonung. Lesen Sie in Kapitel 16, „Problem-Desensibilisierung B“ nach, wie sich solche Gefühlsmomente besser identifizieren lassen und welche Rolle sie in unseren Motivationen spielen.

Auch die Ja-Nein-Technik neutralisiert wirksam hemmende Gefühle, die unsere Motivation beeinträchtigen.

Selbstmotivation ist gewöhnlich auch Konfliktbewältigung, weil ein Konflikt zwischen der Handlungsabsicht und ihrer Verwirklichung besteht. Für Konfliktbewältigung im weiteren Sinne gilt: Mentale Konflikte sind wie mangelnde Selbstmotivation durch die gleichen hemmenden Faktoren bedingt. Ändern wir unsere Gedanken und Gefühle, dann lösen sich auch viele Konflikte. Auch für Leistungssteigerung gilt: Schwäche geht meist mit negativen Gefühlen einher. Stärke und Vitalität bedeuten in der Regel, sich gut zu fühlen – und dabei handelt es sich dann um ein positives Gefühl mit der Gefühlsauszeichnung des Angenehmen. Würde Kraft sich unangenehm anfühlen, fiele es uns wahrscheinlich schwer, sie als Leistungsfähigkeit anzusehen. Effektive Mentaltechniken optimieren deshalb förderliche Gefühle und minimieren hinderliche Gefühle. Das gilt auch für die Wortklangmeditation.

Wirksame mentale Techniken zielen auf die Beseitigung schädlicher Gedanken und negativer Gefühle und erzeugen positive Gedanken und Gefühle.

Dieses Praxisbuch vermittelt Ihnen jedoch nicht nur hochwirksame Techniken zur Selbstmotivation, Konfliktbewältigung und Leistungssteigerung. Psychologie und Philosophie der Emotionalen Intelligenz beinhalten darüber hinaus durch ihre Unterscheidungen sehr effektive *intellektuelle Strategien*, um uns auf unseren oft verborgenen und unbewussten Lebenssinn zu justieren und uns ein gutes Gewissen jenseits aller politischen oder religiösen – d.h. von außen an uns herangetragenen – und oft nur scheinbar objektiven und allgemeingültigen Werte und Vorbehalte zu vermitteln.

Auch dies sollte als eine Form der Leistungssteigerung angesehen werden. Konfliktbewältigung, Selbstmotivation und Leistungssteigerung hängen somit eng zusammen und sind im Grunde nur Aspekte ein und derselben Lebensdynamik.

Psychologie und Philosophie der Emotionalen Intelligenz vermindern unsere weltanschauliche Desorientiertheit und fördern emotionale Lebensqualität. Die einzelnen Techniken werden durch existentielle und mentale Einsichten ergänzt und verstärkt. Praxis und Theorie greifen dabei also eng ineinander, wobei der Anteil der intellektuellen Auseinandersetzung nicht unterschätzt werden darf. Erst im Zusammenspiel profitiert man vom ganzen Umfang des EQ-Systems.

Selbstmotivation, umfassend eingesetzt, bedeutet, ein erfüllteres, sinnvolleres Leben zu führen. Der Maßstab, was sinnvoll ist, sollte letztlich immer unsere eigene positive Erfahrung sein – was nicht ausschließt, dass wir trotzdem mit den Idealen anderer konform gehen.

Traditionelle Selbstmotivierungsprogramme verfügen kaum über wirksame Methoden. In der Regel wird Ihnen lediglich geraten, Ihre Ziele a) bewusster zu machen, b) in Arbeitsschritte aufzuteilen, die gut zu bewältigen sind, und sich c) in positiven Farben zu vergegenwärtigen. Davon erhofft man sich dann die fehlende Motivation. Diese Regeln sind zwar durchaus empfehlenswert, ihre Wirksamkeit wird jedoch leicht überschätzt. Solche Ratgeber gehen von der falschen Voraussetzung aus, jeder könne beliebig positiv denken.

Dem positiven Denken stehen aber, wie schon erwähnt, oft innere Widerstände in Form skeptischer Gedanken und negativer Gefühle entgegen. Viele Menschen vermögen sich – erst recht in einer Lebenskrise oder unter Dauerstress – nur schwer die Vorzüge ihrer Ziele in lebhaften Farben auszumalen. Solche Imaginationen sollen durch Assoziation positive Gefühle wecken, die dann zweifellos eine motivierende Kraft haben. Bleiben diese positiven Gefühle jedoch aus, dann schwächt das die Motivation.

Die hier vorgestellten Techniken vermeiden diesen Schwachpunkt mentaler Beeinflussung. Sie zielen nicht vorrangig auf positive Imagination, sondern zunächst einmal auf gefühlsmäßige Desensibilisierung und gedankliche Dekonditionierung. Mit dem Gedankensetzen wird eine Form des positiven Denkens eingeübt, die nicht von der mehr oder weniger ausgeprägten Imaginationsfähigkeit des Übenden abhängig ist.

Positive Imaginationen bleiben späteren Entwicklungsstufen vorbehalten. Das schließt natürlich nicht aus, dass Sie in zusätzlichen eigenen Übungen mit positiven Imaginationen arbeiten, wenn Sie sich dazu in der Lage fühlen.

Durch Wortklangmeditation lässt sich die Wirksamkeit der einzelnen Techniken weiter verstärken. Auch dies geschieht weniger auf dem Wege positiver Imagination als „mechanisch", mehr oder weniger unabsichtlich und automatisch, mit der Befolgung einfacher mentaler Regeln.

Klären Sie zunächst, was Ihre Wünsche sind. Prüfen Sie, ob Ihr jeweiliger Wunsch echt ist. Achten Sie dabei auf Ihre feinsten negativen oder positiven Gefühle, die „Gefühlsaura", die Einfärbung Ihrer Gedanken und Vorstellungen durch angenehme oder unangenehme Gefühle.

Das bedeutet bei Urteilen: Sowohl an Sachurteilen wie auch an Werturteilen zeigen sich *bejahende* oder *verneinende* Gefühle angenehmer oder unangenehmer Art. Den Gefühlsaspekt an Urteilen als angenehm oder unangenehm zu identifizieren setzt allerdings sehr viel innere Unterscheidungsfähigkeit voraus. Auch hier können Sie – wenn auch vielleicht erst nach längerem Vergleichen und Üben – erkennen, dass unsere Urteile über weite Strecken ebenso wie unsere Motivationen und Werte durch Gefühle mitbestimmt werden.

Es ist eben nicht nur die Sacheinsicht, die Richtigkeit, Wahrheit oder Logik eines Urteils, die uns das Urteil bejahen, praktisch umsetzen und anderen gegenüber in der Diskussion vertreten lässt, sondern jedes Urteil schöpft seine Psychodynamik zu einem Teil aus dem subtilen positiven oder negativen Gefühlslicht, in dem es erscheint.

Nehmen Sie auch hier Gefühlseinfärbungen wieder so zur Kenntnis, wie sie sich von selbst einstellen. Dies lässt sich leichter nach der Ausklangphase der Wortklangmeditation bewerkstelligen als im normalen Bewusstsein – d.h. also noch innerhalb der Meditation, weil wir uns dann in tiefer Ruhe befinden und die Wahrnehmung deutlich verfeinert ist.

Setzen Sie danach die Ja-Nein-Technik in modifizierter Form ein, wie sie in Kapitel 7, „Ja-Nein-Wunsch-Technik" beschrieben wurde.

# 14 Negative Gedanken

Inzwischen haben wir negative Gefühle als unentbehrliche Ursachen des Leidens, als „Störenfriede des Lebens" identifiziert – was keineswegs ausschließt, dass einige negative Gefühle positive Funktionen haben. Vielfach ist es jedoch unser Denken, das Negativität erst schafft. Wir sind Opfer oder Nutznießer unserer Gedanken.

Negative Gedanken können *inhaltlich* gesehen offenkundig negativ sein, wenn ich z.B. denke: „Das Leben hat keinen Wert." Oder aber von ihrer *Funktion* her negativ wirken, wenn ich andere ständig kritisiere, unnötig kämpfe oder als Politiker wegen vergleichsweise kleiner Konflikte Krieg schüre. Ihre negative Funktion liegt dabei nicht immer sofort auf der Hand. Negative, schädliche Gedanken sind Gedanken, die zu Leiden, also zu negativen Gefühlen, führen. Schädliche Gedanken sind Gedanken, die positive Gefühle verhindern. Sehr oft sind es falsche, überflüssige oder unnötige Gedanken, die negative Gefühle hervorrufen. Aber oft erfassen sie auch die Realität.

Wie befreien wir uns von negativen Gedanken? Dazu sollten wir folgende Unterscheidungen treffen:

1. Halten wir diese Gedanken (unbezweifelbar) für wahr?
2. Oder lässt sich ihr Wahrheitsgehalt anzweifeln?

Negative Gedanken können a) unabänderliche Wahrheiten, b) nicht ganz gewiss, c) unbeweisbar, d) Irrtümer oder e) fixe Ideen sein. In allen Fällen ist es möglich, sich von ihnen abzuwenden, um nicht mehr von ihnen beherrscht zu werden. Ein Gedanke mag *faktisch wahr* sein (wie z.B. die Feststellung: „Es regnet", wenn es tatsächlich regnet). Oder *logisch wahr* („Wenn alle Pfeifenraucher Griechen sind und Sokrates Grieche ist, dann raucht Sokrates diesen Prämissen zufolge nicht zwangsläufig Pfeife."[50]). Oder eine *mathematische Wahrheit* („Drei mal vier ist zwölf."). Oder es handelt sich um ein plausibles *Werturteil* („Ich lehne unnötigen Schmerz ab".).

Ein Urteil kann als nur *wahrscheinlich* aufgefasst werden („Nach der Wettervoraussage wird es morgen regnen."). Oder als *nicht beweisbar* (z.B.: „Die Welt existiert unabhängig vom Betrachter.“). Oder es handelt sich um eine *fixe Idee*.

Nichts zwingt uns in all diesen Fällen, dem Gedanken mehr Gewicht in unserem Leben einzuräumen, als wir wollen! Wir können sicherlich nicht immer darüber verfügen, ob und welchen Gedanken wir haben. Wir können auch nicht beliebig die Richtigkeit unserer Gedanken in Frage stellen. Ob es regnet, wird nicht durch unser Denken entschieden, sondern durch die Fakten, die tatsächliche Situation. Ebenso wenig lässt sich der Wert eines Werturteils beliebig in Frage stellen. Dass viel Geld uns mehr Kaufmöglichkeiten eröffnet als wenig, lässt sich nicht bestreiten. Dass viel Lust angenehmer ist als viel Schmerz, ebenso wenig.

Oft ist es jedoch so, dass Gedanken in Form von Urteilen und Bewertungen geradezu zwanghaften Charakter haben. Wir meinen, wir müssten einem Gedanken folgen, ihm Beachtung schenken. Wir meinen, wir *müssten* reagieren. Wir verhalten uns so, als nötige uns der Gedanke zum Handeln.

Anzweifelbaren Urteilen kann man leicht ihre negative Kraft nehmen, wenn man sie in Parenthese setzt und sich klarmacht, dass sie nicht so plausibel sind, wie es auf den ersten Blick erscheint. Und Fehler kann man bekanntlich korrigieren. Das setzt allerdings eine gewisse Gedankenschärfe und Kritikfähigkeit voraus, über die nicht jeder verfügt. Solche Gedankenschärfe lässt sich jedoch trainieren.

Viele unserer Urteile sind logisch gesehen von der Art: „Schwäne sind weiß“, weil man bisher nur weiße Schwäne kennengelernt hat. Taucht dann der erste schwarze Schwan auf, erweist sich unsere Annahme als Fehlschluss. Es handelt sich um das aus der Wissenschaftstheorie bekannte „Induktionsprinzip“: die Schlussfolgerung von einigen oder allen bisher bekannten Fällen auf alle zukünftigen Fälle. Obwohl die logische Induktion nicht schlüssig ist, weil man nicht sicher wissen kann, was in Zukunft passiert, hat sie trotzdem einen hohen praktischen Wert – aber sie trifft nicht immer zu.

Eine weitere Fehlerquelle, die unnötiges Leiden verursacht, ist das scheinbar objektive Werturteil. Was wir, oft unreflektiert, als objektiv wertvoll oder wertlos ansehen, ist mitnichten objektiv, sondern durch die *subjektive* Komponente mitbedingt, das (kontingente – und damit auch *nicht allgemeingültige*) Gefühl. Dinge, Personen, Handlungen, Abläufe, Verhältnisse, Eigenschaften, Beziehungen usw. haben für sich allein gesehen keinen Wert.

Ihr Wert erwächst ihnen erst aus ihrer Beziehung zum Menschen. Und der Mensch wiederum muss über positive und negative Gefühle verfügen, um Werterfahrungen zu haben. Sonst handelt es sich um bloßes *Wertmeinen*, um Wertideen, die genauer betrachtet eigentlich nur fixe Ideen darstellen.[51]

„Objektiv wertvoll" ist letztlich nur das positive Gefühl in seinen verschiedensten Ausprägungen und Kombinationen mit den Erfahrungsobjekten.[52] Objektiv wertvoll ist darüber hinaus die Vermeidung negativer Gefühle. Vergleichen Sie, wie dagegen traditionelle Werte verstanden werden! Sehr gut kann man sich das am Beispiel der soldatischen Tugenden „Disziplin", „Unterordnung", „Gehorsam" veranschaulichen. Ein Heer wäre im Kriegsfall kaum kampffähig, wenn der Soldat die Befehle seiner Vorgesetzten nicht befolgte.

Solche Werte sind im Unterschied zu Gefühlswerten „Werte als Mittel", wie z.B. auch Werkzeuge oder Medikamente. Man fragt zunächst nicht danach, für welchen Endwert das Mittel einen Wert darstellt. Werte als Mittel werden von ihrem (vorläufigen) Ziel her definiert, in diesem Beispiel dem militärischen Sieg oder der Verteidigung.

Das bedeutet, es sind abhängige, relative Werte auf einen Zweck. Bei diesem Zweck ist aber keineswegs immer gewährleistet, dass er als Endwert („Gefühlswert") wirklich vor unserem kritischen Werturteil bestehen kann. Das zeigen nicht erst die Erfahrungen des Zweiten Weltkriegs, das beweist unsere lange Geschichte der Kriege und der militärischen Gewalt.

Wir werden zwar kaum darauf verzichten wollen, soldatische Tugenden wie „Disziplin", „Unterordnung", „Gehorsam" weiterhin als Werte zu bezeichnen. Nur sind es eben je nachdem verselbständigte, ja in vielen Fällen „selbstentfremdete" Werte, die letztlich an ihrem Endwert gemessen werden müssen.

• *Ihr „tatsächlicher“ Wert zeigt sich erst in ihrem Resultat als Gefühlswert. Der Gefühlswert ist die emotionale Qualität, die der Wert als Mittel für den einzelnen und die Gesellschaft besitzt. Aber welche emotionale Qualität erzeugen gemeinhin Krieg und Gewalt?*

Erst wenn wir uns, wie es Psychologie und Philosophie der Emotionalen Intelligenz fordern, mehr und mehr an diesem Ideal orientieren, wird sich unser Leben von den Tragödien der Vergangenheit abwenden können. Dann haben wir einen wesentlichen Schritt in Richtung Aufklärung getan.

Um die Werte und Werterfahrungen zu verstehen, die unser Leben bestimmen, sollten wir also folgenden Unterschied machen: *Werte als Mittel sind nur dann echte Endwerte, wenn sie zu emotionaler Lebensqualität führen.*

Sehr oft allerdings sind die Wirkungen, die Werte als Mittel haben, gar nicht abschätzbar. Ein Antibiotikum kann mich von einer Infektion befreien und mein Leben retten. Unter Umständen ist es aber doch kein echter Wert als Mittel, z.B. wenn ich danach in die Hände eines Folterknechts gerate und den Rest meines Lebens gepeinigt werde.

Der scheinbare Wert des Antibiotikums entpuppt sich so als Unwert, nämlich als Bedingung meines Leidens. Daher entscheidet über den tatsächlichen Wert des Mittels immer nur der jeweilige Fall. Erst wenn wir diesen intellektuellen Schritt zum *Wertrealismus* getan haben, dürfen wir uns als „aufgeklärt“ bezeichnen.

Zur Kategorie der zweifelhaften oder irrtümlichen Werturteile gehören auch viele Motive. Das Motiv der Rache etwa geht davon aus, der andere solle oder müsse leiden. Erst dann sei seine Schuld gesühnt. Dies wird oft als objektiver und/oder allgemeingültiger Wert aufgefasst.

Der Rachsüchtige denkt, er verfüge über eine wahre Einsicht, einer logischen oder mathematischen Wahrheit vergleichbar. Tatsächlich aber motiviert ihn vor allem sein subjektives Gefühl (sieht man von seinen falschen Wertvorstellungen ab).

Der Wert, den er mit seiner Rache verwirklichen will, wird jedoch von den meisten Menschen als ambivalent erlebt. Das heißt, er hat eine negative Kehrseite, die letztlich das positive Gefühl der Befriedigung durch Rache überdeckt, wenn wir genauer die psychischen Folgen untersuchen. Für das Glück des Rachsüchtigen wie auch für den anderen Menschen, wäre eigentlich das Streben nach Positivität erfüllender.

Rache mag kurzfristig Erleichterung und Befriedigung verschaffen, auf längere Sicht schadet sie jedoch unserem emotionalen System,[53] weil sie zu zwischenmenschlicher Kälte, zu Misstrauen, Verhärtung, Konfrontation, negativen Vorbildern und weiteren Rachereaktionen führt. Unter dem Strich machen wir damit emotional gesehen ein schlechtes Geschäft.

Deshalb predigen die großen Religionen das Verzeihen. Rache schadet unserer emotionalen Lebensqualität. Dies ist allerdings nicht immer auf den ersten Blick erkennbar, sondern erfordert genaueres Hinsehen, mithin eine Fähigkeit zur Introspektion, die wir als Emotionale Intelligenz bezeichnen:

Viele Handlungen haben subtile emotionale Folgen. Viele für uns negative Folgen erscheinen später auf den ersten Blick gar nicht durch unsere Handlungen verursacht. Viele subtile negative Gefühle werden nur erlebt, aber nicht bewusst bemerkt. Auf Rache zu verzichten bedeutet natürlich keineswegs, passiv zu bleiben und jeden Fehler gutzuheißen oder zu verharmlosen. Sehr viele schädliche Gedanken sind von der Art, dass Mittel für Endwerte gehalten werden, dass der Zusammenhang von Werten als Mitteln und Endwerten als Gefühlswerten nicht erkannt wird, dass subjektive Werte mit objektiven verwechselt oder induktive Urteile als allgemeingültig angesehen werden.

Ein typischer Fehler der Verwechslung von objektiver und subjektiver Wertqualität ist der Unterschied der positiven Gefühlsauszeichnung bei der *Vorstellung* eines Ziels einerseits und seiner *Verwirklichung* andererseits. Dazu ein Beispiel:

Sie halten ein Urlaubsziel für attraktiv, weil es viele Sehenswürdigkeiten besitzt. Vor Ort merken Sie dann jedoch, dass Sie die Sehenswürdigkeiten kaum oder gar nicht ansprechen. Und dies nicht unbedingt, weil sie rein sachlich gesehen nicht das sind, was Sie sich vorgestellt haben, sondern weil die Gefühlsauszeichnung, die positive Gefühlsbrille, fehlt, mit der Sie die Sehenswürdigkeiten wahrnehmen. Dies passiert sowohl aus Gründen, die bekannt sein können (z.B. körperliches Unwohlsein, Reisestress), wie auch ohne erkennbare Ursache.

Hier hilft es, die Rolle des Gefühls als jenen Faktor zu identifizieren, der unsere Wertwahrnehmung begründet. Vorstellung und Wirklichkeit decken sich oft nicht, und das entscheidende Moment dabei ist nicht immer die objektive Gegebenheit, sondern eben sehr häufig unser „zufälliges" Gefühl. Die Einsicht, dass Gefühle kontingent sind und nicht logisch notwendig zur Sache gehören, macht diesen Sachverhalt auch begrifflich fassbar. Eine hilfreiche Konsequenz daraus ist, dass wir die Zufälligkeit und Wechselhaftigkeit unserer Gefühle in unsere Entscheidung einbeziehen.

Handelt es sich dagegen um fixe Ideen, die sich der rationalen Einsicht widersetzen, dann lassen sie sich sehr effektiv mit unseren Methoden der Desensibilisierung, der Ja-Nein-Technik und des Gedankensetzens behandeln.

*Wie aber verfahren wir mit Gedanken als Auslösern negativer Gefühle, die wir für wahr halten?*

Soweit sie den eigenen Charakter, die eigenen Fähigkeiten, das eigene Nervenkostüm, die eigenen Bewertungen und Werterfahrungen betreffen, fallen sie unter dieselbe Regel, die wir schon beim Induktionsprinzip kennengelernt haben: Nichts außer unserer Annahme verpflichtet uns zu glauben, dass wir auch morgen noch unter Lampenfieber, Examensangst, Eifersucht, schlechter Laune usw. leiden.

Das heißt, wir koppeln uns gezielt von unserer (falschen) Annahme ab, weil sie eine sich selbst erfüllende Prophezeiung darstellt. Diese Haltung lässt sich durch Gedankensetzen verstärken.

*Wie aber steht es mit Gedanken, die offenkundig wahr sind?*

Nehmen wir an, Sie sollen eine zehnjährige Haft absitzen, und es besteht keine Aussicht, dass Sie frühzeitig entlassen werden. Oder ein nahestehender Mensch ist gestorben. Oder Sie sind bankrott.

Das sind sicherlich schwer zu ertragende, aber unabänderliche Tatsachen. Durch Umdenken und Infragestellen lassen sich solche „Unwerte“ nicht aus der Welt schaffen. Sie können allenfalls darauf hoffen, dass Sie sich an den Gedanken gewöhnen werden.

In der Regel werden Sie früher oder später versuchen, Ihre Einstellung dem Problem gegenüber zu ändern – und dies mag durchaus zum Erfolg führen. Beim Tode des nahestehenden Menschen sagen Sie sich vielleicht, dass jeder eines Tages sterben muss und dass man sich mit diesem Gedanken abfinden sollte.

Oder Sie verdrängen den Gedanken, vergessen ihn, klammern ihn aus. Allerdings gelingt das nicht immer. Nicht alle Menschen sind gute „Verdränger“. Oder aber die Gefühle, mit denen Sie Ihr Problem erleben, verblassen nach und nach und werden erträglicher.

Bei unleugbaren Wahrheiten, also Tatsachen, die uns zu schaffen machen, sind Desensibilisierung, Gedankensetzen, Ja-Nein-Technik und Ja-Nein-Wunsch-Technik hochwirksame Werkzeuge.

In der Problem-Desensibilisierung richten wir unsere Aufmerksamkeit wie schon beschrieben auf den negativen Gefühlsaspekt, seine unangenehme „Gefühlsaura“. Dabei wird das Problem in zwei Bereiche aufgeteilt: Den negativen Sachverhalt können wir nicht ändern, wohl aber das schmerzliche Gefühlslicht, in dem er erscheint. Das geschieht durch wiederholtes neutrales Betrachten. Mit dieser Methode werden negative Gefühle nach und nach abgebaut und verlernt.

Am Anfang wird es Ihnen möglicherweise völlig undenkbar erscheinen, das Gefühl durch isoliertes Betrachten zu neutralisiere! Denn das Problem ist ja „wahr“, ist eine Tatsache, die negativen Folgen liegen auf der Hand. Mit jedem neuen Erfassen des Problems stellt sich auch prompt der Widerschein des negativen Gefühls ein – und straft so den Versuch scheinbar Lügen! Sie sind hier am vielleicht schwierigsten Punkt des Trainings angelangt. Die Erfahrung, dass sich Beharrlichkeit schließlich auszahlt, eröffnet Ihnen aber völlig neue innere Freiräume. Lesen Sie dazu die Anleitungen in den jeweiligen Kapiteln.

*Beim Gedankensetzen ist eine besonders wirksame Formel:*
*„Loslassen"*

*In der Ja-Nein-Technik fragen Sie dagegen:*
*„Beherrscht mich der Gedanke weiterhin?"*
*„Ja?"*
*„Nein?"*

*Und in der Ja-Nein-Wunsch-Technik:*
*„Wünsche ich mir, dass mich der Gedanke weiterhin beherrscht?"*
*„Ja?"*

Neben dem Gedankensetzen, der Problem-Desensibilisierung, der Ja-Nein-Technik und Ja-Nein-Wunsch-Technik ist auch die willentliche, direkte Abwendung von Gedanken möglich, von denen wir uns nicht weiter beherrschen lassen wollen. Damit ist gemeint, sich durch eine einfache innere Wendung von Gedanken abzukoppeln, obwohl sie wahr sind bzw. wahr oder wahrscheinlich erscheinen.

Lediglich der überflüssige Glaube, unsere Reaktionen und unser Handeln seien an die Wahrheit oder den Wert einer Meinung gebunden, verhindert die innere Abwendung. Während wir uns beim positiven Denken einem positiven Gedanken zuwenden, wenden wir uns dabei von einem negativen Gedanken ab. Vermutlich nutzen viele Menschen diese Möglichkeit spontan, ohne viel darüber nachzudenken.

Den Prozess der willentlichen, direkten Abwendung von negativ bewerteten Gedanken zu unterstützen und zu systematisieren, hilft folgende Übung: Setzen Sie sich wieder in entspannter Haltung in einen bequemen Sessel, am besten an einem ruhigen, abgedunkelten Ort, und schließen Sie die Augen. Vergegenwärtigen Sie sich den Gedanken, um den es geht. Das mag ein Werturteil sein, eine Forderung, die Sie an sich selbst oder andere stellen, die Richtigkeit einer Meinung, eine Schuldzuweisung, ein Regelbruch, amoralisches Verhalten, ein Tabu usw. Gemeint ist hier wiederum kein Problem, insofern es auch sachlich zu lösen wäre – sachliche Probleme werden weiterhin sachlich gelöst.

Gleichgültig, welcher Art dieser Gedanke ist, wie wahr, wahrscheinlich oder plausibel er Ihnen erscheint; gleichgültig auch, welche Bedeutung Sie ihm beimessen und was die noch nicht absehbaren Folgen des Gedankens sein *könnten* – gehen Sie mit jedem dieser Gedanken in folgender Weise um: Lassen Sie den Gedanken so stehen, wie Sie es bereits bei negativen und positiven Gefühlen kennengelernt haben. Betrachten Sie ihn in neutraler Weise als bloßer Zeuge.

Versuchen Sie, Ihren Gedanken weder zu bewerten noch zu erklären, aufgrund welcher Fakten und Überlegungen er entstanden sein könnte, was ihn wahr oder plausibel macht. Das bedeutet: Sie heißen ihn nicht gut, idealisieren ihn nicht und *versuchen auch nicht, ihn zu vertreiben*.

Sollten Sie dabei spontan zusätzliche assoziative Gedanken haben, so werden sie einfach so stehengelassen, wie Sie es bei der Wortklangmeditation gelernt haben. Wenden Sie sich, wenn Sie solche Gedanken bemerken, wieder der zulassenden Haltung zu. Sie nehmen Ihre Gedanken lediglich als neutraler Beobachter wahr, ohne weitere Absicht. Sie sagen nicht etwa: „Ich habe diesen Gedanken demnächst nicht mehr!“ Oder: „Ich will diesen Gedanken vergessen!“ Sie setzen auch nicht Ihren Willen ein. Sie spannen sich nicht an. Sie konzentrieren sich nicht. Sie haben keine Erwartungshaltung. Sie klammern Ihre Zielvorstellungen für die Zwecke der Übung aus. (Im Prinzip wünschen Sie sich zwar, dass der Gedanke Sie nicht mehr berührt, sonst würden Sie ja nicht üben, aber *während der Übung* stellen Sie Ihre Absicht in Parenthese.)

Lassen Sie den Gedanken in *entspannter Haltung* zu, so wie er sich von allein einstellt. Kämpfen Sie nicht. Ihr eigener Beitrag ist wie in den anderen Techniken Leichtigkeit, unkonzentrative Zuwendung der Aufmerksamkeit. Der Gedanke mag noch so plausibel, bedrängend oder schwerwiegend sein – Ihr Umgang mit ihm ist Leichtigkeit. Das ist möglich, weil Sie zwar nicht immer Herr Ihrer Gedanken sind, wohl aber steuern können, wie Sie mit einem gedachten Gedanken umgehen! Sie bemerken, dass die Formulierungen dieser Übung jenen bei der Bearbeitung von Gefühlen ähneln? Der Grund liegt darin, dass der Umgang mit unerwünschten Gedanken dem Umgang mit unerwünschten Gefühlen gleicht.

Tauchen im Zusammenhang mit unerwünschten Gedanken auch negative Gefühle auf, so behandeln Sie ihr Unangenehmsein in derselben Weise, wie Sie es bereits gelernt haben: durch Desensibilisierung.

Der nächste Schritt besteht darin, diesen Gedanken loszulassen, sich von ihm abzuwenden, ihn sozusagen auf Eis zu legen. Dazu benutzen Sie jedoch in dieser Übung keine Formel (z.B. „Loslassen" wie beim Gedankensetzen). Sondern Sie denken das Loslassen einfach nonverbal. *Sie tun es innerlich.* Ihr Denken, Ihre Entscheidung ist das Tun.

Das sollte Ihnen deswegen leicht fallen, weil Sie durch die vorausgegangene Analyse verstanden haben, dass weder die Richtigkeit des Gedankens noch die Tatsache, dass Sie diesen Gedanken überhaupt haben, Sie in irgendeiner Weise verpflichtet, seinem „Appell" nachzukommen. Salopper ausgedrückt: Sie müssen sich nicht jeden Schuh anziehen, wenn Sie das nicht wollen.

Was, wenn Sie das Gefühl haben, beim Loslassenwollen baue sich ein unüberwindlicher oder unerträglicher gefühlsmäßiger Widerstand auf?

Auch solche Gefühle hindern Sie nicht wirklich daran, den Gedanken einfach stehenzulassen. Verfahren Sie mit solchen Widerständen wie bei der Desensibilisierung. Lassen Sie das Gefühl in der Haltung des bloßen Zeugen zu. Fühlen Sie es aus!

Wie verhalten Sie sich, wenn Sie *meinen* – und dies ist offensichtlich ein eher intellektueller als gefühlsmäßiger Vorgang –, Sie müssten auf den Gedanken reagieren?

Lassen Sie auch diesen zusätzlichen Gedanken stehen wie in der Wortklangmeditation. Setzen Sie ihn in Parenthese. Nichts und niemand verpflichtet Sie, auf Ihren Gedanken zu reagieren, es sei denn Ihre Unwissenheit oder Ihre Vorurteile.

In der Tat erzeugen faktisch wahre und logische Urteile und Werturteile oft den Anschein von Zwangsläufigkeit und Unausweichlichkeit. Aber dieser Zwang ist nichts weiter als eine Illusion, denn worin sollte er eigentlich bestehen? Am ehesten wäre Ihre Reaktion auf den Gedanken noch dann als „zwangsläufig" zu bezeichnen, wenn darin eine große gefühlsmäßige Versuchung läge, die Attraktivität eines positiven Gefühls, z.B. der Lust.

Doch inzwischen sollten wir verstanden haben, dass nicht einmal diese starken Gefühle bindend sind – geschweige denn, dass ein simpler Gedanke Sie wirklich Ihrer Freiheit berauben könnte.

Die Entdeckung der Freiheit von Gedanken über verschiedene Stufen des Zulassens, Loslassens und Abwendens – auch von zusätzlichen Gedanken (wie z.B. der Skepsis) oder von widerstrebenden Gefühlen – mag für manche Menschen ein recht subtiler Vorgang sein.

*Wir stecken zu sehr in den eigentlichen Inhalten,*
*den Bedeutungen und Wertungen der Gedanken.*

Den Gedanken formal, also als Gedanken, zu betrachten, aus dem Gedanken herauszutreten und mit ihm umzugehen, die Wendung nach innen auf den Umgang mit Gedanken ist je nachdem ungewohnt.
Aber auch wer damit Schwierigkeiten hat, wird doch nach einiger Zeit des Übens fast zwangsläufig die „Scheinlogik der Verpflichtung" in seinen Gedanken erkennen.

**Wirkung**
Mit dieser Methode lassen sich verschiedenste mentale Probleme behandeln wie gedankliche Fixierungen, Zwänge, Zwangsideen, Streitgespräche, Rechthaberei, Überreaktionen, Gegenreaktionen, Beleidigtsein und Motive, deren unerwünschte Folgen Sie bereits absehen können.

Sie werden nach und nach unabhängig von Ihren sonst spontan und frei „wie Wildwuchs" ablaufenden Gedanken. Ihr Handlungsspielraum wächst. Sie müssen keine Situationen mehr meiden, in denen unerwünschte Gedanken eine Rolle spielen könnten.

Auch diese Einstellung ist nicht etwa weltverneinend, sondern die weniger anhaftende Haltung ermöglicht Ihnen erst ein Leben ohne übertriebenen Stress. Zu starkes Anhaften an den eigenen Gedanken, Bewertungen, Motiven und Zielen – die sogenannte „Muss-Haltung" – ist nach Meinung vieler Therapeuten für unser Leiden mitverantwortlich.

INFO 8

## Was ist „emotionale Lebensqualität"?

Emotionale Lebensqualität erklärt sich selbst: *Die Positivität des angenehmen Gefühls* ist evident und wird instinktiv und automatisch angestrebt, wenn keine gegenteiligen Gründe, z.B. Gewohnheiten, negative Lernmuster, Unwissenheit, Vorurteile oder Neurotizismen, dagegen sprechen.

Emotionale Lebensqualität zeigt sich in allen Lebensbereichen: in Sinneswahrnehmungen und Körperempfindungen, in Erinnerungen und Vorstellungen, beim Hören, Riechen, Sehen, Schmecken. Das Angenehm- oder Unangenehmsein der Gefühle kann alle Arten von Wahrnehmungen begleiten.

Dabei gehen Gefühle Verbindungen mit den übrigen Erfahrungen ein und bilden *neue Erlebnisqualitäten* aus objektiven und subjektiven Momenten. Farben und Formen der schönen Landschaft etwa und positives Gefühl (oder negatives Gefühl, wenn wir z.B. missgestimmt oder gestresst sind) bilden eine neue Einheit, eine Qualität, die weder nur objektive Landschaft noch nur subjektives Gefühl ist.

Wir nehmen die Welt also durch eine Gefühlsbrille wahr, die ihr letztlich ihr „Wertprofil" aufprägt. Das geschieht weitgehend unbemerkt. Deutlich wird diese Gefühlsbrille ohne introspektive Übung fast nur durch Rückschluss: wenn sich Gefühle bei gleichen Objekten ändern und wir etwas als weniger „schön", weniger „interessant" oder im Gegenteil sogar als „langweilig" oder „hässlich" erleben.

Oder wenn wir bei anderen von unseren eigenen abweichende Werterfahrungen beobachten, weil wir uns dann fragen, wodurch wohl sonst – als durch andere Gefühle – der Unterschied unseres Erlebens bedingt sein könnte.

Kriege, Folter, Ungerechtigkeit, Egoismus und Gier, Gleichgültigkeit, Hass, Rachsucht, Terrorismus, Fundamentalismus, Angst, Stress, Vorurteile, Desorientiertheit, Selbstentfremdung, Krankheit, Siechtum, Armut,

Hunger machen nur zu deutlich, wie oft wir das allgemeine Lebensziel verfehlen, emotionale Lebensqualität zu erreichen.

Die Evolution zielt nicht vorrangig auf emotionale Lebensqualität ab, sondern setzt auf das Überleben des Fittesten, auf Vermehrung, auch um den Preis des Leidens und des Untergangs. Zwar werden viele Lebensvorgänge durch Gefühle gesteuert. Wir wählen die schönere Frau, das schmackhaftere Essen, wir belasten unseren Körper nur soweit, wie es der Schmerz zulässt.

Alle diese Faktoren dienen der Erhaltung und dem Überleben. Die Schönheit einer Frau etwa deutet auf Fruchtbarkeit, Gesundheit, vielleicht sogar auf einen ausgeglichenen Charakter – mithin auf günstige Bedingungen für die Nachkommen. Aber geht es ums Überleben und um Fortpflanzung, dann spielt uns die Natur oft grausam mit und schert sich wenig um unsere Gefühle. Dies gilt unabhängig davon, ob wir als „Ziel" der Evolution blinden Naturdrang oder göttliche Absichten unterstellen.

Mögen unsere Lebensumstände allerdings noch so sehr gegen emotionale Lebensqualität sprechen: Positive Gefühle sind letztlich das, was – *allgemeingültig definiert* neben den individuellen Werten – Wert und Sinn des Lebens ausmacht. Und zwar die einzige Art von Wert, die nicht mehr hinterfragt werden muss, weil ihr Wertvollsein aus sich selbst evident ist.

# 15 Körper-Desensibilisierung B

*Hier erfahren Sie alles für ein vertieftes Verständnis der Technik, wie sie in Kapitel 2, „Körper-Desensibilisierung“, vorgestellt wurde.*

Machen Sie sich bei dieser Übung klar, dass es unserer natürlichen Einstellung und unserem unbewussten oder auch bewussten Streben entspricht, negative Gefühle zu meiden. Und das ist auch nicht weiter verwunderlich: Negative und positive Gefühle steuern uns. Negative Gefühle signalisieren uns, dass etwas nicht in Ordnung ist, dass etwas schädlich oder falsch für uns ist.

Viele Menschen haben darüber hinaus eine Scheu, nach innen zu blicken, und fürchten sich vor dem, was aus ihrem Innern aufsteigen könnte. Desensibilisierung ist so gesehen „unnatürlich“ und läuft unseren natürlichen Instinkten zuwider. Warum sollte man seinen Schmerz, seine negativen Gefühle ansehen?

Erst die Entdeckung, dass wir mit einer bestimmten Betrachtung von negativen Gefühlen Stress abbauen und Fehlhaltungen korrigieren können, dass wir uns unempfindlicher machen und unseren inneren Handlungsspielraum erweitern, setzt unsere angeborene Abwehr nach und nach außer Kraft. Dazu ist ein gewisser Lernprozess erforderlich.

Die Erfahrung, dass Desensibilisierung erleichternd wirkt und den Kopf frei macht, dass sie klare Gedanken und Kreativität begünstigt, erleichtert diesen Umlernprozess.

Beim Lauftraining treten übrigens ganz ähnliche Effekte auf: Die Konfrontation mit dem Schmerz der Anstrengung führt dazu, dass wir uns nach dem Jogging besser fühlen und weniger unter Ängsten leiden.[54]

Körper-Desensibilisierung bedeutet nicht, alle negativen Gefühle verändern zu sollen. Negative Gefühle steuern uns auch weiterhin im Alltag. Sie haben eine nützliche Funktion. Wenn wir als Bergsteiger eine Felswand hinaufklettern, muss uns der Schmerz in den Muskeln rechtzeitig davor warnen, dass wir unseren Körper zu stark belasten.
Bei der Desensibilisierung sollte jeder für sich selbst die Grenze finden,

welche unangenehmen Gefühle momentan noch angenommen werden können.

Besonders am Anfang ist Vorsicht geboten, damit Sie sich nicht überfordern. Vermeiden Sie Erschöpfung und neuen Stress. Schätzen Sie selbst ein, wie viel Sie sich zumuten können.

Negative Gefühle können sich durch gezielte Betrachtung verstärken! Das ist ein normaler Vorgang, der keine schädlichen Folgen hat. Wird die negative Erfahrung jedoch zu stark, dann brechen Sie die Übung ab und setzen sie zu einem günstigeren Zeitpunkt fort.

Das gilt auch und gerade, wenn die Desensibilisierung in der Therapie eingesetzt wird. Desensibilisierung sollte nur freiwillig angewendet werden, wenn der Patient das Prinzip verstanden hat und es nach eigenem Urteil bejaht. Eine verordnete Desensibilisierung, der womöglich aus Angst oder aufgrund der Autorität des Therapeuten zugestimmt wird, aber nicht aus Vertrauen in die Wirksamkeit des Prinzips, kann gegenteilig wirken und zu emotionalen Belastungen führen.

Desensibilisierung wirkt, weil sie unsere negativen Gefühle zum Gegenstand macht. Negative und positive Gefühle sind der Dreh- und Angelpunkt unseres Lebens. Das bedeutet, die Desensibilisierung führt uns direkt in unser existentielles Zentrum. Es ist wichtig, dies in seinem ganzen Umfang zu erfassen, auch wenn es Ihnen zunächst philosophisch ein wenig hoch gegriffen erscheinen mag.

Negative Gefühle haben noch ein weiteres wichtiges Charakteristikum, außer dass sie unangenehm, unerfreulich, schmerzhaft, unlustbetont sind: In der normalen, unreflektierten Haltung versuchen wir, vor ihnen zu fliehen. Fliehen oder Zulassen sind jedoch Reaktionen, die unserem Willen unterliegen. Nicht immer in unserer Verfügbarkeit liegt es dagegen, dass wir spontan negative Gefühle erleben. Wichtig für den Umgang mit uns selbst ist dabei, dass sich Gefühle verändern, sobald die Haltung der Flucht, des Verdrängens und Wegsehens aufgegeben wird. Wir verfügen damit über ein hochwirksames Mittel, unsere negativen Gefühle zu beeinflussen!

Weniger oder auch gar nicht wirksam ist die Methode bei starken physisch bedingten Schmerzen. Halten Sie Ihre Hand in eine Kerzenflamme, so wird das Betrachten des Schmerzes kaum das unangenehme Gefühl zum Verschwinden bringen.

Dagegen ist z.B. das unangenehme Gefühl bei dem Vorhaben, als starker Raucher keine Zigarette mehr zu rauchen, sehr effektiv mit Desensibilisierung (als Körper- oder Problem-Desensibilisierung) zu behandeln. Ähnliches gilt für Eifersucht, Minderwertigkeitsgefühle, Nervosität, schlechte Laune, Beleidigtsein, Ängste und zahllose andere Probleme.

Die Verhaltenstherapie wendet das Prinzip der Desensibilisierung erfolgreich in der Therapie von Phobien an. Fahrstuhlangst, Flugangst, Klaustrophobie (krankhafte Angst vor dem Aufenthalt in geschlossenen Räumen) und andere Ängste lassen sich erfolgreich mit dieser Methode behandeln.[55] Dabei wird der Patient stufenweise immer größeren Dosen des angstauslösenden Objekts ausgesetzt, zunächst nur in der Vorstellung, dann auch in der Realität.

Leider ist fast niemandem die wohltuende Wirkung der Desensibilisierung in der Eigenbehandlung leichterer Probleme bekannt. Was bei starken Ängsten wirkt, wirkt offenkundig auch bei allen Arten von starken und schwachen negativen Körpergefühlen, insofern sie seelisch bedingt sind, und bei den meisten seelischen Problemen.

*Und es wirkt auch im gegenteiligen Fall – nämlich bei positiven Gefühlen, z.B. bei Sucht.*

Der Grund für diese Unwissenheit, selbst bei Ärzten und Psychologen, ist vermutlich in einer mangelnden begrifflichen Generalisierung zu suchen. Man weiß immer noch sehr wenig über den Begriff des „Gefühls“. Das liegt zweifellos an einem grundsätzlichen Missstand unserer Sprache: Wir haben keine wirklich befriedigenden, adäquaten *allgemeinen* Ausdrücke für das Positiv- und Negativsein des Gefühls.

Lust, Unlust, Schmerz, Liebe und Hass, Angenehm- und Unangenehmsein erfassen nicht die ganze Bandbreite der Gefühlsnuancen, die positiv oder negativ sein können. Lust erscheint oft zu grob, zu sexuell, zu hedonistisch, um feine, positive geistige oder ästhetische Gefühle wie z.B. „Verantwortung" oder „Anmut" zu charakterisieren. „Angenehm" und „unangenehm" wiederum wirken in einigen Bereichen zu schwach.

Das positive Gefühl, das wir erleben, wenn wir jemanden unterstützen und ihm helfen, ist zwar nicht unangenehm. Aber auch „angenehm" – obwohl nicht grundsätzlich falsch – scheint die positive Gefühlsqualität der Bestätigung, Bestärkung und Bejahung nicht vollständig zu erfassen. Und „positiv" und „negativ" sind schlicht zu nichtssagend, um die attraktive oder unattraktive, selbstevidente Qualität des Gefühls hinreichend zu bezeichnen. Die Sprache droht hier tatsächlich zu einem „Gefängnis des Denkens" zu werden, wie es der amerikanische Sprachwissenschaftler Benjamin Lee Whorf angesichts derartiger Beschränkungen ausdrückt.[56] Werden Sie daher selbst zu klugen Sprachphilosophen und Ontologen (was soviel bedeutet, wie sich über die allgemeinsten Kategorien dessen klar zu werden, was in der Welt vorkommt), um trotz dieses Mangels unserer Sprache und unserer behelfsweisen Bezeichnungen die Sache, die offensichtlich von entscheidender Bedeutung für unser Leben ist, nicht aus den Augen zu verlieren!

Die meisten Menschen, Laien wie Fachleute, haben noch nicht verstanden, dass positive und negative Gefühle in allen Erfahrungsbereichen zu finden sind und dass der entscheidende Faktor – ihr gemeinsamer Nenner – eben dieses *Angenehm- oder Unangenehmsein,* die *Lust- oder Unlustbetonung* ist. Angst ist sowenig ohne den Gefühlsaspekt des Unangenehmen vorstellbar wie körperliches Unbehagen, Ärger, Sorgen, Eifersucht oder schlechte Laune. Umgekehrt sind Freude, Verlangen,[57] Sympathie immer auch angenehm. Soweit uns Gefühle überhaupt zusetzen oder insofern wir nach ihnen streben, haben sie die Eigenschaft des Angenehm- oder Unangenehmseins.

*Erst diese Einsicht – die gedankliche Generalisierung des Gefühlsbegriffs – ermöglicht es, Desensibilisierung universell bei mentalen Problemen, z.B. auch Stimmungen, einzusetzen.*[58]

Darin steckt darüber hinaus eine tiefe philosophische Einsicht, die die Welt verändern könnte, würden wir verstehen, welche gesellschaftlichen und privaten Folgen damit verbunden sind. (Allerdings ist das für jeden einzelnen nur durch einen konsequenten und manchmal mühsamen Prozess der Analyse und des Vergleichens zu erreichen.) *Werte werden letztlich immer durch das Angenehm- und Unangenehmsein der Gefühle konstituiert.*

*Alle anderen (echten) Werte sind nur Mittel, die zu Gefühlswerten als „Endwerten" hinführen.*

Der Grund für diese Art der Konstituierung von Werten liegt darin, dass allein positive und negative Gefühle jene Qualitäten innerhalb unserer Erfahrung bilden können, die evidenten Wert zeigen und bei denen die Frage nach dem Wertvollsein nicht zum unendlichen Regress führt. So lässt sich etwa der Wert eines Antibiotikums hinterfragen: Warum sollte ich Leben retten? Was ist der Wert des Lebens? Und (falls wir darauf antworten: um die menschliche Rasse zu erhalten): Warum ist es denn ein Wert, die menschliche Rasse zu erhalten? Sie sehen, man kann diese Frage bis in alle Unendlichkeit fortsetzen, daher die Bezeichnung „unendlicher Regress"

Die positive Qualität des Gefühls offenbart dagegen ihr Wertvollsein durch das, was sie ist: Angenehmsein, Attraktivsein, Lustbetontheit usw. Genauso wie die grüne Farbe eines Blattes das Grünsein offenbart, ohne dass wir es noch weiter in Frage stellen.

Und auch die negative Qualität des Gefühls offenbart ihr Unwertsein durch das, was sie ist: Schmerz, Leiden, Unlust, Unattraktivsein, Unangenehmsein usw. Wenn man sich die Kniescheibe am Tischbein stößt, muss man nicht darüber diskutieren, warum der Schmerz ein Unwert ist. Er offenbart seine Unwertqualität unmittelbar und evident. dass er darüber hinaus auch noch ein Signal und damit ein Wert als Mittel ist, der uns meldet, dass wir unserem Körper schaden, ändert nichts an der evidenten Unwertqualität des Schmerzes.

Werden Werte also durch Gefühle konstituiert, dann verstehen wir auch, warum die Desensibilisierung negativer Gefühle ein solches „existentielles Gewicht" besitzt: Wir arbeiten damit an den eigentlichen Problemen des Lebens und nicht, wie so oft bei anderen Mentaltechniken, an Nebensächlichkeiten.

Desensibilisierung verringert darüber hinaus additiven Stress. Es deutet vieles darauf hin, dass als einer der hauptsächlich stressverursachenden Faktoren die Fluchthaltung angesehen werden muss, der – oft vergebliche – Kampf, um negativen Erfahrungen zu entgehen. Ein gutes Beispiel ist der nächtliche Kampf, unbedingt einschlafen zu wollen. Der Schlaf will nicht kommen, und wir hadern mit der Schlaflosigkeit und wälzen uns von einer Seite auf die andere. Wir haben eine starke Erwartungshaltung.

Diese Anspannung hindert uns oft daran einzuschlafen, denn sie ist dem Fallenlassen, dem absichtslosen Zulassen beim Einschlafen entgegengesetzt. Am nächsten Morgen fühlen wir uns zerschlagen und unausgeruht. Hätten wir dagegen die ganze Nacht in zulassender Haltung entspannt dagelegen (was allerdings kaum passiert, weil wir in dieser Haltung leicht einschlafen), wäre der Erholungseffekt durchaus ausreichend gewesen. Anspannung, Kampf, Widerstand, Flucht, Kritik, Hadern scheinen Stress zu verstärken.

Neutrale, zulassende Betrachtung vermindert ihn dagegen und reduziert ihn auf sein unabänderliches Maß. Da negative Gefühle bei der Desensibilisierung meist schwächer werden, verfügen wir mit dieser Technik also gleich über zwei stressverringernde Faktoren.

Desensibilisierung erzeugt außerdem tiefe Entspannung. Geben wir die Fluchthaltung auf, entspannen sich automatisch unsere Muskeln. Dies äußert sich oft in entspannendem Muskelzucken. So lösen sich tiefe Verspannung, die mit anderen Techniken nicht erreicht werden. Die Grundhaltung des Körpers wird auch im Alltag entspannter.

Ähnlich wie bei der Progressiven Muskelentspannung oder beim Autogenen Training, wo der Blick auf das Loslassen von Muskeln bzw. Körperschwere fokussiert wird, stellt sich mit dem Blick auf Gefühle durch die zulassende Haltung nach und nach automatisch und ohne besondere Absicht tiefe Entspannung ein.

Mit zunehmender Übung und geschärftem Blick auf unsere Gefühle wird es immer leichter, diese Haltung in den Alltag zu übertragen und bei aktuellen Alltagsproblemen einzusetzen. Wir schulen den „desensibilisierenden Blick“: Das ist die durch ständige Desensibilisierung verstärkte Fähigkeit, positive und negative Gefühle bei Bewertungen und Werterfahrungen isoliert zu betrachten und sich je nach Bedarf in Alltagssituationen *sekundenschnell* von Gefühlen unabhängig zu machen.

Damit sind wir besser als bisher in der Lage, uns von der – sonst oft unbewusst bleibenden – Bindung an die Steuerung des Verhaltens durch Gefühle zu lösen.

Diese Technik lässt sich auch sehr gut im Liegen ausführen. Besonders die letzte Stufe – die *Negativität des Körpers insgesamt, gegebenenfalls auch als Stimmung,* zu fühlen, also nicht nur einzelne Bereiche wie z.B. einen Druck auf der Brust oder Kopfschmerzen – eignet sich zu einem tiefgehenden Abbau von Spannungen und anderen negativen Gefühlen.

# 16 Problem-Desensibilisierung B

*Hier erfahren Sie alles für ein vertieftes Verständnis der Technik, wie sie in Kapitel 3, „Problem-Desensibilisierung“, beschrieben wird.*

Auch für die Problem-Desensibilisierung gilt: Mit dem Rüstzeug dieser mentalen Technik sind Sie hervorragend gewappnet, um aktuelle schwerste Stresssituationen und Lebenskrisen zu bewältigen.

Befangenheit, Ängstlichkeit, Angst, Widerwillen, Unbehagen, Schüchternheit, Lampenfieber usw., die uns an der Verwirklichung unserer Pläne hindern, lassen sich mit dieser Methode sehr wirksam behandeln. Auch die Impulskontrolle verbessert sich. In Alltagssituationen entwickelt sich spontan die Fähigkeit zum „desensibilisierenden Blick“.

Das heißt nun wiederum nicht, dass Ihnen solche Situationen nicht mehr emotional zusetzen. Sie sind allerdings in der Lage, einen klareren Kopf zu behalten und langfristige negative Auswirkungen abzufangen.

Bei den Übungen sollte immer zwischen dem sachlichen Gehalt der Situation und dem unangenehmen Gefühlsaspekt, dem „Gefühlslicht“, unterschieden werden, in dem sich die Situation zeigt. Entscheidend ist ferner unsere entspannte, neutrale Haltung dem negativen Gefühl gegenüber.

Deshalb wird der Problem-Desensibilisierung wie in der Verhaltenstherapie von Phobien eine stark wirkende Entspannungstechnik vorgeschaltet. Auf diese Vorbereitung darf erst verzichtet werden, wenn die schnelle willentliche Umschaltung in die Entspannung zur zweiten Natur geworden ist.

Allerdings ersetzt das zulassende, neutrale Wahrnehmen negativer und positiver Gefühle bereits bis zu gewissen Graden die vorgeschaltete Entspannungstechnik, vorausgesetzt, der allgemeine Charakter des Gefühls als Unangenehm- und Angenehmsein ist genügend gut verstanden, d.h. der Begriff intellektuell als solcher generalisiert. Zulassende Haltung gegenüber Gefühlen, aufrichtig eingenommen, impliziert bereits tiefe Entspannung, denn echtes Zulassen ist Entspannung.

Auch in dieser Übung gilt: Bei der Desensibilisierung sollte jeder für sich selbst die Grenze finden, welche unangenehmen Gefühle noch angenommen werden können.

Besonders am Anfang ist Vorsicht geboten, damit wir uns durch die Konfrontation mit negativen Gefühlen nicht überfordern. Vermeiden Sie Erschöpfung und zusätzlichen Stress! Schätzen Sie selbst ein, wie viel Sie sich zumuten können.

Das Verfahren gleicht der Desensibilisierung von Phobien in der Verhaltenstherapie. Allerdings wird bei der Problem-Desensibilisierung keine sogenannte „Angsthierarchie" aufgestellt. Das ist eine vom Therapeuten nach Stärke der Angst ermittelte, abgestufte Folge von Situationen, bei der der Patient zunächst mit kleineren Angsteindrücken konfrontiert wird, um sich daran zu gewöhnen, und dann erst stärkere Ängste in Angriff nimmt.

Bei der Problem-Desensibilisierung kann in der Regel auf eine Angsthierarchie verzichtet werden, weil wir in der Selbstbehandlung weniger affektive Probleme wählen wie Lampenfieber, Eifersucht, Ängstlichkeit, Minderwertigkeitsgefühle, Versagensangst – also keine echten Phobien.

► *Konsultieren Sie einen Verhaltenstherapeuten, um eine Angsthierarchie aufzustellen, falls Ihnen eine Phobie oder ein Problem zu mächtig erscheint und Sie Ihre Angst nicht in entspannter Haltung wahrnehmen können.*

Die Technik selbst ist nicht gefährlich und hat keine schädlichen Folgen. Durch Panik oder mangelndes Verständnis können sich negative Emotionen bei schwersten Phobien aber zeitweilig verstärken. Ihr Therapeut wird Sie systematisch mit der Technik vertraut machen und Sie Schritt für Schritt immer stärkeren Dosen der angstauslösenden Situation aussetzen, bis Ihr Problem verlernt ist. Eine Variante dieser Technik ist die Reizüberflutung, die wegen ihrer starken Gefühlseffekte nur mit einem Therapeuten praktiziert werden sollte.

Das Prinzip der Desensibilisierung auch auf Körpergefühle und auf seelische Probleme auszuweiten, die nicht bereits starke Phobien oder Schuldgefühle darstellen, hätte eigentlich seit der Entdeckung des südafrikanischen Psychiaters und Psychotherapeuten Joseph Wolpe (geb. 1915) längst Eingang in die Selbstbehandlung, Selbstmotivierung und Leistungssteigerung finden können.

Besonders bedauernswert ist dieses Versäumnis bei der Desensibilisierung positiver Gefühle: Diäten, Drogenprobleme, unerwünschte Wertfixierungen aller Art lassen sich mit der Desensibilisierung positiver Gefühlsauszeichnungen sehr wirksam unterstützen.

Sie können jedoch kaum darauf hoffen, dass ein Therapeut Sie an diese Möglichkeiten heranführt, die gerade bei Suchtverhalten, existentiellen Sinnkonflikten und neurotischem Perfektionismus – der sogenannten „Muss-Haltung" – von größter Wichtigkeit und Wirksamkeit wären.

Wolpe (1958), Lazarus und andere Psychologen hatten erkannt, dass ein Angstreiz dann abnimmt, wenn er in der Vorstellung zunächst in kleinen, dann immer größeren Dosen vergegenwärtigt wird und der Übende sich dabei systematisch stark entspannt.

Dazu lernt man zunächst eine Entspannungstechnik wie das Autogene Training nach J. H. Schultz oder Progressive Muskelentspannung nach E. Jacobson. Die Angstreduktion wird ohne weitere Schwierigkeiten in den Alltag übernommen. Genauer die Ursachen der Angst zu kennen ist dazu gewöhnlich nicht nötig, es sei denn, es werden Ersatzsymptome beobachtet.

*Desensibilisierung (fachsprachlich auch: „Desensitivierung" oder „Gegenkonditionierung") führt zu dauerhafter Befreiung von Angst.*

Dabei ist es entscheidend, wie wir negative Gefühle innerhalb der Desensibilisierung *interpretieren.* Glauben wir solche Gefühle durch den Prozess der Gefühlsbetrachtung erst zu erzeugen, halten wir die Konfrontation mit ihnen für schädlich, dann drohen sich die Symptome zu fixieren und zu verstärken.

Fassen wir sie dagegen als Lösung, Katharsis und Gelegenheit zum Umlernen auf, findet eine positive Bewusstseinsveränderung statt. Wie so oft sind wir auch hier wieder Opfer oder Nutznießer unserer Gedanken. Denken wir das Falsche, dann schaden wir uns und berauben uns der Möglichkeiten größerer innerer Freiheit.

Der Desensibilisierungsprozess selbst findet automatisch, auch ohne unser Wissen und Zutun, statt, sobald die Voraussetzungen dafür gegeben sind. Wir müssen nicht daran glauben (wir sollten allerdings auch nichts Falsches glauben). Insofern handelt es sich um einen mechanischen Prozess.

## Tiefe Entspannung und Auftreten von Angst sind unvereinbar. [59]

Das Nervensystem „radiert" die Angstreaktion nach einiger Übung aus seinem aktuellen Repertoire aus. Und Entsprechendes gilt auch bei anderen negativen Gefühlsauszeichnungen.

Eine wesentliche Erweiterung und Verbesserung des Umgangs mit belastenden Gefühlen wie z.B. Ängsten wurde jedoch – wie weiter oben bereits erwähnt – erst durch Analysen innerhalb der Psychologie der Emotionalen Intelligenz entdeckt:

Anstatt die Angstwahrnehmung z.B. bei Phobien mit einer Entspannungsreaktion zu koppeln, wird die emotionale Reaktion viel schneller und nachhaltiger verlernt, wenn wir stattdessen auf das Unangenehmsein des Fühlens fokussieren („Aversio Fokussierung". Vergl. dazu Peter Schmidt: *Mythos Emotionale Intelligenz.* 2010. *Scanning. Neue Mentaltechniken gegen emotionalen Stress.* 2006).

Zusätzlich kann dabei auch problemlos mit Entspannungsreaktion mit eingesetzt werden, z.B. innerhalb eines Wechsels der Aufmerksamkeit.

Da wir negative Gefühle bei der Desensibilisierung nicht nur zulassen, sondern absichtlich in den Blick bringen und „ausfühlen", ist diese mentale Technik in gewissen Grenzen der Struktur nach mit der aus der Psychotherapie bekannten „paradoxen Intention" (nach V. E. Frankl) verwandt:

*Wird eine Angst willentlich angestrebt, dann verliert sie durch die Aufhebung der instinktiven Flucht- und Vermeidungstendenz ihre emotionale Dynamik.*

Bei der Desensibilisierung tritt eine Schwierigkeit auf, vor der auch erfahrene Übende nicht gewappnet sind:

Wir bemerken oft unsere negativen Gefühle nicht. Ein bestimmter Gedanke, eine Vorstellung, Erinnerung usw. wird uns zwar inhaltlich, seiner Bedeutung nach, bewusst, aber nicht formal gesehen, als Gedanke. Wir wissen dann nicht, dass wir denken, oder wir wissen es nur sehr vage.

Bei Einführungen in Mentaltechniken ist deshalb eine typische Frage des Trainers: „Hatten Sie während der Übung Gedanken?“

Viele Übende verneinen das, sie sind sich ihrer Gedanken nicht bewusst geworden. Bemerken wir aber nicht, dass wir denken, dann wird uns in aller Regel auch nicht klar, dass unsere Gedanken, und hier vor allem unsere Probleme, positive oder negative Gefühlsauszeichnungen haben.

Sehr oft sind uns zwar bestimmte Gefühlsauszeichnungen von Gedanken bewusst, andere dagegen aber nicht, obwohl sie ganz nahezuliegen scheinen. Wir sind dann oft überrascht und haben ein Aha-Erlebnis, wenn sie uns plötzlich in den Blick geraten.

Typisch ist auch, wie schon in Kapitel 3 erwähnt, eine „Gefühlsverwandlung“ bzw. „Symptomverschiebung“: Das zum Gedanken gehörende negative Gefühl klingt vermeintlich ab, wenn es in neutraler Weise betrachtet wird. Doch in Wirklichkeit verlagert es nur seinen Ort und wird z.B. körperlich. Vielleicht spüren wir dann ein gespanntes Gefühl im Mundbereich oder einen Schmerz auf der Brust.

Die Kunst der Desensibilisierung besteht nun gerade darin, sich auch solcher Gefühle bewusst zu werden. Dies geschieht einfach durch methodisches Suchen und das Wissen um derartige Probleme. Mit zunehmender Übung fällt es immer leichter, sich seiner subtilen oder vorbewussten Gefühle bewusst zu werden.

- Sollten Sie noch Schwierigkeiten haben, die subtilen negativen Gefühle an Gedanken und Vorstellungen zu identifizieren, dann hilft eine kleine Zusatzübung, wie sie am Ende dieses Kapitels beschrieben wird.

Desensibilisierung führt keineswegs dazu – und sollte auch nicht so missverstanden werden –, dass wir unsere Aktivitäten nun bevorzugt nach innen verlegen. Desensibilisierung macht nicht introvertiert oder „autistisch" – und übrigens auch nicht hypochondrisch, phlegmatisch, egoistisch oder hedonistisch, als würden wir uns nur noch um uns selbst kümmern.[60]

Ein Problem, das sachlich bewältigt werden kann, bedarf keiner mentalen Beeinflussung – darauf wurde schon mehrfach hingewiesen. Ein Problem, das sachlich schwer zu bereinigen oder nur durch Flucht zu umgehen ist, lässt sich auf diesem Wege dagegen sehr oft lindern oder beseitigen.

Sie werden selbstverständlich auch weiterhin Ihr Dach abdichten, wenn es durchregnet, oder die Feuerwehr benachrichtigen, falls es brennt, und nicht versuchen, sich durch Desensibilisierung unempfindlich gegen die unangenehmen Gefühle der Nässe und Kälte oder den Verlust Ihres Hauses zu machen. Dazu bedarf es also keiner weiteren Hinweise.

Kritik solcher Art an mentalen Techniken hat eine lange Tradition. Beliebt ist das Argument, man weiche durch den Gang nach innen der notwendigen Auseinandersetzung mit anderen Menschen aus und verliere seine Fähigkeit zur Kommunikation. Tatsächlich ist eher das Gegenteil der Fall: Angst, Befangenheit, Ängstlichkeit, Verstimmungen, Affekte, Beleidigtsein oder Eifersucht beeinträchtigen unsere Fähigkeit zu produktiver Kommunikation. Ein Mensch, der seelisch nicht intakt ist, verschließt sich und neigt zu Zynismus, Aggressivität, Misstrauen, Rückzug oder Aufdringlichkeit und Intoleranz. Er sucht die Bestätigung und Befriedigung, die er bei sich selbst nicht findet, bei anderen oder in der Kritik an anderen.

Gelockert wird, weil die Desensibilisierung einzelner Probleme nun leicht zu einer nachahmenden Haltung bei Problemen *allgemein* führt, das, was man im Yoga oder Zen das „Diktat des Ichs" oder „Egos" nennt. Wir treten einen Moment lang aus der zu starken Verhaftung an unsere Wünsche – an den unbedingten und oft maßlosen Willen, haben zu wollen.

Erich Fromm würde es die Gier nach Leben nennen, wäre dieser Ausdruck nicht zu abwertend angesichts der Tatsache, dass Werterfahrungen den Sinn des Lebens ausmachen.

Worin unterscheiden sich die hier vorgestellten Mentaltechniken von konventionellen Ratgebern?

Betrachten wir dazu ein populäres Beispiel: Dale Carnegie gibt in seinem berühmten Buch *Sorge dich nicht – lebe!* in dem Kapitel „Eine Zauberformel, mit der man Angstsituationen überwinden kann“[61] folgende Ratschläge:

Analyse der Angstsituation mit ihren schlimmstmöglichen Folgen. Man findet sich notfalls mit den schlimmstmöglichen Folgen ab. Einsatz aller Mittel, um das Schlimmste abzuwenden, mit dem man sich bereits abgefunden hat.

Diese Ratschläge sind nicht falsch, sondern von Fall zu Fall durchaus nützlich. Die Schritte 1 und 2 entsprechen in unserer Technik der Betrachtung der Angst, allerdings ohne die wichtige Unterscheidung zwischen objektiver Situation und Emotion. Ein Unterschied liegt auch darin, dass wir uns im Notfall nicht sofort mit der Angst abfinden müssen, sondern sie zunächst einmal lediglich *aktuell* zulassen.

Schritt 3 ist nur praktikabel, wenn sich tatsächlich sachliche Möglichkeiten bieten, ein Problem zu lösen. Das ist manchmal der Fall und manchmal nicht. In Carnegies Beispiel gelingt es dem Protagonisten, durch Schritt 1 und 2 von seiner „Angstlähmung“ abzusehen. Dadurch gewinnt er Kraft und wendet sich der sachlichen Lösung des Problems zu, die darin besteht, in seine Firma mehr Geld zu investieren, um eine fehlerhafte Technik zu verbessern.

Was aber, wenn es sich nicht um ein sachlich, sondern nur mental zu lösendes Problem handelt?

Die Problem-Desensibilisierung hat hier den technisch unschätzbaren Vorzug, ihren Finger genau auf jene mentale Schaltstelle zu legen, die uns lähmt: das negative Gefühl. Dieses wird kognitiv und meditativ als eigentlicher „Störenfried“ identifiziert. Die Problem-Desensibilisierung versetzt uns damit, anders als Carnegies Regeln, in die Lage, auch Probleme zu lösen, die sachlich nicht lösbar sind. Bei sachlich lösbaren Problemen dagegen verschaffen wir uns gezielt emotionalen Freiraum, wenn wir zusätzlich desensibilisieren. Unser Handeln wird autonomer. Dass wir autonomer werden, dass wir, wenn wir es so ausdrücken wollen, unser „autonomes Ich" fördern, liegt an der Lösung und Distanzierung von sonst unfrei machenden Gefühlen.

Und dies gilt, wie schon bemerkt, nicht nur für Ängste, sondern für alle Arten von negativen und positiven Gefühlen. In der Eigenbehandlung wenden wir die Desensibilisierung also auch auf Alltagsprobleme und Marotten an.

Dass diese Möglichkeit in anderen Ratgebern keine Rolle spielt, ist wohl vor allem auf die erwähnte fehlende Generalisierung des Gefühlsbegriffs zurückzuführen. Man hat noch nicht erkannt, dass sich die negativen und positiven Gefühle der Befangenheit, des Beleidigtseins, der Eifersucht, der Verstimmung, des Minderwertigkeitsgefühls, der Sucht, der Habgier usw. genauso mit der Desensibilisierung behandeln lassen wie Phobien.

Es handelt sich immer um den gleichen Faktor. Wir sehen hier wieder: Unangenehmsein und Angenehmsein der Gefühle sind tatsächlich so etwas wie unser „mentales Hauptprinzip".

Haben wir dieses Hauptprinzip erst in vollem Umfang erkannt – was zugegeben keine ganz leichte intellektuelle Aufgabe ist –, dann können wir in den verschiedenen mentalen Techniken, aber auch im Alltag damit arbeiten: Desensibilisierung, Gedankensetzen, Ja-Nein-Technik und Focusing profitieren von der Kenntnis dieses Hauptprinzips.

Die der Problem-Desensibilisierung vorgeschaltete Entspannungsübung kann dabei nach und nach den Blick schärfen für die feineren Gefühle, um die es geht. Hierfür ist die Wortklangmeditation besonders geeignet.

Sollten Sie noch Schwierigkeiten haben, die subtilen negativen Gefühle an Gedanken und Vorstellungen zu identifizieren, dann hilft folgende Zusatzübung:

## Regeln

Richten Sie Ihre Aufmerksamkeit, wie in den Regeln der Wortklangmeditation beschrieben, in unkonzentrativer, leichter Weise auf das Mantra.

Betrachten Sie weniger den Klang als solchen, seine Lauteigenschaften, als sein Angenehm- oder Unangenehmsein im Moment der Wiederholung. Der Wortklang, bzw. sein Umfeld, zeigt sich praktisch nie gefühlsneutral. Ist es angenehm, dann gelangen Sie auch leicht in feinere, ruhevolle, entspannte, angenehme Bewusstseinsbereiche. Ist der Wortklang jedoch unangenehm, dann erlahmt Ihre Aufmerksamkeit nach einiger Zeit, und Sie werden von Vorstellungen und Gedanken abgelenkt.[62]

Da der Wortklang im Unterschied zu spontanen Gedanken und Vorstellungen leicht willkürlich zu reproduzieren ist, haben Sie eine bessere Möglichkeit des Vergleichs. Ist das unangenehme oder angenehme Gefühl – die „Gefühlsaura“, die emotionale Einfärbung – nicht sofort identifizierbar, dann richten Sie Ihre Aufmerksamkeit auf die subtilen Unterschiede. Der Wortklang ändert seine Gefühlsauszeichnung! Erinnern Sie sich an die vorausgegangenen Erscheinungsweisen. Verdeutlichen Sie sich an den Unterschieden das Phänomen der emotionalen Einfärbung. Vergleichen Sie diese Gefühlsaura mit der Gefühlsaura beliebiger anderer Gedanken und Vorstellungen. Vergleichen Sie die Gefühlsaura des Wortklangs mit Ihren Körpergefühlen! Ist Ihr Körpergefühl angenehm oder unangenehm?

Manchmal verschiebt sich die positive oder negative Gefühlsauszeichnung des Wortklangs und wird körperlich. Vielleicht fühlen Sie seine Gefühlsauszeichnung dann im Mundbereich. Oder das Gefühl separiert sich stark und wird zu einem deutlichen Körpergefühl in der Brust oder im Oberbauch.

• Mit dieser Übung werden Ihnen die Gefühlsauszeichnungen Ihrer Erfahrungen nach und nach immer deutlicher.

# 17 Problem-Desensibilisierung am Beispiel einer Beziehungskrise

Emotionale Probleme können sehr vielgestaltig sein. Im Folgenden soll an einer Beziehungskrise gezeigt werden, wie erleichternd und befreiend Problem-Desensibilisierung wirken kann und wie einfach sie anzuwenden ist.

Stellen Sie sich dazu nach der vorgeschalteten Entspannungsphase vor, Ihr Partner habe Sie endgültig verlassen. Stellen Sie sich außerdem vor, Sie leiden unter starkem Trennungsschmerz. Dieser Schmerz stellt das eigentliche emotionale Problem dar. Sie wissen, welche Folgen Ihre Trennung hat. Sie haben Ihren intimen Gegenpart, Ihren vertrauten Gesprächspartner verloren. Sie haben keinen Sex mehr miteinander. Sie werden nie mehr miteinander verreisen. Vielleicht werden Sie nicht einmal mehr miteinander reden ...

Gehen Sie nun, um den emotionalen Konflikt zu mildern, wie mit einer Suchsonde alle Aspekte Ihres früheren Zusammenseins durch – als streiften Sie durch die „Landschaft Ihrer Beziehung". Suchen Sie dabei nach jenen Bildern Ihres Partners, die Ihnen besonders attraktiv erscheinen. Das mag eine Situation, ein Verhalten, ein Charakterzug, eine Äußerlichkeit sein – vielleicht ein Lachen.

Fühlen Sie diese Attraktivität in der Haltung des zulassenden Zeugen aus, wie Sie es gelernt haben. Wandern Sie so lange weiter, bis Sie den Eindruck haben, Ihren Partner erschöpfend in allen positiven Gefühlsbildern wahrgenommen zu haben.

Verfahren Sie nun ebenso in einer zweiten Phase. Stellen Sie sich wieder nacheinander alle Aspekte oder Bilder Ihres Partners vor, diesmal jedoch, insofern sie negativ sind. Fühlen Sie die negative Gefühlstönung dieser Bilder gründlich in der Haltung des neutralen, zulassenden Zeugen aus.

Suchen Sie nicht nach Erklärungen. Vermeiden Sie verbale Werturteile (es sei denn, sie kämen Ihnen spontan in den Sinn). Ziehen Sie keine Schlüsse. Es geht nicht darum, zu irgendeiner intellektuellen Folgerung zu gelangen. Sie müssen sich nichts vornehmen. Sie müssen nichts glauben. Fühlen Sie lediglich, was zu fühlen ist. Berücksichtigen Sie vor allem auch den Punkt, wie es sich bei verschiedenen in der Vorstellung vorweggenommenen Alltagssituationen anfühlt, dass der andere nicht mehr da ist. Fühlen Sie Ihre Einsamkeit. Justieren Sie Ihre Aufmerksamkeit genau auf jenes Moment, das unangenehm ist!

Wandern Sie auch diesmal so lange durch die Landschaft Ihrer Gefühlseindrücke, bis Sie keine negativen Bilder des anderen oder Ihrer Zukunft ohne ihn mehr finden, die Sie „ausfühlen" könnten.

Wiederholen Sie den Vorgang gegebenenfalls zwei- bis dreimal. Wiederholen Sie diese Übung bei Bedarf an mehreren aufeinanderfolgenden Tagen.

*Was können Sie erwarten? Sie werden mit großer Wahrscheinlichkeit deutliche Erleichterung empfinden. Ihr Trennungsschmerz lässt nach. Sie fühlen sich freier und leichter. Sie sind auf dem besten Wege, Ihre emotionale Krise zu überwinden.*

Intellektuell kann das dagegen durchaus bedeuten, dass Sie die Trennung immer noch bedauern und ganz klar die Nachteile durch den Verlust des Partners sehen. Sie erfassen einen bestimmten Unwert *gedanklich*, intellektuell. Aber die Krise hat ihren Leidenscharakter verloren, sie ist nicht mehr *emotional.*

# 18 Gedankensetzen B

*In Kapitel B erhalten Sie Zusatzinformationen, Tipps und Hintergrundwissen zur Technik, wie sie in Kapitel 4, „Gedankensetzen", beschrieben wird.*

Ein wichtiger Punkt, den man beim Gedankensetzen, aber auch bei den anderen Techniken berücksichtigen sollte, ist die Skepsis. Versuchen Sie nicht, Ihre Skepsis zu unterdrücken. Lassen Sie skeptische Gefühle zu.

Bewerten und kritisieren Sie auch hier wieder nicht. Spontane Skepsis ist kein Fehler! Ihr Umgang mit der Skepsis ist entscheidend. Taucht beim Gedankensetzen ein skeptisches Gefühl auf, dann nehmen Sie es in neutraler Haltung wahr. Klammern Sie seinen Wahrheitsgehalt aus, setzen Sie ihn in Parenthese. Wenn Sie sich leicht von Ihrer Skepsis abwenden können: in Ordnung! Wenn nicht: Verzichten Sie darauf, Ihren Willen einzusetzen.

Ob ein skeptisches Gefühl auftaucht, können Sie nicht immer beeinflussen, wohl aber Ihren Umgang damit: Sie können die Urteilsbildung aufschieben und einfach abwarten. Dies ist eine der erwähnten Feinheiten der Technik, die zu wesentlich besseren Erfolgen führt als etwa die konzentrative Formelbildung im Autogenen Training. Vertreter des Autogenen Trainings wie auch sein Schöpfer J. H. Schultz empfehlen „geistig möglichst lebhaft" vorgestellte Formeln oder eine Haltung des „So-tun-als-ob" (Hannes Lindemann).[63]

Dies bedeutet aber, sich unnötig anzuspannen[64] und sich etwas vorzumachen, sich selbst zu täuschen. Damit die Technik des Gedankensetzens wirkt, ist es weder nötig, sich zu konzentrieren noch zu schauspielern. Anspannung ermüdet, und „So-tun-als-ob" wird vom eigenen inneren kritischen Beobachter abgelehnt.

Weiter verstärkt – und das ist manchmal im Tohuwabohu des Alltags sogar unerlässlich – wird die Technik des Gedankensetzens durch eine vorgeschaltete Entspannungstechnik. Verfügen Sie bereits über eine wirksame Entspannungsmethode, dann bleiben Sie dabei. Denjenigen, die noch keine Erfahrung mit solchen Techniken haben oder die sich nicht sicher sind, empfehlen wir die Wortklangmeditation, weil sie schnell ohne Anstrengung und Konzentration zu tiefer Entspannung führt.

Wortklangmeditation ist leicht zu erlernen. Anders als etwa beim Autogenen Training benötigen Sie nicht viele Sitzungen, um Übungen wie „Schwere“ und „Wärme“ zu beherrschen. Achten Sie darauf, falls Sie Wortklangmeditation lernen, dass Ihnen nicht ungewollt ein fremdes Weltbild oktroyiert wird.[65] Diese Technik wirkt auch ohne religiösen Glauben und weltanschauliche Suggestionen.

Wortklangmeditation bewirkt u.a. Selbstzentrierung: Wir sind ausgerichtet auf die eigene Mitte, ohne von zu starken Vorstellungen abgelenkt zu werden. Jeder kennt den Zustand der „Selbstvergessenheit“. Dann haben wir uns selbst so weit „verloren“, dass wir vollständig von Gedanken und Gefühlen überflutet werden.

Selbstzentrierung bedeutet nun nicht etwa, keine Gedanken mehr zu haben oder haben zu wollen. Sondern das Wissen von uns selbst ist in der Ausrichtung der Aufmerksamkeit auf andere Objekte mit gegenwärtig, sei es nun intermittierend oder mehr oder weniger kontinuierlich.

Im Zustand der Selbstzentrierung, der sich oft auch spontan im Alltag einstellt, sind wir wach und zugleich entspannt. Die Aufmerksamkeit hat kein besonderes Ziel mehr. Oder aber das Ziel wird – wie bei der Wiederholung eines Wortklangs – auf zulassende, leichte Weise intendiert.

Im Yoga wird dieser Bewusstseinszustand, wie bereits erwähnt, „Ritam“ genannt, was soviel bedeutet wie „das Bewusstsein, das Gedanken denkt“ (oder auch das Wissen um die „Grundordnung“ des Universums). Das Autogene Training spricht von „Umschaltung“, die Transzendentale Meditation von (eher esoterischem) „Transzendieren“.

Vorgeschaltete Entspannungsmeditation verstärkt alle Mentaltechniken. Dies ist bereits aus dem Yoga und dem Autogenen Training bekannt. Bei Problemen, in denen ein Problemgefühl (die negative Gefühlsauszeichnung) vergegenwärtigt werden soll – wie z.B. im Focusing –, werden Sie jedoch oft finden, dass das negative Gefühl durch die aktuelle Wortklangmeditation einen Teil seiner negativen Kraft eingebüßt hat.

Dann erscheint Ihnen das Problem plötzlich weniger bedrängend, wenn nicht sogar bedeutungslos. Dies liegt daran, dass auch die Wortklangmeditation durch ihre zulassende Grundhaltung bereits desensibilisiert und entautomatisiert und dass ein Teil des Stresses, den das Problem durch seine negativen Gefühle darstellt, abgebaut wurde.

Die Erfahrung, dass das Problem seine Kraft verloren hat, ist durchaus wünschenswert. Die Psychologie der Emotionalen Intelligenz glorifiziert niemals negative Gefühle. Negative Gefühle sind kein Selbstzweck, sondern allenfalls Mittel zum Zweck (dieser Zweck besteht immer darin, am Ende negative Erfahrungen durch positive Erfahrungen zu ersetzen oder positive Erfahrungen zu vermehren).

Wir lernen so, dass Problem und Problemgefühl nicht notwendig zusammengehören. Und diese Beobachtung ist bereits der Beginn eines automatischen Verlernprozesses wie in der Verhaltenstherapie.

Bei weiteren Stressbelastungen kann das Gefühl jedoch wieder aktiv werden. Es ist daher sinnvoll, das Problem weiter zu bearbeiten.

Beim Gedankensetzen genügt es allerdings, sich das Problem intellektuell zu vergegenwärtigen, indem Sie einfach seine Bedeutung erfassen und von den negativen Gefühlen, die es sonst zeigt, absehen.

Leiden Sie beispielsweise, wie in Kapitel 4, „Gedankensetzen" erwähnt, an Lampenfieber, dann brauchen Sie Ihre Aufmerksamkeit – anders als bei der Desensibilisierung – nicht auf den Gefühlsaspekt des Problems zu richten. Schwerste Phobien eignen sich ohnehin nicht gut für diese Methode, weil Gefühle so bedrängend werden können, dass sie den Prozess des Gedankensetzens stören.[66]

Sie bilden lediglich eine kurze, einprägsame Formel, in diesem Fall positiv formuliert, z.B.: „Vollkommen frei." Oder: „Vor Menschen immer entspannt."

Bei Zwangsgedanken könnte die Formel lauten: „Gedanken gleichgültig." Oder auch: „Jeder Mensch darf sich gelegentlich verrückte Gedanken erlauben."

Bei Eifersucht, mehr oder weniger positiv formuliert: „Kein zu starkes Anhaften am anderen.“ Oder: „Konkurrenzgefühle gleichgültig.“ Oder auch: „Mein Partner ist frei.“

Bei Impulsivität: „Achtsamkeit auf Gefühle.“

Bei Verstimmungen: „Gutgelaunt und frei“. Oder: „Wunderbar frei und leicht.“

Bei Minderwertigkeitsgefühlen: „Eigenwert“. Oder auch, skeptischer, kritischer: „Gibt es objektive und allgemeingültige Maßstäbe für die Bewertung von Menschen?“

Hier sei noch einmal nachdrücklich wiederholt: Versuchen Sie nicht, Formeln dadurch zu realisieren, dass Sie Ihren festen Willen einsetzen. Fester Wille geht fast immer mit innerer Anspannung einher und erzeugt oft unbewusst bleibende Widerstände. Sie verstärken dabei die falsche Haltung, dass man, um einen Gedanken zu realisieren, angestrengt arbeiten müsse. Das wirkt eher demotivierend.

Wenn Sie auf natürliche Weise glauben oder überzeugt sind, dass sich solche Formeln realisieren, ist dagegen nichts einzuwenden. Explizit daran zu glauben ist jedoch keine unabdingbare Voraussetzung für die Wirksamkeit des Gedankensetzens.

Im Übrigen scheint die Leichtigkeit der Anwendung proportional zum Erfolg zu sein. Konzentration und Anstrengung sind dagegen kontraproduktiv. Schweift Ihre Aufmerksamkeit ab, so kehren Sie auf leichte Weise zur Formel zurück.

Vergegenwärtigen Sie sich einmal grundsätzlich, wie schon in den Regeln der Wortklangmeditation beschrieben (Kapitel 9, „Entspannung als Grundlage mentaler Techniken“), auf welch mühelose Weise sich gewöhnlich Gedanken einstellen, nach denen Sie nicht gesucht haben. Versuchen Sie, Ihre Formel in derselben unangestrengten Weise zu wiederholen. Sollte es jedoch nicht ohne Anspannung gelingen, dann lassen Sie sich die Formel wie beim Wortklang ihre Form selbst suchen.

Zur Bildung der Formeln ist anzumerken: Negativ formulierte Formeln wirken auch, bringen aber manchmal unnötig einen emotionalen Widerschein des Negativen mit sich, der die Wirkung beeinträchtigen könnte, d.h. des die Vorstellung begleitenden unangenehmen Gefühls.

Diese Einschränkung gilt allerdings eher für Anfänger. Wenn Sie bereits genügend Innensicht entwickelt haben, um Ihre subtilen negativen und positiven Gefühle an Gedanken, Vorstellungen und realen Wahrnehmungen zu identifizieren, wenn Sie sich also der Gefühlsbrille hinreichend bewusst sind, durch die Sie die Welt betrachten, dann ist es möglich und sogar nützlich, sich beim Widerschein des negativen Gefühls zu desensibilisieren, wie in den Kapiteln 2, „Körper-Desensibilisierung“, und 3 „Problem-Desensibilisierung“, beschrieben. Der Effekt verdoppelt sich damit. Wir schlagen zwei Fliegen mit einer Klappe, indem wir in einem Arbeitsgang zwei hochwirksame Mentaltechniken einsetzen.

Sollten Sie sich bei der Formelbildung ständig unsicher fühlen, dann wählen Sie lieber die Technik „Allgemeine Formeln des Gedankensetzens“. Nicht allen Übenden fällt es leicht, geeignete Formeln zu bilden, und man kann oft darauf verzichten, wenn man allgemeine Formeln einsetzt.

## ·ine Formeln des Gedankensetzens B

*·lten Sie nützliche Zusatzinformationen zur Technik, wie ... Kapitel 5, „Allgemeine Formeln des Gedankensetzens", eingeübt wird.*

Anstelle von „Loslassen" können Sie auch „Abwenden" benutzen. „Abwenden" ist eine besonders nützliche Formel, wenn wir uns von negativen Gedanken bedrängt fühlen.

„Auflösen" ist eine weitere allgemeine Formel, die sich dann eignet, wenn es sich um ein Problem handelt, das wir zum Verschwinden bringen wollen. Zum Beispiel einen Schmerz, ein Schuldgefühl oder eine Zwangsvorstellung.

Es sei noch einmal herausgestellt, dass es wichtig ist, wie Sie mit eventuellen skeptischen Gedanken und Gefühlen während der Wiederholung der Formel umgehen. Solche Gefühle können sehr subtil sein. Viele Menschen werden sich ihrer gar nicht bewusst. Sie *haben* Gefühle, *erleben* sie auch, können sie aber nicht *benennen.*

Focusing ist eine Mentaltechnik, die genau auf diesen Bereich abzielt! Üben Sie gegebenenfalls, solche subtilen Gefühle durch die Technik des Focusing zu entdecken (Kapitel 8, „Focusing").

Lassen Sie ein etwaiges Gefühl der Skepsis als das stehen, was es ist. Verhalten Sie sich, wie schon ausgeführt, als bloß zulassender Beobachter. Legen Sie den „Urteilsgehalt" der Skepsis – also Ihr Urteil für wahr zu halten – auf Eis.

Es ist auch möglich, dass beim Gedankensetzen statt Skepsis ein negatives körperliches Gefühl erlebt wird, ein Schmerz oder unangenehmer Druck. Dies scheint vor allem dann vorzukommen, wenn eine unbemerkte Zielvorstellung oder Erwartungshaltung besteht und man zu stark anhaftet.

Sehen Sie sich lediglich als zulassender Betrachter, wenn Sie Ihre Formel „auf die Reise schicken". Fassen Sie Ihre Absicht als Wunsch auf, der erfüllt werden kann oder auch nicht.

Wenden Sie die Technik der Desensibilisierung („Körperfühlen") an, wenn ein Schmerz zu bedrängend und hartnäckig ist.

In Kapitel 5, „Allgemeine Formeln des Gedankensetzens", wurde wie in Kapitel 4, „Gedankensetzen", empfohlen, jeweils nur eine Formel pro Sitzung anzuwenden, weil das Resultat sonst leicht verwässert wird. Die Regel, nur eine Formel je Sitzung anzuwenden, gilt auch für Probleme.

Wenn Sie versuchen, verschiedene Probleme in einem Arbeitsgang zu bearbeiten, wird das Ergebnis beeinträchtigt. Die innere Veränderung ist dann nicht so klar und deutlich. Greifen Sie daher nur jeweils ein Problem heraus. Bearbeiten Sie Ihre Probleme der Reihe nach, jedes Problem in mindestens drei bis fünf Sitzungen. Je öfter Sie üben, desto mehr kann sich Ihr Bewusstsein auf die neue Haltung einstellen.

**Für Experten**

Mit etwas mehr Übung, vielleicht erst nach Wochen und Monaten, wird es Ihnen möglicherweise sogar gelingen, sich innerlich von Problemen einfach abzuwenden, *ohne* dafür eine *verbale Formel* wie „Loslassen" oder „Abwenden" zu benutzen.

Dann verfügen Sie mehr und mehr über die Fähigkeit – ähnlich wie beim desensibilisierenden Blick –, innerhalb der Alltagsaktivitäten, ja sogar im Stress mit einer blitzschnellen inneren Wendung oder *Entscheidung* positive Gedanken zu setzen, z.B. sich von einer Bewertung oder Krankheit abzuwenden oder sich zu motivieren.

Das ist möglich, weil wir überwiegend nonverbal denken. Dieser Sachverhalt ist in der Psychologie seit langem bekannt. Für den Laien stellt er allerdings oft eine unüberwindliche Verständnisbarriere dar. Wenn man nicht in der Sprache denkt, worin dann? Die Antwort ist meist eine Verlegenheitslösung: Vielleicht in Bildern? Tatsächlich denken wir *auch* in Bildern. Aber wir sind ebenso gut in der Lage, nonverbal ohne Bilder zu denken, und dies gilt auch für unanschauliche, abstrakte Gedanken.[67]

Der „Träger" solcher unanschaulichen Gedanken ist zugegebenermaßen mysteriös. Es gibt aber seriöse Hinweise darauf, dass manche Menschen (vielleicht würden wir sie als Naturbegabungen bezeichnen) die Form ihrer Gedanken direkt anschauen können. Das scheint allerdings auch

Übungssache zu sein und vom jeweiligen Zustand unseres Nervensystems abzuhängen, von unserer Ruhe und Ausgeglichenheit.

Mit diesen Hinweisen ist Ihnen am Anfang allerdings wenig gedient! Behalten Sie trotzdem den Gesichtspunkt im Auge, dass man Formeln auch nonverbal denken kann. Denn mit zunehmend verfeinertem Blick nach innen werden Sie irgendwann entdecken, wovon die Rede ist.

Nonverbal gedachte Formeln sind nämlich ein noch schnellerer Weg zur Realisierung des Gedachten. Während sich zwischen die verbal gedachte Formel und den oft unbemerkt nonverbal gedachten Gedanken Skepsis schieben kann – wodurch ein Widerspruch entsteht zwischen dem, „was unser Mund sagt", und dem, was wir tatsächlich denken –, ist dies bei nonverbal gedachten Formeln nicht der Fall.

Andererseits verstärkt ein verbal gedachter Gedanke oft die Entscheidung, die nonverbal aus unerfindlichen Gründen nicht auf den Weg gebracht werden kann. Die Formel „Entscheidung!" ist selbst ein ausgezeichneter Verstärker.

Falls Sie nun überhaupt nicht mehr wissen, wovon die Rede ist, so lassen Sie sich dadurch bitte nicht aus dem Konzept bringen. Dieser Kommentar ist vor allem für Experten von Interesse, sollte aber auch nicht unerwähnt bleiben, da Sie ja selbst zum Experten werden können.

INFO 9

# Suizid und Emotionale Intelligenz

Das Thema ist heikel, aber gestatten Sie mir trotzdem dieses drastische Beispiel, weil es uns eine wichtige Einsicht vermittelt. Bitte stellen Sie sich folgende Situation vor:

Sie haben Ihre Stellung verloren. Sie sind bankrott. Ihr Arzt teilt Ihnen mit, dass Sie an einer unheilbaren Krankheit leiden. Zu allem Überfluss hat Sie auch noch Ihre Frau verlassen …

Bei so vielen Problemen auf einmal würden manche Menschen an Selbstmord denken. Vielleicht würden sie sich dann sagen: „Es hat alles keinen Zweck mehr." Oder: „Ich habe erkannt, dass das Leben sinnlos ist."

An solchen Urteilen ist eines bemerkenswert: Die Bewertung des Lebens wird als „objektiv" aufgefasst. Und um objektive Sachverhalte handelt es sich ja offensichtlich auch: Arbeitslosigkeit, Bankrott, Krankheit, Trennung.

Trotzdem wird der Selbstmörder leicht Opfer eines *objektivistischen Fehlschlusses*, wenn er kein genaues Verständnis davon hat, welche Rolle seine Gefühle und Werturteile dabei spielen. Die Psychologie der Emotionalen Intelligenz kann hier die Dinge wieder ins rechte Lot rücken.

Stellen Sie sich denselben Menschen einige Monate später vor. Nehmen wir an, die objektive Situation hat sich nicht geändert. Unser Selbstmordkandidat lebt noch (vielleicht durch den Zuspruch eines guten Freundes oder weil er inzwischen mehr von Emotionaler Intelligenz versteht), aber er ist weiterhin arbeitslos, mittellos, krank und ohne Lebenspartner.

Allerdings hat sich ein Moment verändert – nämlich der ausschlaggebende Faktor seines Erlebens: die Intensität seiner negativen Gefühle, seines seelischen Schmerzes, seiner depressiven Stimmung. Er sieht dieselbe objektive Situation jetzt durch eine andere Gefühlsbrille. Das liegt daran, dass Gefühle gewöhnlich abflachen und schwächer werden.

Warum spielt diese Einsicht während schwerer Krisen meist keine Rolle? Warum sagen wir nicht: In einigen Wochen werden meine Gefühle vermutlich ganz anders sein? Weil unsere Kultur zutiefst wertobjektivistisch ausgerichtet ist. Kaum jemand hat verstanden, in welch umfassendem Sinn unsere Werterfahrungen durch Gefühle bedingt sind.

Psychologie und Philosophie der Emotionalen Intelligenz vermögen diese schiefe Weltsicht gerade zu rücken. Damit stellen sie ein hocheffektives präventives Instrument dar. Ein potentieller Selbstmörder, der unser mentales Hauptprinzip verstanden hat, wird kaum mehr zu solch tragischen Fehlschlüssen neigen.

Er wird, auch wenn ihm das sicher nicht leichtfällt, abwarten, bis sich seine Gefühle geändert haben – oder sie mit Mentaltechniken gezielt verändern.

# 20 Ja-Nein-Technik B

*Dieses Kapitel vermittelt Ihnen zusätzliches Wissen über die faszinierende Möglichkeiten, die Ihnen die Ja-Nein-Technik zur Konfliktbewältigung, Selbstmotivation und Leistungssteigerung bietet.*

Probleme können, wie schon ausgeführt, entweder gefühlshafter, emotionaler oder gedanklicher Art sein. Nicht alle Probleme zeichnen sich durch starke negative Gefühle aus.

Beispiel: Entdeckt man einen Flüchtigkeitsfehler, so konstatiert man ihn möglicherweise zunächst nur und behebt ihn. Folgen weitere Fehler, dann mag man sich vielleicht darüber ärgern. Nach und nach kann sich daraus jedoch eine Angst vor Fehlern entwickeln. Das Problem war also anfangs nicht emotionaler Art, obwohl es als Fehler durchaus schon ein Problem war.

Wie beim Gedankensetzen ist es ein Vorzug der Ja-Nein-Technik, Probleme zu lösen, die der Desensibilisierung wegen ihrer Ausrichtung auf deutliche Gefühle des Angenehm- oder Unangenehmseins nicht zugänglich sind.

*Die generelle Empfehlung für die Ja-Nein-Technik lautet, möglichst keine sehr stark emotional besetzten Probleme zu wählen.*

Bei den Fragen „Ja?“ bzw. „Nein?“ kann sonst ein negativer Gefühlsimpuls unabsichtlich verstärkt werden, vor allem bei der Angst. Die Ja-Nein-Technik eignet sich zwar prinzipiell auch zur Behandlung emotionaler Probleme, doch sollte dann der mögliche Widerschein der Angst sorgfältig desensibilisiert werden. Das kompliziert die Methode und macht sie für Anfänger schwieriger.

Wenn Sie entgegen dieser Empfehlung mit der Ja-Nein-Technik doch ein emotionales Problem behandeln, ist die neutral zulassende Betrachtung dessen, was sich nach der Frage einstellt, nicht nur von entscheidender Bedeutung für die Auflösung des Problems, sondern Sie sollten hier auch eine allgemeine psychohygienische Vorsichtsmaßregel im Auge behalten:

So wirksam die Technik ist, wenn sie richtig ausgeübt wird, birgt sie doch die Gefahr, dass der alte, problematische Zustand aktiviert und sogar verstärkt wird, wenn wir ihn nicht in entspannter Haltung zulassen. Der Umgang mit dem negativen Gefühl gleicht hier der Desensibilisierung von Phobien:

Nur die wirklich in entspannter Haltung aufrichtig zugelassene Angst – bei der Ja-Nein-Technik im erweiterten Sinne also das negative Gefühl – kann wieder verlernt werden. Panik, Fehlinterpretation, Unsicherheit und gegensätzliches Üben verstärken je nachdem das Problem.

Falls Sie bei den Fragen eine unentschlossene Haltung einnehmen – und sei diese Unsicherheit auch noch so unmerklicher Art –, wird der alte Zustand dazu tendieren, sich zu fixieren.

Das ist zwar im Normalfall – anders als in einer Ausnahmesituation oder wenn Sie psychisch krank sind – nicht weiter gefährlich, stellt aber eine unnötige Verzögerung und Komplikation dar.

*Suchen Sie einen Therapeuten auf, wenn die Übung Ihre Symptome verstärkt, weil Sie nicht in entspannter Haltung zulassen können oder die Methode nicht verstanden haben!*

Je mehr Sie sowohl bei der Grundfrage und „Ja?“ und „Nein?“ die neutral zulassende Haltung realisieren, desto schneller wird dem Problem seine negative Psychodynamik genommen.

Es kann aber auch passieren, dass Ihre Fragen spontan verbal beantwortet werden. Vielleicht kommt Ihnen ja bei der Formulierung „Wird das Problem weiter bestehen?“ oder bei „Ja?“, „Nein?“ die Antwort „Ja!“ in den Sinn oder „Ja, das Problem wird weiter bestehen!“ oder eine ähnliche, negative Antwort? Womöglich betrachten Sie sich dann als neurotisch oder destruktiv oder sehen diese Antwort als Enthüllung Ihrer innersten Wünsche an?

Verfahren Sie mit solchen spontanen Antworten genauso wie mit den nonverbalen Gefühlen, Stimmungen und Gefühlszuständen. Nehmen Sie sie in neutral zulassender Haltung als bloßer Zeuge wahr. Legen Sie ihren Urteilsgehalt auf Eis.

Nehmen Sie Ihre Antworten nicht ernst, sondern lassen Sie sie einfach als das stehen, was sie sind: spontane Einfälle, deren Wahrheitsgehalt noch nicht entschieden ist und nach dem Sie innerhalb der Übung auch nicht suchen. Der Umgang mit verbalen Gedanken entspricht also dem mit nonverbalen Erfahrungen. Auch hier wird, wie in der Wortklangmeditation, der Urteilsgehalt der Gedanken in Parenthese gestellt.

Könnte man auf die Fragen „Ja?“ und „Nein?“ vielleicht verzichten? Reicht die Grundfrage allein nicht aus? Die Erfahrung zeigt, dass auch die Grundfrage allein mit der Betrachtung des folgenden mentalen Zustands ihre Wirkung hat. „Ja?“ und „Nein?“ provozieren jedoch oft noch deutlichere und entschiedenere Gefühlsantworten.

Lassen sich in der Ja-Nein-Technik Fragen nicht auch direkt formulieren? Z.B.: „Werde ich weiter befangen sein?“ – „Ja?“, „Nein?“ Das ist möglich und auch wirksam. Allerdings ersparen Sie sich mit der allgemeinen Formulierung „Wird das Problem weiter bestehen?“ wie beim Gedankensetzen die Formulierungsarbeit. Eine sehr effektive, allgemeine Variante ist auch die Frage: „Werde ich weiter leiden?“ – „Ja?“ – „Nein?“

Wieso wirkt diese Technik überhaupt? Welche Erklärungen gibt es dafür? Gezielte Fragen provozieren Antworten, „locken“ unbekannte Gefühle hervor. Die Wirksamkeit der Technik scheint darüber hinaus auf derselben Psychomechanik zu beruhen wie die Desensibilisierung. Es findet eine Entkoppelung und Deautomatisierung statt. Ein konditionierter negativer Ablauf – sei er nun gefühlsmäßiger oder gedanklicher Art (als „Überzeugung“) – wird durch Achtsamkeit unterbrochen.

In der zulassenden, neutral betrachtenden Haltung wird das Moment der Abwehr aufgegeben. Das negative Gefühl oder die negative Einstellung verändert sich. Das Problem verliert seine Bedeutung, es verblasst es oder verwandelt sich auf andere Weise. Die gewohnte emotionale oder gedankliche Reaktion wird nach und nach ausgeschliffen.

Gewöhnlich reagieren wir auf Probleme und negative Gefühle instinktiv und automatisch abwehrend, d.h. durch Flucht, Verdrängen, Nicht-Hinsehen oder Umdeutung (z.B. Beschönigen) des Sachverhalts. Negative Gefühle zu vermeiden hat in vielen Bereichen seinen Sinn.

Das gilt auch umgekehrt für die zarte Pflanze „positives Gefühl", „positive Stimmung" oder „Glück": Wenn wir glücklich und leidensfrei werden wollen, sollten wir dazu nicht unseren unbedingten, unnachgiebigen Willen (als Gegenpart zur Fluchthaltung bei negativen Gefühlen) einsetzen. Glücklich sein zu wollen scheitert meist schon an der zu starken Absicht. Bereits der Versuch, eine gute Stimmung fortzusetzen, kann hemmend wirken, wenn wir nicht über die richtige Technik verfügen.

Die Philosophie der Emotionalen Intelligenz strebt daher solche Gefühle nicht willentlich an, durch Anspannung und Anstrengung, sondern durch spezielle Techniken wie das Gedankensetzen und eine bewusste existentielle Entscheidung, nämlich die grundsätzliche Bejahung des Prinzips, überhaupt glücklich sein zu wollen.

Dabei sollte man allerdings eine Intention als Absicht nicht mit Willensanspannung verwechseln. Zielvorstellungen sind keineswegs falsch, sondern im Gegenteil nützlich und bei unserer weitverbreiteten Negativität sogar erforderlich, solange sie nicht durch bedingungslosen, unnachgiebigen Willen behindert werden.

Wir entdecken auf diese Weise, dass Leichtigkeit und Nichtanhaften eher zum Ziel führen; dass wir nicht selten erfolgreicher sind, wenn wir den inneren Kampf und zu starkes Anhaften aufgeben.

Es lässt sich allerdings kaum vermeiden, dass wir im Leben über weite Strecken von einem oft tiefgreifenden Problembewusstsein vereinnahmt werden. Die tägliche Lebenssicherung nötigt uns ständig dazu, Missstände und Gefahren zu analysieren und Vorsorge zu treffen. Diese Haltung kann jedoch wie fast alles zur Manie werden und unsere emotionale Lebensqualität beeinträchtigen. Dann ist unser Bewusstsein unnötig beschlagnahmt von negativen Gefühlen.

Ein fester, unnachgiebiger Wille ist dagegen von Vorteil, wenn wir uns anstrengen *müssen*. In einer lebensbedrohlichen Situation – z.B. als Bergsteiger in einer Felswand – kann es erforderlich sein, seine Muskeln bis zur absoluten Schmerzgrenze anzuspannen. In dieser Lage ist uns selbstverständlich nicht damit gedient, Leichtigkeit und Nichtanhaften anzustreben.

Die Ja-Nein-Technik kann auch in existentieller Hinsicht eingesetzt werden, indem wichtige Fragen zum Leben gestellt werden. Sie bietet so die Möglichkeit umfassender Neuorientierung. Hier einige Beispiele, die aus den Grundüberzeugungen der Philosophie der Emotionalen Intelligenz abgeleitet sind. Besonders wirksam, weil existentielle Grundfragen gestellt werden:

*„Wende ich mich dem Positiven zu?" – „Ja?" – „Nein?"* (danach: neutral zulassende Betrachtung / bei starken körperlichen Gefühlen: Körperfühlen)

*„Stetige Entwicklung?" – „Ja?" – „Nein?"*
(danach: neutral zulassende Betrachtung / bei starken körperlichen Gefühlen: Körperfühlen)

*„Optimierung des Positiven?" – „Ja?" – „Nein?"* (danach: neutral zulassende Betrachtung / bei starken körperlichen Gefühlen: Körperfühlen)

*„Negative Wahl?" – „Ja?" – „Nein?"* (danach: neutral zulassende Betrachtung / bei starken körperlichen Gefühlen: Körperfühlen)

Entsprechend lassen sich auch sehr effiziente allgemeine Formeln bilden:

*„Loslassen?" – „Ja?" – „Nein?"*
*„Abwenden?" – „Ja?" – „Nein?"*
*„Auflösen?" – „Ja?" – „Nein?"*
*„Hinwenden?" – „Ja?" – „Nein?"*
*„Realisieren?" – „Ja?" – „Nein?"*

# 21 Ja-Nein-Wunsch-Technik B

*In Kapitel B erhalten Sie Zusatzinformationen, Tipps und Hintergrundwissen zur Ja-Nein-Wunsch-Technik, wie sie in Kapitel 7 beschrieben wurde.*

Die Ja-Nein-Wunsch-Technik ist ein faszinierendes Instrument, weil sie einerseits unsere Motive verstärkt oder außer Kraft setzt, uns aber auch auf sehr überraschende Weise deutlich machen kann, was wir wirklich wollen!

Worin unterscheiden sich Ja-Nein-Technik und Ja-Nein-Wunsch-Technik?

Die Ja-Nein-Wunsch-Technik fokussiert die Aufmerksamkeit auf verborgene Motivationen. Die Ja-Nein-Technik ist handlungsorientierter. Beide Techniken ergänzen sich, weil sie je andere Aspekte des Problems beleuchten.

Auch in der Ja-Nein-Wunsch-Technik sollte zwischen emotionalen und eher gedanklich erfassten Problemen unterschieden werden. Es gilt auch hier wieder: Negative Gefühle sollten klar desensibilisiert werden. Dies geschieht wie immer durch absichtsloses, nur betrachtendes Zulassen.
Vor allem die Ja-Nein-Wunsch-Technik kann einen oft überraschenden (oder auch betroffen machenden) Prozess der Selbsterkenntnis in Gang setzen. Die Frage etwa *„Habe ich den Wunsch, glücklich zu sein?"*, führt nicht selten zu der ernüchternden Erkenntnis, dass wir – womöglich im Auf und Ab des Lebens und im Alltagsstress – längst den Wunsch aufgegeben haben, wirklich glücklich zu sein.

Unsere mangelnde Begeisterung zeugt von Resignation. Diese mag ihre Gründe haben oder nicht: Ein Leben ohne positive Gefühle und ohne das Bestreben, emotionale Qualität für sich selbst und andere zu realisieren, wäre mit an Sicherheit grenzender Wahrscheinlichkeit nicht das, was wir vorziehen würden, wenn wir eine konkrete Vergleichsmöglichkeit hätten.

Motivationsdefizite in der Ausbildung und Arbeit oder im Zusammenleben lassen sich klarer erkennen. Oft herrscht ein Widerspruch zwischen unserer bewussten, begrifflichen Bewertung – wie etwa ein Studium zu beginnen oder zu heiraten – und der inneren Stimme des Gefühl. Nein-Wunsch-Technik wirkt wie ein Vergrößerungsglas, ein Vers. der unsere inneren Stimmen klarer zu Gehör bringt, wenn sie zu leise s. oder wenn wir dazu neigen, sie zu überhören.

Von großer Bedeutung ist diese Fragetechnik auch bei Krankheiten. Wir können mit ihrer Hilfe unter Umständen erkennen, ob wir wirklich gesund sein wollen oder uns in eine Krankheit fallen lassen oder „flüchten". Mit dem Verständnis, was wir wirklich wollen, ist aber oft auch schon die entscheidende innere Korrektur, Kehrtwende und Hinwendung zur Gesundung initiiert.

Die Ja-Nein-Wunsch-Technik eignet sich deshalb auch ausgezeichnet als Ergänzung zur sogenannten Klientenzentrierten Therapie nach Rogers. Der Patient entdeckt selbst, was er ist. Er wird nicht geleitet durch die Interpretationen des Therapeuten, sondern nur hingeleitet zu eigener Erkenntnis, Einsicht und Entscheidung.

## Philosophierens

cht nicht sofort glauben, aber wenn Sie ein schlechter Philosoph sind, also ungern über weltanschauliche Fragen nachdenken, kann das Ihre emotionale Lebensqualität beeinträchtigen!

Ohne grundsätzliche Überlegungen geraten wir leicht in „Gedankenkäfige". Wir sind nämlich Opfer oder Nutznießer unserer Gedanken. Denken wir das Falsche, dann müssen wir unnötig leiden. Allerdings geht es nicht darum, sich weltanschaulich etwas vorzumachen

Das Ziel der Philosophie der Emotionalen Intelligenz ist keineswegs, die Welt so umzuinterpretieren, dass sie unseren Wünschen entspricht. Sondern eine realistischere Sicht fördert emotionale Lebensqualität.

Deshalb ist es wichtig, genug über so zentrale Begriffe wie Gefühl, Emotion, Affekt, Stimmung, Wert und Sinn des Lebens zu wissen.

### Beispiele für typische „Gedankenkäfige"

– Unterschätzen Sie – wie die meisten Menschen –, was eigentlich den Wert des Lebens ausmacht, dann gehen Sie leicht in die Irre. Sie häufen vielleicht Reichtümer an, die nur wenig Beziehung zu Ihren tatsächlichen Gefühlen und Werterfahrungen haben. Oder Sie setzen auf Statussymbole oder Ziele (Ehe, Beruf, Wohnen, Arbeit), die Ihnen eventuell nur scheinbare Sicherheit suggerieren, aber letztlich nicht zu emotionaler Lebensqualität führen.

– Unterschätzen Sie den Wert der Empathie, des Wohlwollens anderen Menschen gegenüber, des sozialen Miteinanders und der Moral, weil Sie zu wenig über die Regeln Ihres emotionalen Systems wissen, dann mindert das im allgemeinen ebenfalls Ihre emotionale Lebensqualität.

– Schätzen Sie in einer Lebenskrise die Rolle Ihrer Gefühle, Stimmungen und Emotionen falsch ein, dann kann dieser Irrtum Sie so teuer zu stehen kommen, dass Sie – im Affekt oder/und aufgrund irrationaler

Überzeugungen – eine irreparabel Ihr Leben verändernde Entscheidung treffen, z.B. indem Sie vorschnell eine Arbeit kündigen, sich scheiden lassen oder im schlimmsten Fall sogar Selbstmord begehen.

– Viele Gründe sprechen dafür, dass Desorientiertheit in manchen philosophischen und psychologischen Grundfragen Ihre seelische Befindlichkeit stören und Sie sogar krank machen kann. Seelische Hygiene fängt bereits beim Nachdenken an, wozu wir uns eigentlich abrackern und anstrengen und negative Erfahrungen in Kauf nehmen – was denn eigentlich den Sinn und Wert des Lebens ausmacht.

Diese Beispiele sollen belegen, dass man ohne Kenntnis elementarer Lebensprinzipien leicht zum Opfer von Illusionen werden kann. Psychologie und Philosophie sind daher, was die Grundfragen des Lebens angeht, alles andere als belanglose Gedankenspielereien „im Elfenbeinturm".

# 22 Focusing B

*Dieses Kapitel vermittelt Ihnen zusätzliches Wissen über die Möglichkeiten des Focusing und über die Geschichte seiner Entstehung.*

Der Schöpfer des Focusing, Eugene T. Gendlin, war Nachfolger des amerikanischen Therapeuten Carl R. Rogers, der die Klientenzentrierte Psychotherapie zu einer führenden Behandlungsmethode machte.

Gendlin fiel auf, dass manche Menschen ihre Konflikte leichter bewältigen. Er untersuchte, wie sie dabei vorgingen, und entwickelte daraus die Technik des Focusing, die inzwischen weltweit verbreitet ist.

Der Focusing-Prozess darf nicht so verstanden werden, als müsse bei jeder Übung ein „Bliss" (Glücks- und Erleichterungsgefühl) eintreten. Viele Probleme erfordern eine längere Bearbeitung.

Kehren Sie in mehreren Sitzungen zu Ihrem Problem zurück. Lassen Sie sich nicht entmutigen, falls dabei wenig passiert. Der Vorgang ist ungewohnt für unsere herkömmliche Art, zu denken und zu fühlen. Manche Menschen brauchen längere Zeit, um sich auf ihre subtilen inneren Phänomene einzustellen.

- Eine gute Verfeinerung im Sinne des Focusing bietet die Wortklangmeditation. Lesen Sie in Kapitel 9, „Entspannung als Grundlage mentaler Techniken", wie diese Technik eingesetzt wird. Die Hinwendung zu den subtileren Formen eines Wortklangs gleicht der Einstellung auf die feineren Gefühle eines Problems. Daher ist es nicht verwunderlich, dass Wortklangmeditation die Fähigkeit zum Focusing fördert.

Wenn Sie dem Focusing eine Übung mit Wortklangmeditation vorschalten, werden Sie allerdings oft bemerken, dass Probleme, die Sie danach beim Focusing anvisieren, plötzlich ihren bedrängenden emotionalen Charakter verloren haben. Das deutet auf die hohe Wirksamkeit dieser Technik hin, ihren kathartischen, entautomatisierenden und desensibilisierenden Effekt. Das Problem hat dann sein negatives Gefühlslicht eingebüßt und ist Ihnen nur noch seiner Bedeutung nach zugänglich.

Focusing ist, wie Eugen T. Gendlin hervorhebt, kein simples „Selbstgespräch“ und auch kein „analytischer Prozess“. Gendlin unterscheidet zwischen sechs „Bewegungen“ beim Focusing:

**Einen Raum schaffen**
**„felt sense“**
**Einen Griff finden**
**Vergleich**
**Fragen**
**Aufnahme**

Unter „Raum schaffen“ wird eine günstige Ausgangslage verstanden. Diese erreicht man am leichtesten durch Entspannung und zulassende Betrachtung innerer Vorgänge, d.h. wiederum ohne Absicht, Erleichterungserwartung, Bewertung, Kritik.

Unter „felt sense“ versteht Gendlin einen irgendwie gearteten inneren Komplex von Gedankenbedeutungen (z.B. Erinnerungen, Vorstellungen, Problemen) *in Verbindung* mit den dabei erscheinenden Gefühlen.

Weil Gendlin jedoch die wesentlichen Eigenschaften des Gefühls nicht klar als Angenehm- und Unangenehmsein bestimmt hat, sind die klassischen Anweisungen des Focusing – bei allen Verdiensten – vage und führen leicht in die Irre.

Wir bevorzugen daher die in Kapitel 8 vorgestellte vereinfachte Form des Focusing, die gradliniger zum eigentlichen Problem geht, und verwenden den Ausdruck „felt sense“ nicht mehr.

Richten Sie Ihre Aufmerksamkeit bei der Vorstellung eines Problems einfach auf dessen feinste *negative* und *positive* Gefühle und Stimmungen. Wir wissen meist sehr wohl, was angenehm oder unangenehm ist – zumindest dann, wenn wir systematisch danach suchen. Die Anweisung dagegen, einen „gefühlten Sinn“ zu finden, geht oft ins Leere und stößt bei vielen Menschen auf berechtigtes Unverständnis.

Mit der Achtsamkeit auf das Unangenehmsein oder Angenehmsein des Gefühls ist es dann leichter, dem Gefühl (oder auch der „Leere“) eine Bezeichnung zuzuordnen.

Anstelle der Fragen Gendlins (Punkt 5) an das Problem oder den „felt sense“[68], die Sie selbst erst finden müssen, können Sie auch mit unseren vorformulierten und standardisierten Fragen der Ja-Nein-Technik und der Ja-Nein-Wunsch-Technik arbeiten. Diese sind insofern von Vorteil, als sie einer klaren Struktur folgen, nämlich der Frage nach der weiteren Existenz des Problems und des eigenen Wunsches dazu:

**„Wird das Problem weiter bestehen?“**
**„Wünsche ich mir, dass das Problem weiter besteht?“**
**„Habe ich den Wunsch ...?“**

Lesen Sie in den Kapiteln 6, „Ja-Nein-Technik“, und 7, „Ja-Nein-Wunsch-Technik“, wie diese Techniken eingesetzt werden.

Anstelle von Gendlins Punkt 6, „Aufnahme“, setzen Sie die Technik des zulassenden, neutralen Zeugen ein. Gendlin empfiehlt dagegen: „Heißen Sie alles willkommen, was kommt.“[69]

Diese Empfehlung deckt sich nicht mit den Grundforderungen der Philosophie der Emotionalen Intelligenz – sie erzeugt nämlich fälschlich den Eindruck, als sollten wir auch negative Gefühle gutheißen. Gutgeheißen wird jedoch allenfalls der Prozess der Katharsis.

Eine Ausnahme davon macht nur die sogenannte „paradoxe Intention“, bei der wir aus therapeutischen Gründen ein negatives Gefühl bejahen, um die Wirkung des betrachtenden Zulassens zu verstärken (Kapitel 3, „Problem-Desensibilisierung“).

Sehr effektiv wird Focusing auch, wenn Sie nach den Versuchen der Benennung des Problems („Symbolisierung“) – ob sie nun in dieser Sitzung erfolgreich war oder nicht, vor allem aber auch, wenn die Benennung nicht erfolgreich war und Sie keinen Namen für das Problemgefühl gefunden haben – versuchsweise folgende Benennungen einsetzen:

**„Negativ? Positiv?“**

Diese Fragen justieren Ihre Aufmerksamkeit wieder auf das U nehm- und Angenehmsein des Gefühls. Wenn Sie nun den Gefühlsasp in der Haltung des Zeugen zulassen und zugleich das Gefühl durch eine angemessene – und in diesem Fall auch *wesentliche* – Bezeichnung charakterisieren, verbinden Sie die therapeutische Wirkung der Problem-Desensibilisierung mit der des Focusing.

## …d forciertes positives Denken

Oft denken wir im Alltag spontan positiv – und werden uns dieser Strategie vielfach gar nicht bewusst. Wir lassen ein Problem oder einen „Unwert" los, wir wenden uns von einem Problem ab, wir wenden uns einer Lösung oder auch nur einer Möglichkeit oder Hoffnung zu.

Manchmal lässt sich positives Denken forcieren, indem wir uns bewusst entscheiden und unsere Entscheidung auf einen bestimmten Zeitpunkt legen („Von jetzt an …", „Ab morgen …").

Eine andere bewährte Methode ist es, sich argumentativ einzustimmen. Dazu betrachtet man das Problem unter einem neuen Blickwinkel und bewertet es anders. Beispiel: Um die negativen Gefühle der Trauer besser zu bewältigen, wird man sich vielleicht sagen:

„Jeder muss sterben." Oder: „Er (sie) hat ein gutes Leben gelebt." Oder: „Es hat doch keinen Zweck, ein Leben lang zu trauern!"

Das sind normale und wünschenswerte Strategien. Lässt sich ein Problem auf so einfache Weise lösen, dann brauchen wir keine Mentaltechniken. Unter Stress und Termindruck, bei Krankheiten und in psychischen Belastungssituationen können unangenehme Gefühlsimpulse und Stimmungen jedoch so stark zunehmen, dass sie störend auf unser spontanes positives Denken wirken. Wir werden skeptisch, indifferent, sind verstimmt oder sogar depressiv. Dann ist manchmal auch der Vorsatz erfolglos, eine positivere Haltung einzunehmen. An diesem Punkt helfen uns Mentaltechniken wie Desensibilisierung, Gedankensetzen, Ja-Nein-Technik, Focusing und stark wirkende Methoden zur Tiefenentspannung, wie sie hier vermittelt werden.

# 23 Entspannung als Grundlage mentaler Techniken B

*In Kapitel B erhalten Sie nützliche Zusatzinformationen zur Wortklangmeditation, wie sie in Kapitel 9, „Entspannung als Grundlage mentaler Techniken“, vorgestellt wird.*

Wortklangmeditation hat gegenüber anderen Entspannungsmethoden den unschätzbaren Vorzug, dass sie ohne Konzentration ausgeübt wird, also auch von sehr nervösen Menschen praktiziert werden kann. Was bedeutet hier Konzentration?

- Würden wir unsere Aufmerksamkeit mit Anspannung beim Wortklang halten
- wollten wir dem Wortklang eine besondere Form, Intensität oder Deutlichkeit verleihen
- versuchten wir, dem Wortklang einen bestimmten Rhythmus der Wiederholung aufzwingen

dann spräche man zu Recht von *Konzentration.* Bei der Wiederholung des Wortklangs werden Abschweifungen nicht kritisiert, sondern als mentaler Lösungsprozess verstanden, der zwar nicht angestrebt, aber zugelassen wird. Dem Wortklang werden keine bestimmte Form und Deutlichkeit und auch kein Rhythmus aufgezwungen. Andernfalls würde der mentale Lösungsprozess behindert. Gedanken – z.B. Erinnerungen, Assoziationen – und Bilder, Gefühle, Stimmungen werden nicht willentlich interpretiert.

Solchen Erfahrungen wird nicht weiter nachgegangen, und von ihrem Urteilscharakter wird während der Übung abgesehen. Die Ausrichtung der Aufmerksamkeit ist zulassend, flexibel und nur soweit steuernd, wie es unbedingt nötig ist, um überhaupt einen Wortklang zu wiederholen oder zu ihm zurückzukehren. *Man darf diese Technik daher als unkonzentrativer und leichter als alle anderen bekannten Methoden bezeichnen.* Überraschend mag dabei erscheinen, dass eine so unkonzentrative Technik die Konzentration verbessert. Mit Wortklangmeditation, regelmäßig und über mehrere Wochen ausgeübt, lässt sich die Konzentrationsfähigkeit erheblich steigern.

Diese Art zulassender, unkonzentrativer Meditation wurde im Westen durch den indischen Hindu-Mönch und Guru Maharishi Mahesh Yogi eingeführt. Mahesh gebührt das Verdienst, eine Methode innerer Leichtigkeit etabliert zu haben, deren überragender mentaler Wert noch immer nicht genügend bekannt ist.

Obwohl die Technik weltanschaulich genauso neutral eingesetzt werden kann wie etwa die Progressive Muskelentspannung, wird sie innerhalb der Bewegung der Transzendentalen Meditation mit einer religiösen, von ihrem Initiator neu definierten Weltanschauung verbunden, die auf der vedischen Religion Indiens beruht. Der Veda gilt im orthodoxen Hinduismus als Offenbarung.

Religiöse und spekulative weltanschauliche Ansichten dürfen zwar nicht von vornherein als falsch angesehen werden. Auch Atheismus ist eine Form des Glaubens, weil dabei nicht agnostizistische, sondern spekulative Aussagen über die Welt gemacht werden. Religiöse Überzeugungen führen jedoch leicht in die Abhängigkeit von einer Bewegung und können durchaus Störfaktoren für eine Entwicklung darstellen, die sich klarer als bisher an der Positivität des Fühlens orientiert.

Dies gilt für alle Religionen, auch für das Christentum. Sündenbegriff und Unterdrückung der Sexualität, kirchlicher Autoritarismus, Wertdiktat, Teufelsaustreibung und in der Vergangenheit Hexenverfolgung und Kreuzzüge widersprechen liberalen, auf emotionale Erfüllung gerichteten Idealen.

Entsprechend restriktiv sind Religionen wie Islam, Buddhismus und Hinduismus durch ihren Glauben an Wiederauferstehung und Wiedergeburt und durch die Karmalehre. Wie viel emotionale Erfüllung eine Religion trotz ihrer restriktiven Tendenzen ermöglicht, ist wegen der Bedeutung individueller Persönlichkeitsfaktoren oft genauso wenig abzuschätzen wie bei den Folgen atheistischer Überzeugungen.

Die hinter der Transzendentalen Meditation (TM) stehende Weltanschauung versteht das Universum als von einem einheitlichen, göttlichen Bewusstseinsfeld bestimmt, durch das alle relativen Dinge der Welt entstehen und zu dem das individuelle Bewusstsein Zugang über die Meditation hat. Probleme entstehen danach durch die Entfremdung von diesem Bewusstseinsfeld. Solche Auffassungen werden gewöhnlich als Mystik oder Mystizismus bezeichnet.

Dank dieser Theorie und ihres Erlösungscharakters kann von einem starken, zusätzlich suggestiven und auch gruppendynamischen Effekt der TM ausgegangen werden, wobei die Person eines charismatischen Gurus wie Maharishi Mahesh Yogi noch weitere bestätigende und bestärkende Funktion hat.

In diesem Praxisbuch setzen wir dagegen Wortklangmeditation unabhängig von mystischen Vorstellungen ein.[70] Die Methode entspricht weitgehend der TM, ist jedoch psychologisch und wertphilosophisch präzisiert und nicht so spekulativ definiert wie bei der TM. Psychologische Mechanismen werden nicht im Sinne der vedischen und hinduistischen Philosophie oder des Yoga, sondern auf der Grundlage der Psychologie und Philosophie der Emotionalen Intelligenz erklärt, was die Wirkung der Wortklangmeditation unabhängig von Religion und Esoterik macht.

Der klare Vorzug der Wortklangmeditation gegenüber anderen Methoden der Tiefenentspannung liegt in ihrer hohen Wirksamkeit und leichten Erlernbarkeit.

Es ist möglich, Übungen aus dem Autogenen Training, der Progressiven Muskelentspannung oder anderen Techniken mit der Wortklangmeditation zu kombinieren.

Beherrschen Sie beispielsweise die Schwereübung des Autogenen Trainings, so verhilft Ihnen das zu einem noch schnelleren Einstieg in die Wortklangmeditation. Es wäre unnötig orthodox, auf der Reinheit der Methoden zu beharren. Kriterium sollte einzig und allein die Wirksamkeit der eingesetzten Techniken sein, d.h. die Hilfestellung, die sie dem Übenden leistet.

Um von der Wortklangmeditation zu profitieren und den Effekt nicht zu verfälschen, empfiehlt es sich jedoch, die Methode zunächst eine Zeit lang in reiner Form zu üben.[71] Nach der Wiederholung des Wortklangs sollte man noch etwa zwei Minuten mit geschlossenen Augen sitzen bleiben, ohne irgend etwas zu tun. Diese Ausklangphase ist entscheidend für die Entspannung. Wenn Sie nach der Wortklangwiederholung sofort die Augen öffnen und aktiv werden, rächt sich das sehr oft durch Gereiztheit, Unruhe, Desorientiertheit und sogar Aggressivität, die allerdings sehr schnell wieder verschwinden. In der Phase nach der Wiederholung scheinen noch gewisse Ausgleichsprozesse stattzufinden.

Der typische Effekt nach der Wortklangmeditation ist jedoch, dass man sich erholt und ausgeglichen fühlt. Der Blick scheint klarer geworden zu sein. Probleme werden leichter erfasst, Lösungen schneller gefunden. Die Konzentration hat sich verbessert. Bewusstheit wird gesteigert, mentaler Stress vermindert. Unsere physische Energie hat deutlich zugenommen und wir verspüren weniger Müdigkeit.

Durch Wortklangmeditation erreichen Sie ähnlich wie bei anderen Entspannungstechniken eine hochsignifikante Erhöhung des Hautwiderstandes, was auf weniger Nervosität und mehr Ruhe hindeutet. Die Atemfrequenz nimmt stark ab. Oft hat der Übende den Eindruck, gar nicht mehr zu atmen, so fein ist die Atmung geworden. Manchmal holt sich der Körper seinen Sauerstoff mit einem plötzlichen kräftigen Atemzug. Überlassen Sie sich einfach diesem natürlichen Prozess!

Wissenschaftlich untersucht ist Wortklangmeditation vor allem in Form der TM. So urteilt die Stiftung Warentest:

„Meditieren kann bei Herzkranken besonders entspannend wirken. Es senkt den Blutdruck und baut Stress ab. Im November 1995 veröffentlichte das Journal der Vereinigung der amerikanischen Herzspezialisten (›American Heart Association‹ ›Hypertension‹ eine Studie, wonach Transzendentale Meditation (TM) einen siebenmal stärkeren blutdrucksenkenden Effekt hat als eine Ernährungsumstellung oder ein Muskelentspannungstraining“.[72]

Viele Untersuchungen weisen darauf hin, dass Wortklangmeditation Angst verringert (geringerer Blutlaktatgehalt), die Alpha-Aktivität der Gehirnwellen erhöht (Ruhe und Entspannung), das Suchtverhalten einschränkt und die Erkrankungshäufigkeit senkt.
Kritisch ist die Anwendung für psychisch stark gefährdete Personen. Es ist möglich, dass sie mit sogenannten Stresslösungen nicht zurechtkom-

men und negativ besetzte Symptome falsch deuten oder in Panik geraten! Negative Symptome verschwinden jedoch in der Regel nach kurzer Zeit wieder.

► *Suchen Sie einen Therapeuten auf, wenn Sie den Eindruck haben, dass Sie psychisch gefährdet sind!*

Lassen Sie sich gegebenenfalls durch einen in Meditationstechniken ausgebildeten Fachmann beraten, denn nicht alle Therapeuten haben Erfahrung mit zulassenden und desensibilisierenden Formen der Meditation.

Generell lässt sich zu den Gefahren der Meditation sagen: Falls Probleme auftauchen, sind praktisch immer psychische Anfälligkeit, extreme Sensibilität und/oder falsche Interpretationen der Meditationserfahrungen[73] verantwortlich. Einige Millionen Meditierende weltweit lassen diese Annahme gerechtfertigt erscheinen.

Was wir erleben, wird nach der Theorie der Meditation als Spiegelbild unseres Nervensystems verstanden. Löst sich Angst, dann sind wir unterschwellig oder bewusst ängstlich, fühlen wir uns dagegen ruhig und ausgeglichen, dann ist dies auch der unterschwellige oder bewusste Zustand unseres Nervensystems.

Für den normalen Übenden gilt darüber hinaus: Konzentration kann Muskelverspannungen und Kopfschmerzen („Meditationskater") bewirken. Starkes Überziehen der Meditationszeit erzeugt, wie die Erfahrung zeigt, leicht erhöhte „Sensibilität". Auch für die Meditationszeit gilt also ein bekömmliches Mittelmaß. Bei jedem Individuum können Abweichungen vom Durchschnitt vorkommen.

Überziehen Sie daher nicht die maximalen Meditationszeiten von zweimal täglich zwanzig Minuten![74] *Reduzieren Sie gegebenenfalls die Übungszeit auf zehn Minuten oder weniger.* Sind Sie physisch, nicht psychisch krank, darf die Meditationszeit dagegen erhöht werden.

Lassen Sie aber auch hier Augenmaß und Vorsicht walten. Entscheidend ist letztlich immer, wie Sie sich – vor allem auf längere Sicht – fühlen. Solange die Meditation leicht und angenehm ist, werden Sie auch mühelos üben und Ihre täglichen ein bis zwei Meditationen gern wahrnehmen, weil sie Ihnen zusätzliche Ruhe, Erholung, Klarheit, Optimismus, Kraft und Kreativität verschaffen. Ist die Meditation jedoch unangenehm, was besonders bei starker Anspannung, bei Stress, Nervosität und schwerwiegenden Problemen vorkommen kann, dann werden Sie dazu neigen, die Übungen aufzugeben.

Bedenken Sie jedoch in diesem Fall, dass Sie sich damit der Möglichkeiten eines sehr effektiven Stressabbaus und einer umfassenden mentalen Neuorientierung berauben. Gerade auch Meditationen, die unangenehm sind, eignen sich zur Desensibilisierung, zur Entspannung, zum Stressabbau und zur mentalen Neuorientierung, weil so der Umgang mit Belastungen und die Hinwendung zu innerer Leichtigkeit geübt werden können.

Unangenehme Erfahrungen dürfen nur nicht künstlich, durch fälschliche Anspannung und Konzentration oder durch zu starke Erwartungshaltungen und Zielvorstellungen hervorgerufen sein. Ihre eigene Entwicklung wird erheblich beschleunigt, wenn Sie lernen, in der Meditation mit unangenehmen Erfahrungen umzugehen, soweit diese sich auf natürliche Weise einstellen.

Das sanfte, unschuldige Zulassen des Wortklangs in den Formen, die sich von allein ergeben, stellt bereits eine Hinwendung zu mehr innerer Leichtigkeit dar. Störende Symptome sind Klippen, die umschifft werden können.

Solche Hindernisse machen uns auf Dauer sehr flexibel und bewusst im Umgang mit Gefühlen und Gedanken, die uns sonst oft unbewusst steuern und unsere emotionale Lebensqualität beeinträchtigen.

Gefühlsmäßiger Widerstand in der Wortklangmeditation, den Sie als „echtes Problem“ ansehen, spricht nicht gegen die Technik, sondern macht Ihnen im Gegenteil wie ein Spiegel Ihres Nervensystems genau jene Barriere deutlich, an der Sie lernen und sich entwickeln können, um in eine neue, flexiblere, bewusstere und für freie Entscheidungen offenere Haltung zu gelangen.

„Störfaktoren“ können hier also die Funktion von „Entwicklungsfaktoren“ haben, vorausgesetzt, wir verstehen das Prinzip innerer Veränderung. Nehmen wir sie an, gehen wir mit ihnen auf neue Weise um, gelangen wir leichter zu einem positiv veränderten Bewusstsein.

Lehnen wir sie dagegen ab, verdrängen wir Negativität wie so oft und blicken lieber weg, dann stagniert in dieser Beziehung auch unsere Bewusstseinsentwicklung. Und da das wesentliche Moment des Störfaktors letztlich das unangenehme oder auch angenehme Gefühlsmoment ist, verharren wir weiter in der Verhaftung, in der Bindung an Wertgefühle, die uns wie Marionetten manipulieren. Unsere Reaktion auf das *individuelle* Problem des einzelnen Störfaktors tendiert dann dazu, *allgemein* zu werden. Wir drohen das gleiche Verhalten auf andere Probleme zu übertragen. Anders ausgedrückt: Genauso wie wir den Störfaktor in der Meditation zu vermeiden trachten, anstatt mit ihm in bewusster, zulassender, desensibilisierender, loslassender Weise umzugehen, so tendieren wir dann auch im Alltag dazu, unsere Probleme rigide, stereotyp und unflexibel zu behandeln.

INFO 12

# Wie wirken Wortklänge?

Wieso wirkt ein bedeutungsloser Wortklang? Wortklänge wirken einerseits durch ihre *Lautform*. Diese Wirkung ist besonders bei neuen Wortklängen ausgeprägt.[75] Wortklänge wirken im Wesentlichen auch durch die *Regel*, wie sie angewendet werden: zulassend, indem sie sich ihre Form und Deutlichkeit und den Rhythmus ihrer Wiederholungen „selbst" suchen.

Wortklänge wirken dadurch, dass sie auf sanfte Weise zentrieren und die Aufmerksamkeit in die eigene Mitte lenken.

Eine weitere, wichtige Funktion[76] spielt oft erst mit zunehmender Übung eine Rolle: Wortklänge wirken in gewisser Weise wie Koans. Ein Koan dient im Zen dazu, die Aufmerksamkeit ins „Leere" zu führen. Auf das Koan: „Wie klingt das Klatschen einer Hand?" kann es keine rationale Antwort geben, denn eine Hand allein „klatscht" nicht.

Rationale Antworten, Imaginationen, Assoziationen würden dazu führen, dass unsere Aufmerksamkeit in Gedanken verhaftet bleibt. Nun denken, fühlen und imaginieren wir, solange wir leben. Aber durch die Tendenz des Koans, ins Leere zu führen, mag es einen Augenblick geben, in dem die Aufmerksamkeit „bei sich selbst" anlangt. Nennen wir es das „Nichts", obwohl das psychologisch gesehen ein problematischer Begriff sein mag. Nennen wir es die „Abwesenheit aller weiteren Wahrnehmungen", und sei es nur für einen Sekundenbruchteil.

Es ist ein Augenblick, in dem das Bewusstsein „wesentlich" wird, bei dem man den Eindruck hat, in eine mentale Dimension zu gelangen, die unsere eigentliche Bestimmung ist.

Die Bezeichnungen für diesen Zustand differieren und sind gefärbt durch die jeweilige Weltanschauung und Erwartungshaltung: Satori, Nirwana, Einheit mit oder Nähe zu Gott, „Gipfelerfahrungen", Transzendieren, „ruhevolle Wachheit", Umschaltung, Entspannung, „Zentrierung auf das Selbst".

In ähnlicher Weise kann uns auch der Wortklang zu uns selbst führen. Da Wortklänge – anders als Mantras beim Yoga oder im Veda und Hinduismus, wo es sich um Namen und Anrufungen von Gottheiten handelt – keine Bedeutung haben, werden Interpretationen, Imaginationen und Assoziationen vermindert.

- *Ist der Wortklang angenehm, dann ist auch die Ausrichtung der Aufmerksamkeit mühelos.*

- *Ist der Wortklang jedoch unangenehm, dann stößt das Bewusstsein auf einen Widerstand: die Monotonie, die Langeweile, das Unbehagen ...*

An dieser Stelle gelangen wir an eine innere Weggabelung: Wir geben auf oder nehmen hin, dass der Wortklang diesmal – wie man als Anfänger leicht glaubt – „keine Wirkung" hat, und vertagen unsere Hoffnung auf die nächste Sitzung.

Oder aber wir erkennen, dass es genau dieser Widerstand ist, der uns in anderen Situationen scheitern lässt: die Bindung an das Angenehm- und Unangenehmsein der Gefühle.

Indem wir nun zulassen, uns desensibilisieren, uns distanzieren und abkoppeln, indem wir annehmen, was das momentane Spiegelbild unseres Bewusstseins ist, ohne zu resignieren, ohne zu erlahmen, ohne abzuwerten, verändert sich auch das Bewusstsein und wird oft in einem momentanen Durchbruch wie beim Koan „wesentlich".

Es gelangt in seine eigene Mitte, erkennt die Kraft, die in der Befreiung von den Marionettenfäden liegt, die unsere Gefühle eben auch – neben ihrer Funktion, Werterfahrungen zu ermöglichen – darstellen.

## 24 Wann wirken mentale Techniken und wann wirken sie nicht?

In bestimmten Lebensphasen – nennen wir sie „Leerlaufphasen“ – können uns starke Gefühle und Eindrücke daran hindern, Gedanken zu setzen, uns zu desensibilisieren oder unsere Aufmerksamkeit bei der Ja-Nein-Technik und dem Focusing auf subtile Gefühlszustände und Stimmungen zu richten. Oft handelt es sich dabei um kontinuierliche negative Gefühle, z.B. Schmerzen oder eine durchgehende Stimmung wie Melancholie, Trauer oder Depression.

Manchmal sind solche „Störenfriede“ auch starke Eindrücke und Vorstellungen (z.B. Stress, Sucht, wichtige Neuigkeiten), von denen die Aufmerksamkeit nicht lassen will, durch die sie immer wieder magisch angezogen wird wie bei einem Verkehrsunfall.

Auch in der Wortklangmeditation wird es dann schwieriger, auf leichte Weise beim Klang zu bleiben oder zu ihm zurückzukehren. Die Meditation wird schwerfällig, zerstreut, anstrengend, unangenehm, ergebnislos. Man „bohrt“ plötzlich, wie Meditationsexperten zu sagen pflegen, „auf Stein“. In manchen, wenn auch seltenen Fällen helfen dann auch Zusatztechniken wie desensibilisierendes Körperfühlen nicht.

Wenn Sie in einer solchen Leerlaufphase resignieren, werden Sie leicht am Wert der Techniken zweifeln. Dann berauben Sie sich allerdings eines sonst überaus wirksamen Mittels innerer Veränderung!

*Es ist daher wichtig, von möglichen Leerlaufphasen zu wissen, um sie überbrücken zu können.*

Leerlaufphasen verschwinden meist ebenso plötzlich, wie sie gekommen sind. Ein probates Mittel – für Experten – ist es in einigen Fällen, die Wortklangmeditation auf sanfte, aber beharrliche Weise trotz negativer Gefühle und starker Vorstellungen – sozusagen „an den negativen Gefühlen und Gedanken vorbei“ über das Maß der gewohnten zwanzig Minuten hinaus, vielleicht bis zur doppelten Zeit, fortzusetzen. Oft ändert sich dann gegen Ende der Meditation schlagartig das Gefühlsbild.[77]

Gehen Sie hier mit Einfühlungsvermögen und Vorsicht zu Werke! Entwickeln Sie Ihren Spürsinn für solche Phänomene. Als wichtigste Regel aber gilt: *Lassen Sie sich nicht von gelegentlichen Leerlaufphasen beirren!*

Eine mögliche andere Ursache für die eingeschränkte Wirkung von Mentaltechniken liegt in den Lebensumständen: Bestimmte Konflikte sind *folgenreicher.* Wegen dieser Folgen stellen sie emotional einen größeren Widerstand dar. Wir können absehen und einschätzen, dass der Konflikt materielle, gesundheitliche oder andere ähnlich schwerwiegende Folgen haben wird.

Wenn zum Beispiel eine Trennung vom Partner bevorsteht, überblicken wir intuitiv die negativen Folgen, die das haben wir. Und das Trennungs- oder Einsamkeitsgefühl will weniger leicht weichen, weil es sich *auch* um eine intellektuell erfasste Einsicht in einen Unwert handelt und keine bloß emotionale durch negative Gefühle: nämlich den Umstand, genau diesen Partner zu verlieren, dies und das nicht mehr mit ihm tun zu können, wie etwa Sex zu haben, miteinander zu sprechen, zu verreisen.

Am besten lassen sich emotionale Probleme mit der Problem-Desensibilisierung bewältigen, wenn sie nicht so folgenreich sind. Man kann aber auch nicht sagen, dass sich solche Konflikte einer konsequenten Desensibilisierung absolut widersetzen. Vielfach benötigt man nur häufigeres Üben, kann aber die Zeit des Leidens oft erheblich verkürzen. Schwere Lebenskrisen wie Trennung, Trauer, Bankrott können also die Wirksamkeit von Mentaltechniken verhindern, beeinträchtigen oder verzögern.

Zu solchen hemmenden Faktoren gehören auch langdauernde krankhafte Reaktionen wie Phobien oder Panikattacken, Müdigkeit, Schmerzen, bestimmte Krankheiten, extreme Nervosität und Konzentrationsschwäche und psychopathische Zustände.

# „Angenehm“ und „unangenehm“ als ausschlaggebende Eigenschaften der Gefühle

Das Gefühl der Trauer ist nicht nur das Wissen um den traurigen Sachverhalt: dass jemand, der einem nahe steht, gestorben ist. Wut ist nicht nur jener Affekt, in dem wir entrüstet sind über etwas, das uns angetan wurde. Eifersucht ist nicht nur jene Dreieckskonstellation, bei der wir durch einen Konkurrenten unseren Partner zu verlieren befürchten.

Depression ist nicht nur Teilnahmslosigkeit und Desinteresse dem Leben gegenüber. In all diesen Gefühlen – gleichgültig ob nun Gefühl im eigentlichen Sinne oder Stimmung als durchgehende Gefühlstönung oder Emotion als starkes Gefühl oder Affekt als starke kurzfristige Gefühlsaufwallung, die unsere Kontrolle mindert – findet sich als *gemeinsames Merkmal* das Moment des Unangenehmseins (des Negativen, des Unlustbetonten, des Schmerzes im weitesten Sinne).

Auch Sorge, Aggression, Angst, Misstrauen, Hass und zahllose andere Gefühle lassen sich auf diesen gemeinsamen Nenner bringen. Welche Bedeutung hat dieser Faktor?

Stellen wir uns vor, wir verfügten über einen neurologischen Schalter, der dieses Moment des Unangenehmseins aus der Trauer, der Wut, der Eifersucht entfernen könnte: Solche Erfahrungen würden auf der Stelle ihren negativen Charakter verlieren.

Gleiches gilt – diesmal jedoch mit dem umgekehrten gemeinsamen Merkmal des Angenehmseins (dem positiven, lustbetonten Gefühl) – für Freude, Schönheit, Lust, Wohlbehagen, Wohlklang, Wohlgeschmack, Begeisterung, Triumph, Vergnügen, Jubel, Entzücken, Fröhlichkeit, Befriedigung, Wonne, Wohlbefinden, Zuversicht, Vertrauen und zahllose andere Gefühlswerte.

Doch sind diese beiden mentalen Hauptnenner – das Angenehmsein und Unangenehmsein – nicht nur für unsere Gefühle unentbehrlich. Sondern unsere Erfahrung erlangt mit ihnen erst ihren Wertcharakter.

Nur im Angenehm- und Unangenehmsein der Gefühle, niemals aber in den gefühlsfreien Dingen der Welt finden wir einen Endwert, der nicht mehr auf sein Wertvollsein hinterfragt werden muss, weil diese Werterfahrung evident und selbsterklärend ist. Alle anderen Werte sind nur Mittel dazu (Geld, Besitz, Werkzeug, Kleidung, Wissen, Macht, Ruhm).[78]

Es ist eine – zugegebenermaßen viel Introspektion und genauen Vergleich erfordernde – Aufgabe der Psychologie und Philosophie, diesen für unsere Leben so fundamentalen Sachverhalt zu vermitteln. Stellen Sie sich daher selbst folgende grundsätzliche Frage:

*Kann es wirklich etwas geben, das Wertcharakter hat ohne das Positiv- und Negativsein des Gefühls? Oder handelt es sich dann nicht doch immer um bloßes „Wertmeinen",*[60] *um „leere Wertideen" oder die Erfahrungsobjekte selbst, die das sind, was sie sind, aber nicht darüber hinaus auch noch wertvoll?*[79]

## 25 Vier verschiedene Weisen des Umgangs mit negativen Gefühlen

*In den vorausgegangenen Übungen haben wir verschiedene Methoden des Umgangs mit belastenden Gefühle kennengelernt. Hier eine Übersicht zur besseren Unterscheidung:*

### 1) Anschauendes Zulassen des Gefühls

Wir nehmen das aktuelle Gefühl war, d.h., den Kern des Gefühls, in der Regel als Unangenehmsein oder als Angenehmsein – falls das positive Gefühl zum Problem wird). Dadurch wird dem Gefühl die Kraft genommen (es vermindert sich oder verschwindet), wir haben Handlungsspielraum.

### 2) Gedankliches Zulassen des Gefühls

Wir nehmen kommende problematische Gefühle gedanklich vorweg, ohne sie bereits zu erleben, akzeptieren ihr Kommen, ihre Schmerzhaftigkeit („Unangenehmsein"), und dadurch verlieren sie ganz oder teilweise ihre belastende Dynamik, entstehen oft gar nicht erst oder sind dann nicht mehr so belastend.

### 3) Mitlaufenlassen

Wir lassen störende Gefühle einfach mitlaufen wie z.B. Straßenlärm oder Rückenschmerzen und kümmern uns nicht weiter darum, wenden uns stattdessen den Objekten zu, z.B. dem Mantra.

### 4) Paradoxe Intention

Wir lassen nicht nur gedanklich zu (wie in 2), sondern, verstärken noch, indem wir (möglichst authentisch!) das stärkste Negativsein einfordern: z.B. „bitte mindestens dreimal so belastend", – „dann sterbe ich jetzt bitte sofort!", – „dann werde ich jetzt verrückt, aber bitte richtig!"

Worin unterscheiden sich „Anschauendes Zulassen des Gefühls" und „Gedankliches Zulassen des Gefühls"? Beim anschauenden Zulassen wird die aktuelle Wahrnehmung des Unangenehmseins (oder Angenehmseins) als neutraler Betrachter gefühlt.

Beim gedanklichen Zulassen des Gefühls wird ein Gefühl gedanklich vorweggenommen. Wir befinden uns noch auf der kognitiven Ebene, nicht auf der emotionalen!

Stellen Sie sich vor, Sie müssten gleich eine Prüfung ablegen und vermuten, dass dabei viele belastende Gefühle auftreten werden. Lassen wir die zu erwartenden Gefühle in Gedanken zu („Es darf gleich wehtun!"), dann verändert sich dadurch, falls wir unsere Aussage ernst meinen, die Psychodynamik des Fühlens: negative Gefühle werden schwächer oder verschwinden. Dies liegt daran, dass wir unsere Vermeidungshaltung aufgeben.

# 25 Fehlertabelle „Gefühl“ und „Wert“

Gefühle sind von jeher vielen Missverständnissen ausgesetzt. Ein angemessenes Verständnis der Gefühle ist aber für unsere Konfliktbewältigung, Selbstmotivation und Leistungssteigerung von entscheidender Bedeutung. Auch Politik, Wirtschaft und Arbeitswelt würden von einem besseren Verständnis der Rolle unserer Gefühle profitieren – vorausgesetzt, solche Einsichten ließen sich praktisch umsetzen.

Gleiches gilt für unsere Werte und Werterfahrungen. Die Geschichte der Philosophie ist eine Kette von Versäumnissen und Irrwegen, was Werte und Werterfahrungen im Verhältnis zu den Gefühlen anbelangt.

Aristippos, Epikur, Platon, Aristoteles, Hobbes, Descartes, Spinoza, Locke, Hume, Bentham, J. S. Mill, Kant, G. E. Moore, Brentano, Freud, Scheler, N. Hartmann, V. Kraft haben zwar alle in irgendeiner Weise die herausragende Rolle der Gefühle für unsere Motivationen und Bewertungen gesehen, aber kaum genügend differenziert, um eine hinreichende Erklärung für Moral und Werterfahrungen zu geben.

Im Folgenden werden typische Fehler im Verständnis der Gefühle aufgelistet und erläutert.

*Fehler 1:*
Positive Gefühle (wie z.B. Glück, gute Laune) können langweilig werden.

*Kommentar:*
Das ist ein logischer Widerspruch. Wenn positive Gefühle verschwinden, kann sich zwar das negative Gefühl der Langeweile einstellen. Aber dann sind nicht die positiven Gefühle langweilig, sondern der nachfolgende Zustand der Langeweile. Die Erfahrung könnte allenfalls zwiespältig, mehrstimmig, „polyphon“ sein. Dann erleben wir zugleich oder kurz hintereinander positive und negative Gefühle wie beim Masochismus.

Glück, sei es als Glücksmoment oder länger andauernde glückliche Stimmung, zeichnet sich jedoch gerade dadurch aus, dass es sich eben *nicht* um Langeweile handelt. Die Attraktivität des angenehmen Gefühls ist Attraktivität, nicht Unangenehmsein.

*Fehler 2:*
Wir empfinden Vergnügen (als eine Art des positiven Gefühls) nur, wenn Schmerz oder andere negative Erfahrungen vorausgegangen sind (Epikur[80], I. Kant[81]).

*Kommentar:*
Stellen Sie sich vor, Sie hatten gerade einen sehr erfüllenden Orgasmus. Unmittelbar danach trifft die Nachricht ein, dass Sie zehn Millionen Euro im Lotto gewonnen haben. Das könnte Ihnen ein deutliches Glücksgefühl verschaffen, weil Sie sich damit bestimmte Wünsche erfüllen wollen – und zwar ein Glücksgefühl *unmittelbar* nach dem positiven Gefühl des Orgasmus. Und dies, ohne deswegen *zwangsläufig* vorher unter einem Mangel gelitten zu haben, der sich in negativen Gefühlen äußerte. Dem Vergnügen oder anderen positiven Gefühlen können also sowohl negative Gefühle wie auch positive oder neutrale Gefühlszustände vorausgehen.

Das positive Gefühl ist eine kontingente subjektive Erlebnisqualität *sui generis*, kontingent auch insofern, als sie ohne logisch notwendigen Bezug zu anderen Gefühlen ist.[82]

*Fehler 3:*
Durch Gefühle werden Werte zwar erfühlt, ihr Wert liegt jedoch in der Sache selbst, bzw. ihr Wert liegt in den (Wert)Ideen, durch die wir Werte erfassen (M. Scheler, N. Hartmann[83]).

*Kommentar:*
Zieht man das Angenehm- oder Unangenehmsein der Gefühle aus unseren Wertwahrnehmungen ab – seien es nun objektive Dinge, Eigenschaften, Verhältnisse oder Ereignisse oder als an-sich-seiend verstandene Wertideen (etwa im Sinne von Platons „Ideenreich“) –, verschwindet damit auch ihr Wertvollsein.

Übrig bleiben bloße Dinge oder leere Wertideen. Eine Ausnahme davon machen nur Werte als Mittel (z.B. Medikamente, Werkzeuge, Geld), die allerdings im strengen Sinne nur dann Werte sind, wenn sie auch tat sächlich zu gefühlten Werten führen. Objektives Wertvollsein an Dingen und Ideen lässt sich schlechterdings nirgends aufweisen.

*Fehler 4:*
Gefühle unterscheiden sich grundsätzlich von Stimmungen, Affekten und Emotionen.

*Kommentar:*
Gefühlen, Stimmungen, Affekten, Emotionen ist – bei aller Verschiedenheit – eine wesentliche und ausschlaggebende Eigenschaft gemeinsam: ihr Angenehm- oder Unangenehmsein. Könnte man das Angenehm- und Unangenehmsein aus Gefühlen, Stimmungen, Affekten und Emotionen entfernen, verlören sie für uns ihre Relevanz. Erst dieser Faktor macht Erfahrungen „werthaft“.

*Fehler 5:*
Gefühle sind Nebensache. Es kommt im Leben auf andere, wichtigere Werte an.

*Kommentar:*
Ohne Gefühle (ihr Angenehm- und Unangenehmsein) können keine Werte erfahren werden. Gefühle sind somit primär und nicht sekundär, wie man meist glaubt, *Hauptsache, nicht Nebensache*, soll das Leben nicht als wert- und sinnlos erlebt werden.

Moralische Werte verlieren durch diese scheinbar „hedonistische“ Wertbegründung keineswegs ihre Bedeutung. Wir können uns bewusst für moralisches Handeln entscheiden, selbst wenn unsere momentanen Gefühle dagegen sprechen.

Sollen moralische Werte aber keine leeren, abstrakten Wertideen bleiben, dann müssen sie *am Ende* ihren Nutzen dadurch erweisen, dass sie unsere Lebensqualität verbessern. Und Lebensqualität ist letztlich gleichzusetzen mit emotionaler Qualität: d.h., mit Werterfahrungen durch positive Gefühle, mit gefühlten Werten.

*Fehler 6:*
„Leben ist Leiden“ (Buddha).

*Kommentar:*
Leben ist *auch* Leiden. Negative Gefühle sind nicht vollständig zu vermeiden, weil sie eine steuernde, erkennende und warnende Funktion haben. Dem steht auf der anderen Seite die ganze Vielfalt positiver Gefühle, Stimmungen und Emotionen in allen Bereichen des Lebens gegenüber: Genuss, Unterhaltung, Vergnügen, moralische Gefühle, Schönheit, Glück. Emotionale Intelligenz zielt darauf ab, emotionale Lebensqualität zu steigern und Leiden zu mindern. Die Summe positiver Eindrücke und Impulse im Leben soll vermehrt werden.

Dies lässt sich nicht durch resignatives Beharren auf der unbestreitbaren Negativität des Lebens erreichen, sondern nur durch die radikale existentielle und praktische Entscheidung jedes einzelnen, für sich selbst und für andere die Positivität des emotionalen Systems zu erhöhen, in dem wir miteinander leben.

*Fehler 7:*
Positives Gefühl ist gleich Lust (Aristippos, Epikur, S. Freud).

*Kommentar:*
Viele positive Gefühle lassen sich nicht in die Kategorie „Lust“ einordnen. Die Gefühle der Barmherzigkeit oder Anmut sind nicht unbedingt lustvoll, wohl aber positiv, attraktiv, angenehm getönt. Lust ist nur eine Form in einer breiten Skala angenehmer Gefühle. Deshalb zielt der Hedonismus („Luststreben“) auf einen zu engen Teilbereich unserer Werterfahrungen ab.

*Fehler 8:*
Was das Gefühl zum Gefühl macht, ist in Wirklichkeit die *gedankliche Interpretation* einer Körperempfindung (S. Schachter, J. E. Singer[84]).

*Kommentar:*
Zwar gesellen sich zu Gefühlen oft ein und dieselben körperlichen Emp-

findungen und Erregungen, z.B. Spannung, Entspannung, Leichtigkeit, Druck, Hitze, Kälte. Aber was sie dann zur Freude oder zum Ärger macht, ist einerseits die Situation (der Grund, warum man sich freut oder ärgert) und andererseits die angenehme oder unangenehme Gefühlstönung, die sich mit der Körperempfindung und dem gedanklichen Erfassen verbindet.

Gedankliches Auffassen und Körperempfindung allein reichen zur Bildung von Gefühlen nicht aus. Wenn wir uns das Knie am Tischbein stoßen, empfinden wir Schmerz – also ein negatives Gefühl –, bevor wir ein gedankliches Verständnis davon haben, was genau passiert ist.

*Fehler 9:*
Orientierung auf Gefühle führt zu Hedonismus und Egoismus.

*Kommentar:*
Dann gäbe es kein Mitleid, keine Moral, keine Freude am Helfen, an der Wissenschaft, am Erkennen, denn auch daran sind Gefühle maßgeblich beteiligt. Könnte man per Knopfdruck aus unserem nicht-hedonistischen, nicht-egoistischen Handeln die motivierenden Gefühle entfernen, würden wir über kurz oder lang unsere Aktivitäten einstellen oder reflexhaft als bloße Denkautomaten handeln. Sogenannte „bloße Pflichterfüllung" z.B. erlahmt schon bald, wenn sie nicht von positiven Gefühlen getragen wird.

*Fehler 10:*
Werte als Mittel sind objektive Werte.

*Kommentar:*
Werte wie Geld, Werkzeuge, Medikamente, Lebensmittel, Waffen, Besitz, Macht, Verhaltensregeln, Gesetze sind „Mittel zum Zweck", aber keine Werte unabhängig von ihrem Endwert, dem *gefühlten Wert*. Werte als Mittel ohne Wertfühlen sind niemals echte, sondern nur vermeintliche Werte: „Wertattrappen".

Denn ein anderer Zweck als der Gefühlswert als Endwert, der nicht mehr auf sein Wertvollsein hinterfragt werden muss (vgl. „unendlicher Re gress“ der Wertbegründung), weil sein Wertvollsein offenkundig und evident ist, kann in der Erfahrung nirgends aufgewiesen werden.

*Fehler 11:*
Die Schlüssigkeit von Werten als Mittel wird falsch eingeschätzt.

*Kommentar:*
Sehr oft lässt sich nur schwer abschätzen, ob Werte als Mittel, z.B. politische Strategien, zu Gefühlswerten führen, zumal Menschen unterschiedlich fühlen. So gesehen dürften Werte als Mittel vielfach nur als hypothetische Werte angesehen werden. Viele Konflikte ließen sich durch ein kritischeres Verständnis der Werte als Mittel vermeiden.

*Fehler 12:*
Gefühlswerte werden für objektive Werte gehalten.

*Kommentar:*
Da wir hinsichtlich der Rolle unserer Gefühle noch weitgehend unaufgeklärt sind, kann der Stellenwert des Gefühls nicht richtig eingeschätzt werden, bzw. das Gefühl wird gar nicht bemerkt. Dann können wir die Gefühlsauszeichnungen von Erfahrungen (Wahrnehmungen, Gedanken, Erinnerungen, Motivationen) nicht als solche identifizieren und halten das, was wir über positive Gefühle erfahren, für objektive Werte.

Solche fälschlich als allgemeingültig verstandenen Werte führen zum *Wertoktroyismus*, der wesentlich mitverantwortlich ist für antidemokratische Entwicklungen in der Geschichte wie Feudalismus, Absolutismus, Autoritarismus, Diktatur, Terrorismus, Fundamentalismus, Nationalsozialismus, Faschismus, rechte Gewalt, Rassendiskriminierung oder Ausländerhass.

Viele Werturteile sind nur scheinplausibel oder willkürlich, also weder wahrscheinlich noch objektiv noch empirisch oder logisch begründet. Manche Werturteile stellen Rationalisierungen dar. Ihre Gründe liegen in anderen Motivationen, meist unbewusster, gefühlsmäßiger Art. Werturteile sind oft bloßes Wertmeinen, Wertfiktionen.[85]

Und dies unter anderem auch, weil der Wert von Mitteln für unsere emotionale Lebensqualität oft nur schwer oder gar nicht voraussagbar ist. Das schließt nicht aus, dass Wertfiktionen, falls sie Gefühlswerte realisieren, eine positive Funktion besitzen. Vieles spricht dafür, dass ohne Wertfiktionen, ohne fixe Ideen die gesellschaftliche Evolution hin zu Lebensqualität schleppender vorangegangen wäre.

Auch moralisches Handeln lässt sich letztlich nur durch die – über weite Strecken sehr plausible – Hypothese begründen, dass Moral emotionale Lebensqualität fördert.

*Fehler 13:*
Das Angenehm- und Unangenehmsein der Gefühle wird nicht als ihre wesentliche Eigenschaft für die Wertbegründung angesehen. So ließen sich z.B. Ergriffenheit, Ärger, Reue, religiöse Gefühle, Achtung und Verehrung angeblich nicht unter die Kategorien Lust und Unlust subsumieren (P. Lersch).

*Kommentar:*
Dieser Einwand übersieht, dass, wenn wir uns das Moment des Angenehm- oder Unangenehmseins aus den Erfahrungen der Ergriffenheit, des Ärgers, der Reue, der Achtung, Verehrung und der religiösen Gefühle wegdenken, die Anziehungskraft oder Ablehnung dieser Gefühle auf der Stelle verschwindet. Ein neutraler rührt uns emotional nicht an, lässt uns „kalt“, wie es die Alltagssprache ausdrückt. Und dies eben, weil damit auch das wesentliche Charakteristikum der Ergriffenheit, des Vergnügens, der Reue, des Ärgers usw. fehlt. Ersetzen wir die angenehmen Gefühle durch Unangenehmsein, Unlust, wird daraus sogar Abneigung, Ablehnung, Desinteresse. Ersetzen wir die unangenehmen Gefühle durch angenehme, wird daraus Interesse, Neugier, Faszination, Wertschätzung. Die positive oder negative Einfärbung des Gefühls jeweils innerhalb so verschiedener Phänomene wie Ergriffenheit, Ärger, Verehrung als gemeinsamem Nenner einwandfrei zu identifizieren, setzt allerdings durch klare Begriffe geführte Übung, genaue Vergleiche und ein hohes Maß an Introspektionsfähigkeit voraus. In einigen Bereichen ist die Gefühlseinfärbung so subtil, dass sie uns leicht entgehen kann.

# 26 Welche Technik für welches Problem?

*In diesem Kapitel erfahren Sie – alphabetisch aufgelistet –, welche Technik sich für welches Problem eignet.*

Desensibilisierung wirkt in Lebenskrisen, gegen allgemeine Negativität, Anspannung, Verspannung und Nervosität, körperliche Schmerzen und additiven Stress und vermindert traumatische Folgen. Desensibilisierung schafft innere Distanz und damit mehr Handlungsspielraum. Die Impulskontrolle wird verbessert.

Bei Phobien und Ängstlichkeit wirkt besonders die Problem-Desensibilisierung.

Die Ja-Nein-Wunsch-Technik eignet sich hervorragend, um Motivationen zu erkennen.

Gedankensetzen ist effektiv bei mangelnder Selbstmotivation, um Entwicklung und Selbstentfaltung zu fördern. Die Fähigkeit, auch im Alltag spontan positive Gedanken zu setzen oder sich von Problemen abzuwenden, nimmt zu..

Die Ja-Nein-Technik ist besonders geeignet bei Schwierigkeiten, die keinen ausgeprägten emotionalen Gehalt haben, wie z.B. manchen Marotten.

Focusing hat seine Stärke und kathartische Wirkung beim Verdeutlichen und Bewusstmachen von unbewussten oder unklaren Konflikten.

Wortklangmeditation vermindert Stress und Angst, entspannt, fördert Gesundheit, geistige Klarheit und kreative Gedanken, verstärkt die Introspektionsfähigkeit und stellt eine wirksame Basistechnik für andere Mentaltechniken dar.

## Übersicht:

Aggressivität
Angst
Angst vor Fehlern, Versagensangst
Angst vor Impotenz
Anhaften, Muss-Haltung, Perfektionismus
Antriebsarmut, chronische Müdigkeit
Ärger, Beleidigtsein
Aversio
Aversion, Antipathie
Depressive Verstimmung
Desorientiertheit, weltanschauliche
Destruktivität
Diät
Durchschlafen
Eifersucht
Empfindlichkeit, extreme Sensibilität
Errötensangst
Examensangst
Flugangst
Frustration
Genussmittelsucht
Gewichtsreduktion, Diät
Hadern, Nörgeln, Kritiksucht, Vorwürfe
Hass
Hypochondrie
Impulsivität, Affekt
Innerer Kampf, Problembewusstsein, Sorge
Jetlag
Kritiksucht
Lampenfieber
Lebenskrisen
Mangelnde Motivation
Marotten
Minderwertigkeitsgefühl

Missgunst
Negativität
Nervosität
Nörgeln
Ordnungssucht
Paniksituationen, Panikattacken, Panikstörungen
Perfektionismus
Phobien
Psychosomatische Beschwerden
Rachegefühle
Rassenhass, Rassendiskriminierung
Schlaflosigkeit
Schlechte Laune
Schüchternheit
Schuldgefühle
Sorgen
Spannungsschmerzen
Spielsucht
Stimmungsschwankungen
Stress
Sucht
Terminstress
Traumata
Überanstrengung
Unkonzentriertheit
Unzufriedenheit
Versagensangst
Waschzwang
Werturteil, bewerten
Zwangshandlungen
Zwangsvorstellungen, Zwangsgedanken

*Stellen Sie, auch bei hier nicht aufgeführten Problemen, zunächst fest, ob deutliche negative oder positive Gefühle erkennbar sind.*

**Aggressivität**
Körper-Desensibilisierung und Problem-Desensibilisierung sind hervorragende Instrumente, um Aggressivität zu verlernen. Das geschieht, indem emotionale Probleme wie Wut, Ärger, Hass, Frustration durch zulassende Betrachtung negativer Gefühle neutralisiert werden. Darüber hinaus führen Desensibilisierung und desensibilisierende Techniken wie die Wortklangmeditation zu stärkerer Impulskontrolle.

Die Philosophie der Emotionalen Intelligenz vermittelt uns die Einsicht, dass Bewertungen, gerade auch wenn sie Aggressivität auslösen, oft *scheinrational* sind („Kontingenz der Werte") und dass man mit überzogener Aggressivität seiner emotionalen Lebensqualität schadet.

Aggressivität ist auch gut dem Gedankensetzen und der Ja-Nein-Technik zugänglich. Ja-Nein-Wunsch-Technik und Focusing können unbewusste oder nonverbale Motivationen bewusst machen. Beide Techniken wirken darüber hinaus selbst kathartisch.

**Angst**
Das Mittel der Wahl bei Angst, Ängstlichkeit und Phobien ist die Problem-Desensibilisierung. Setzen Sie unterstützend desensibilisierendes Körperfühlen ein, um Ihre Freiheit gegenüber negativen Gefühlen zu erhöhen.

Setzen Sie die Wortklangmeditation ein, um sich zu entspannen und langfristig Ihren Stresspegel zu vermindern. Ein- oder zweimal täglich fünfzehn bis zwanzig Minuten tiefe Ruhe und Entspannung sind eine gute Basis für eine gezielte Angsttherapie und allgemeine Desensibilisierung.

Die Psychologie der Emotionalen Intelligenz vermittelt Ihnen darüber hinaus die Einsicht, dass wir nicht völlig ohne negative Gefühle leben können, da sie uns vor Schaden bewahren. Das schützt uns auch vor übertriebenem Perfektionismus.

Suchen Sie einen Verhaltenstherapeuten auf, wenn Sie sich von Ihrer Angst überfordert fühlen und Panikattacken nicht neutral betrachtend zulassen können, obwohl Sie das Prinzip von Entspannung und desensibilisierendem Zulassen verstanden haben.[86]

**Angst vor Fehlern, Versagensangst**
Die Ja-Nein-Technik ist wirksam bei Versagensangst und vermindert Fehler, wenn das Problem weniger emotionaler als gedanklicher Art ist, weil der negativen Erwartungshaltung die psychische Dynamik genommen wird.

Bei eher emotional geprägter („echter") Angst sollte die Problem-Desensibilisierung eingesetzt werden. Setzen Sie dann zusätzlich die Desensibilisierung als desensibilisierendes Körperfühlen ein, um Ihre Freiheit gegenüber negativen Gefühlen zu erhöhen.

Ändern Sie auch Ihre Grundeinstellung! Jeder Mensch macht Fehler. Es ist weder realistisch noch Ihrer seelischen Gesundheit förderlich, absolut perfekt sein zu wollen – was natürlich nicht ausschließt, in allen Lebensbereichen gute Arbeit zu machen und immer besser zu werden.

**Angst vor Impotenz**
Wie bei der Versagensangst ist die Ja-Nein-Technik ein wirksames Instrument, um Ihnen die negative Erwartungshaltung zu nehmen. Problem-Desensibilisierung eignet sich für eher emotional geprägte Angst.

Psychologie und Philosophie der Emotionalen Intelligenz vermitteln Ihnen darüber hinaus das (gute) Gewissen, dass positive – also gerade auch lustvolle – Gefühle den Sinn des Lebens ausmachen. Seien Sie daher beim Sex zunächst einmal Egoist, und denken Sie erst an Ihre eigene Lust!

**Anhaften, Muss-Haltung, Perfektionismus**
Perfektionismus, übertriebenes Anhaften, unbedingtes Habenwollen, die sogenannte „Muss-Haltung", sind für zahlreiche emotionale Probleme verantwortlich. Deshalb sehen Religionen und östliche Weisheitssysteme zu Recht einen wichtigen Entwicklungsschritt in der nicht-anhaftenden Haltung.

Weniger stark anzuhaften bedeutet keineswegs, passiv, kraftlos oder gleichgültig gegenüber den Werten des Lebens zu werden, sondern zunächst einmal, loslassen zu können, wenn Festhalten Leiden verursacht. Manche positiven Gefühle sind überhaupt erst zugänglich, wenn wir die

Gefühle angespannten Festhaltens aufgeben. Außerdem erhöht Flexibilität in vielen Bereichen unsere Leistungsfähigkeit.

Zulassen und Desensibilisieren üben die Haltung des Nichtanhaftens und Loslassens mit den Techniken der Körper-Desensibilisierung und der Problem-Desensibilisierung ein, indem sie direkt ins *Zentrum des Problems* gehen: zum negativen und positiven Gefühl, seinem Angenehm- und Unangenehmsein.

Von der aktuellen Desensibilisierung ist es dann ein kleinerer Schritt zur allgemeinen Lebenseinstellung, in Zukunft weniger stark anzuhaften an den Zielen und Werten, weil dies oft zu unnötigem Kampf und Leiden, zu Egoismus und Konfrontation führt.

**Antriebsarmut, chronische Müdigkeit**
Bleierne Schwere, Interesselosigkeit, Langeweile, Schwäche, chronische Müdigkeit, soweit seelisch bedingt, können auf mangelndem Verständnis dessen beruhen, was uns motiviert und was das Leben werthaft macht. Dann sind wir Opfer einer bewussten oder unbewussten Sinnkrise. Die Überzeugung, das Leben habe keinen Sinn, wirkt hemmend auf unsere Motivationen und Gefühle.

Motivation wird durch die Einsicht gefördert, dass Werterfahrungen letztlich immer auf positiven Gefühlen beruhen. Sich zum Prinzip dieser Positivität zu bekennen aktiviert neue Kräfte und nimmt der Sinnkrise ihre Plausibilität; und dies um so nachdrücklicher, je mehr wir uns ohne falsche Bescheidenheit, ohne Schuldgefühle auf das ganze Spektrum positiver Gefühle einlassen (vgl. dazu „emotionales System“).

Begeisterung, Hochgefühl, Elan haben immer auch eine emotionale Seite und können niemals rein aus der Sache oder Situation hergeleitet werden. In der Sinnkrise argumentieren wir aber in aller Regel objektivistisch: als seien ausschließlich die Umstände an unserer Antriebsarmut und unserem Desinteresse schuld. Gedankensetzen verstärkt diesen Aktivierungsprozess und setzt negative Haltungen und Lernmuster außer Kraft.

Focusing und Ja-Nein-Wunsch-Technik können uns darüber aufklären, was hinter unserer zunächst noch unbewussten oder unklaren Haltung steckt – etwa wenn das Ergebnis der Benennung beim Focusing lautet: „Es hat alles keinen Sinn.“ Dabei kann sich u.U. zeigen, dass wir unser Leben ändern und nach neuen Betätigungsfeldern und Aufgaben suchen müssen.

Körper-Desensibilisierung und Problem-Desensibilisierung vermögen wirksam den Gefühlsaspekt unserer Antriebsarmut und Müdigkeit zu beeinflussen.

**Ärger, Beleidigtsein**

Auch wenn wir uns oft unseren negativen Gefühlen ausgeliefert fühlen, haben wir doch die Wahl, uns bewusst gegen emotionale Reaktionen wie Ärger oder Beleidigtsein zu entscheiden.

Gedankensetzen eignet sich hervorragend als präventive Methode, um sich von Situationen zu distanzieren, die Ärger auslösen könnten.

Ebenso wirksam neutralisieren Problem- und Körper-Desensibilisierung aktuellen Ärger; letztere, weil starker Ärger fast immer auch körperlich spürbar wird.

Die Philosophie der Emotionalen Intelligenz verdeutlicht uns darüber hinaus, dass es oft nicht der „objektive Sachverhalt“ ist, der unseren Ärger oder unser Beleidigtsein gerechtfertigt erscheinen lässt, sondern dass wir kontingente, momentane Gefühle mit objektiven, als „richtig“ aufgefassten Bewertungen verwechseln. Ob ein Gefühl zweckmäßig ist, entscheidet letztlich unsere Intuition hinsichtlich der Auswirkungen, die das problematische Gefühl auf unsere emotionale Qualität im Ganzen des Lebens hat.

**Aversion, Antipathie**

Bei fast allen Menschen finden sich Objekte und Erlebnisse, die mit überdurchschnittlich starken negativen Gefühlen verbunden sind. Jemand ist gegen ein bestimmtes Essen „allergisch“, hat eine starke Antipathie gegen manche Gesichter oder Verhaltensweisen, eine Aversion gegen bestimmte Farben, Geräusche, Musik, Kunst usw.

Dann halten wir unsere Empfindlichkeit leicht für objektiv oder in anderer Weise „berechtigt“, obwohl es sich um kontingente, subjektive Gefühlsauszeichnungen unserer Erfahrungen handelt.

Wer sich von seiner Aversion bedrängt fühlt oder sie als unsinnig oder unzweckmäßig ansieht, kann ihr sehr effektiv mit Desensibilisierung begegnen.

Emotionale Lebensqualität bedeutet auch, nicht von übermäßig vielen Aversionen geplagt zu sein, nicht überempfindlich zu reagieren. Um emotionale Qualität zu steigern, sollten wir danach streben, Empfindlichkeiten zu reduzieren, anstatt sie leichtfertig durch gewohnheitsmäßiges Hinnehmen zu fixieren. Vergleiche auch „Empfindlichkeit, extreme Sensibilität“.

**Depressive Verstimmung**

Finden Sie heraus, ob sich Ihre Verstimmung durch Desensibilisierung beeinflussen lässt!

Das wichtigste Merkmal der depressiven Stimmung ist, wie bei anderen negativen Gefühlen und Emotionen auch, ihr Unangenehmsein. Lässt sich das unangenehme Gefühl beseitigen, verliert die Verstimmung oder Depression auf der Stelle jede Bedeutung für uns. Wir haben uns damit von ihrer verhängnisvollen Psychodynamik abgekoppelt.

Methodische Isolierung des negativen Moments durch begriffliches Verständnis und Ausrichtung der Aufmerksamkeit einerseits und aufrichtiges Zulassen des unangenehmen Gefühls andererseits führen oft dazu, dass depressive Verstimmungen verschwinden.

Blockierend können jedoch Vorurteile und fixe Ideen wirken. Suchen Sie gegebenenfalls einen Gesprächstherapeuten auf, der z.B. gemäß der Klientenzentrierten Gesprächstherapie nach Rogers verfährt, wenn Sie gedankliche, interpretatorische Gründe als Ursache Ihrer Depression vermuten.

Manche Depressionen haben physische Ursachen, die nicht auf Desensibilisierung ansprechen.

Bei seelischen und weltanschaulichen Gründen eignen sich ergänzend Gedankensetzen („Loslassen"), Ja-Nein- und Ja-Nein-Wunsch-Technik. Auch Wortklangmeditation führt, richtig ausgeübt, über kurz oder lang fast immer zu einer deutlichen Stimmungsaufhellung.

► *Bei echten Depressionen ist es wegen unkalkulierbarer Gefühlsreaktionen sicherer, einen Therapeuten hinzuzuziehen.*

**Desorientiertheit, weltanschauliche**

Die Philosophie der Emotionalen Intelligenz verdeutlicht uns, dass Unwissenheit hinsichtlich der Hauptprinzipien des Lebens schädlich für unsere seelische Gesundheit ist.[87] Wir sollten die Rolle der Gefühle angemessen einschätzen und unser mentales Hauptprinzip kennen und verstehen, dass Wert und Sinn des Lebens ausschließlich durch Wertfühlen erfahren werden. *Rein intellektuell lässt sich der Wert des Lebens nicht erkennen, er muss erfühlt werden.*

Neben dieser kognitiven Therapie kann vor allem Gedankensetzen zu einer neuen Justierung auf die Werte des Lebens führen.

**Destruktivität**

Auch ohne die Ursachen von Negativität im persönlichen Leben zu kennen, vermag die Philosophie der Emotionalen Intelligenz nach und nach eine tiefgreifende Einstellungsänderung zu bewirken. Lernen Sie, dass der einzige erkennbare und für alle Menschen gleiche Lebenssinn in der Erfahrung positiver Lebensqualität durch Gefühle liegt (vgl. die Stichwörter: „mentales Hauptprinzip", „Sinn des Lebens", „Angenehm- und Unangenehmsein der Gefühle", „Wert", „emotionales System" in den Begriffserklärungen).

Zwanghafte Destruktivität ist der Desensibilisierung, dem Gedankensetzen, der Ja-Nein-Technik, der Ja-Nein-Wunsch-Technik, dem Focusing und der Wortklangmeditation zugänglich.

Bevorzugen Sie Gedankensetzen, Ja-Nein-Technik und Ja-Nein-Wunsch-Technik gegenüber der Desensibilisierung, wenn das Problem keinen sehr deutlichen emotionalen Gehalt zeigt.

**Diät**
Vgl. „Gewichtsreduktion, Diät“.

**Durchschlafen**
Probleme mit dem Durchschlafen lassen sich hervorragend behandeln durch die Technik des Gedankensetzens, indem einfach die positive Formel „Durchschlafen!“ gesetzt wird. Vgl. auch „Schlafprobleme“.

**Eifersucht**
Problem-Desensibilisierung ist ein hervorragendes Instrument, um der Eifersucht ihre Kraft zu nehmen. Gedankensetzen unterstützt diesen Prozess.

Eifersucht tendiert dazu wiederzukehren, wenn sie nicht aufrichtig und nachhaltig desensibilisiert wird; vielleicht, weil es sich um eine genetisch besonders stark verankerte emotionale Reaktion zur Sicherung von Beziehungen handelt.

**Empfindlichkeit, extreme Sensibilität**
Empfindlichkeit ist oft eine dem „Willen“ (der eigenen, meist unbewussten Entscheidung) unterliegende, gewohnheitsmäßige und erlernte Haltung. Gedankensetzen eignet sich vorzüglich, um sich von übertriebener Empfindlichkeit zu lösen.

Ebenso zielt die Desensibilisierung als Problem- und Körper-Desensibilisierung darauf ab, negative Gefühle bei extremer Empfindlichkeit und Sensibilität zu neutralisieren.

Die Philosophie der Emotionalen Intelligenz verdeutlicht uns darüber hinaus, dass es eben oft nicht der „objektive Sachverhalt“ ist, der unsere Empfindlichkeit – z.B. gegen Zigarettenrauch oder Lärm – gerechtfertigt erscheinen lässt, sondern dass wir kontingente (subjektive, zufällige) Gefühle mit objektiven Bewertungen verwechseln. In diesem Fall sind wir Opfer überflüssiger, dann leicht zur Gewohnheit werdender Werturteile, durch die unnötige negative Gefühle erfahren werden.

**Errötensangst (Erythrophobie)**
Errötensangst spricht wie alle Phobien gut auf Problem-Desensibilisierung an. Ergänzen Sie dieses Verfahren durch Gedankensetzen. Setzen Sie unterstützend die Desensibilisierung als Körperfühlen ein, um Ihre Freiheit gegenüber negativen Gefühlen zu erhöhen. Setzen Sie die Wortklangmeditation ein, um sich zu entspannen und Ihren Stresspegel über einen längeren Zeitraum zu vermindern. Nutzen Sie in Aktion die „Paradoxe Intention".

Suchen Sie einen Verhaltenstherapeuten auf, wenn Sie sich von Ihrer Angst überfordert fühlen und Panikattacken nicht neutral betrachtend zulassen können, obwohl Sie das Prinzip der Dualität von Entspannung und desensibilisierendem Zulassen verstanden haben. Statt der Desensibilisierung wird Ihr Therapeut möglicherweise das Verfahren der „Reizüberflutung" oder „direkten Reizkonfrontation"[86] einsetzen.

**Examensangst**
Vgl. „Angst".

**Flugangst**
Das Mittel der Wahl gegen Flugangst ist die Problem-Desensibilisierung. Durch vorgeschaltete Tiefenentspannung (z.B. Wortklangmeditation), die zugleich mit der negativen Gefühlsauszeichnung des Problems wahrgenommen wird, verlernt das Nervensystem nach und nach die Angstreaktion. Verstärkend wirken Ja-Nein-Technik und Gedankensetzen.

Wortklangmeditation führt darüber hinaus ganz allgemein über einen längeren Zeitraum zum Abbau von Angstbereitschaft. Setzen Sie unterstützend die Desensibilisierung als Körperfühlen ein, um Ihre Freiheit gegenüber negativen Gefühlen zu erhöhen und übertriebene Empfindlichkeit zu mindern.

**Frustration**
Frustration beruht auf negativen Gefühlen durch Versagung und kann zu Aggressionen führen. Negative Gefühle sprechen gut auf Problem- und Körper-Desensibilisierung an. Gedankensetzen und Ja-Nein-Technik entkoppeln den negativen Lernprozess.

Psychologie und Philosophie der Emotionalen Intelligenz verdeutlichen uns darüber hinaus, dass es im Leben um emotionale Qualität geht und dass wir uns durch frustrierende Gefühle unnötig belasten. Hinter der Frustration steckt oft zu starkes Anhaften. Vgl. dazu „Anhaften, Muss-Haltung, Perfektionismus".

**Genussmittelsucht**
Vgl. „Sucht".

**Gewichtsreduktion, Diät**
Die Verlockung zu essen stellt ein angenehmes Gefühl dar – der Gedanke an Hungern und Verzicht ein unangenehmes Gefühl. Das ist tatsächlich – neben unzweckmäßigen Vorstellungen, die wir uns über die Schwierigkeit von Diäten machen – der springende Punkt und die mentale Quintessenz aller Probleme beim Abnehmen.

Bearbeiten Sie hinderliche Gefühle mit der Technik der Problem- und Körper-Desensibilisierung. Gedankensetzen ist darüber hinaus ein wirksames Mittel, um die Motivation zum Abnehmen auf den Weg zu bringen. Diät zu halten ist nämlich vielfach ein „Problem des Kopfes", der gedanklichen Einschätzung, und nicht so sehr realer Hungergefühle und echter Schwäche, d.h. schwer erträglicher unangenehmer Gefühle. Mit „FdH" fühlt man sich selten schwach.[88]

Auch die Ja-Nein-Technik korrigiert problematische Einstellungen, wenn das Problem nicht zu emotional geprägt ist und mehr auf der gedanklichen Ebene liegt. Ja-Nein-Wunsch-Technik und Focusing geben uns Auskunft über unsere tatsächlichen Motivationen.

**Hadern, Nörgeln, Kritiksucht, Vorwürfe**
Übertriebenes Hadern, Nörgeln und Kritisieren beeinträchtigen unsere emotionale Lebensqualität.

Kritik und Nörgeln können mit positiven – erleichternden – Gefühlen gepaart sein („Lust" am Nörgeln, „Dampf ablassen"). Manche Menschen neigen dazu, anderen Vorwürfe zu machen, um sich selbst aus der Schusslinie der Kritik zu bringen und ein gutes Gewissen zu bekommen.

Neben der Funktion der Kritik, Bräuche, soziale Gewohnheiten, Normen, Moden und moralisches Verhalten zu sichern, kann negative Bewertung auch zur mentalen Abnormie werden. Abnorm ist Kritik dann, wenn sie deutlich die Lebensqualität dessen beeinträchtigt, der kritisiert. Wenn man kritisiert, erlebt man nämlich nicht nur angenehme Gefühle (z.B. Erleichterung durch „Dampfablassen"), sondern auch unangenehme Gefühle wie Ärger, Aggressivität, Distanz – also jene Gefühlsauszeichnungen, die negative Gedanken mit sich bringen.

Emotionale Intelligenz bevorzugt Werte ohne negative Kehrseiten. Vergegenwärtigen Sie sich die philosophischen Grundlagen „mentales Hauptprinzip", „Wert", „Sinn des Lebens", „emotionale Qualität" (vgl. die Stichwörter in den Begriffserklärungen), um diesen Sachverhalt genauer zu verstehen.

Gedankensetzen und Ja-Nein-Technik sind hocheffiziente Instrumente, um sich von negativen Einstellungen abzukoppeln. Problem-Desensibilisierung beeinflusst die Gefühlsauszeichnung des Gedankens bzw. der inneren Haltung.

### Hass

Echter Hass ist stark emotional geprägt. Tiefe Verachtung kann auch überwiegend sachlich-argumentativ sein.

Emotionaler Hass und emotionale Verachtung sind der Problem- und Körper-Desensibilisierung zugänglich. Hinsichtlich Hass und Verachtung lautet die Empfehlung der Philosophie der Emotionalen Intelligenz, dass es im Leben letztlich darum geht, positive Gefühlserfahrungen zu fördern und negative Erfahrungen zu vermindern (vgl. das Stichwort „emotionale Qualität" in den Begriffserklärungen).

Da wir miteinander in einem *emotionalen System* leben, bei dem Negativität weitere Negativität erzeugt, haben Hass und Verachtung die Tendenz, als negative Mittel zu wirken (vgl. „Wert als Mittel"). Außerdem ist echter Hass ein ambivalenter Wert: Wir erfahren zugleich negative und positive Gefühle (z.B. positive Gefühle der Erleichterung durch Verachtung und Abwertung des anderen und negative Gefühle, weil Hass und Aggression sich auch unangenehm anfühlen), und diese negative Seite des Fühlens beeinträchtigt unsere Lebensqualität. Vgl. auch „Destruktivität“ und „Rachegefühle“.

**Hypochondrie**

Wer von seiner Hypochondrie weiß, leidet bereits weniger oder gar nicht mehr darunter. Die Einsicht oder der Verdacht, dass wir hypochondrisch sind, wird allerdings von unseren intellektuellen Fähigkeiten mitbestimmt.

Verschwindet Hypochondrie auch dann nicht, wenn wir sie als solche erkannt haben, kann die – irrationale – Angst vor Krankheiten sehr wirksam durch Problem-Desensibilisierung behandelt werden. Körper-Desensibilisierung, Gedankensetzen, Ja-Nein-Technik und Ja-Nein-Wunsch-Technik wirken unterstützend.

Die Philosophie der Emotionalen Intelligenz verdeutlicht uns darüber hinaus, dass es im Leben auf emotionale Qualität ankommt und dass wir uns mit der leichtfertigen Akzeptanz hypochondrischer Einstellungen schaden.

**Impulsivität, Affekt**

Impuls- bzw. Affektkontrolle ist eines der Hauptanliegen der Psychologie der Emotionalen Intelligenz. Wenn die gegenwärtigen Theorien vom Vorrang der Mandelkerne im Gehirn zutreffen,[89] dann müssen wir unser Gehirn bei zu großer Impulsivität „überlisten“. Dies geschieht am einfachsten durch Übung der Achtsamkeit auf unsere Gefühle.

Desensibilisierung trainiert nicht nur das Verlernen negativer Gefühle, sondern erhöht die Wachsamkeit. Auch Wortklangmeditation ist durch die Technik des Zulassens und die ständige Ausrichtung auf subtile Formen des Klangs ein wirksames Instrument, um nach und nach die Fähigkeit zur Introspektion zu stärken.

**Innerer Kampf, Problembewusstsein, Sorge**

Viele Menschen neigen dazu, in fast jeder Situation zu kämpfen. Sie befinden sich ständig in innerer Anspannung: Alles wird zum Konflikt, zum Gegenstand einer Anstrengung oder Sorge. Ohne Anstrengung und

Kampf scheint ihnen die Kontrolle über ihr Leben zu entgleiten. Sie haben noch nicht entdeckt, in welchem Maße Leichtigkeit und Flexibilität die emotionale Lebensqualität erhöhen.

Es lässt sich allerdings kaum vermeiden, dass wir im Leben über weite Strecken von einem oft tiefgreifenden Problembewusstsein vereinnahmt werden. Die tägliche Lebenssicherung nötigt uns, Missstände und Gefahren zu analysieren und Vorsorge zu treffen. Diese Haltung kann jedoch – wie fast alles im Leben – zur Manie werden und unsere emotionale Lebensqualität schmälern. Dann ist unser Bewusstsein unnötig in Beschlag genommen von Wahrnehmungen mit negativen Gefühlsauszeichnungen.

Wortklangmeditation ist durch die Regel, auf leichte Weise die subtilen Formen eines Wortklangs wahrzunehmen, ein ausgezeichnetes Mittel, um der Lebenshaltung mehr Leichtigkeit zu verleihen. Anstrengung und Kampf sollten auf jene Bereich beschränkt werden, wo sie unentbehrlich sind.

Gedankensetzen und allgemeine Formeln des Gedankensetzens beenden sehr wirkungsvoll den inneren Kampf. Als allgemeine Formeln eignen sich besonders „Loslassen“ und „Abwenden“.

**Jetlag**

Körper-Desensibilisierung eignet sich verbüffend gut, wenn Sie sich zerschlagen oder körperlich schlecht fühlen – z.B. durch Schlafentzug, Jetlag, „Kater“ oder Überanstrengung –, um innerhalb einer knappen halben Stunde einen großen Teil Ihrer alten Kraft zurückzuerlangen.

Ein in etwas geringerem Maße wirksames Mittel gegen Jetlag ist die Wortklangmeditation.

**Kritiksucht**

Vgl. „Hadern, Nörgeln, Kritiksucht, Vorwürfe“.

**Lampenfieber**

Lampenfieber lässt sich wie Schüchternheit wirksam mit der Problem-Desensibilisierung behandeln.

Auch Gedankensetzen eignet sich, alte, negative Lernmuster zu neutralisieren und freieres Auftreten zu fördern, soweit es sich nicht um eine echte Phobie handelt. Verwenden Sie bei extrem starken Gefühlen (Emotionen) Gedankensetzen als Zusatztechnik nach einer erfolgreichen Problem-Desensibilisierung.

**Lebenskrisen**

Körper-Desensibilisierung und Problem-Desensibilisierung sind hochwirksame Techniken, um in Lebenskrisen weniger zu leiden – und dies um so wirksamer, wenn Sie sich bereits über einen längeren Zeitraum auf emotionale Belastungen eingestimmt haben! Ohne Übung kann die Desensibilisierung in einer aktuellen Lebenskrise Ihre Kräfte überfordern, besonders wenn sich viele negative – z.B. materielle oder gesundheitliche – Folgen absehen lassen.

Beim Gedankensetzen bewährt sich die Formel „Loslassen“ (vgl. Kapitel 5, „Allgemeine Formeln des Gedankensetzens“).

**Mangelnde Motivation**

Das Mittel der Wahl bei mangelnder Motivation ist das Gedankensetzen. Mit dieser Technik bringen Sie neue Entwicklungen in Gang. Sie können jedoch auch die Problem-Desensibilisierung einsetzen, um die Steuerung durch negative Gefühle zu unterbrechen, falls das Problem deutlich emotionaler Art ist. Die Ja-Nein-Technik eignet sich vorzüglich dazu, negativen Lernmustern ihre Psychodynamik zu nehmen, falls das Problem mehr auf der gedanklichen Ebene liegt. Wortklangmeditation ist darüber hinaus ein ausgezeichnetes Mittel, um die „inneren Batterien“ aufzuladen und neue Kräfte zu sammeln. Für erfahrene Übende hat die Wortklangmeditation darüber hinaus oft den Effekt, dass in ihr – spontan, ohne gezieltes Suchen – sehr klare und kreative Gedanken auftauchen, die Selbstmotivation und Neuorientierung unterstützen.

**Marotten**

Marotten, wie z. B. immer wieder nachsehen zu müssen, ob man seine Tür abgeschlossen hat, werden sehr wirksam mit der Ja-Nein-Technik behandelt.

**Minderwertigkeitsgefühl**
Die Philosophie der Emotionalen Intelligenz verdeutlicht uns, dass Werturteile über die eigene Person nicht objektiv und allgemeingültig sein können, sondern auf kontingenten Gefühlen beruhen, die weder richtig noch falsch im eigentlichen, logischen Sinne sind (vgl. das Stichwort „Kontingenz“ in den Begriffserklärungen). Maßstab für den „Wert“ einer Person sollte daher allenfalls – soweit wir solche Einstufungen überhaupt als sinnvoll betrachten – das Maß der tatsächlich erlebten emotionalen Lebensqualität sein.

Neben dieser „kognitiven Therapie“ ermöglicht die Problem-Desensibilisierung sehr effektiv, die Gefühlsauszeichnungen derartiger Schwierigkeiten zu verlernen.

**Missgunst**
Dem anderen ein gewisses Maß an Wohlwollen entgegenzubringen ist für unsere seelische Gesundheit langfristig förderlicher, als ihm Schlechtes zu wünschen (vgl. das Stichwort „emotionales System“ in den Begriffserklärungen).

Neben dieser „kognitiven Therapie“, wie sie die Psychologie und Philosophie der Emotionalen Intelligenz vermittelt, wirken Problem-Desensibilisierung und Gedankensetzen befreiend. Hinter Missgunst steckt oft Frustration und Abwertung der eigenen Person (vgl. dazu „Frustration“ und „Minderwertigkeitsgefühl“).

Die Ja-Nein-Technik geht das Problem auf der weniger emotional geprägten, einstellungsmäßigen Seite an.

**Negativität**
Wie Hadern, Nörgeln und Kritiksucht ist allgemeine Negativität weitverbreitet. Man sieht überall die Schattenseiten, sucht sie womöglich sogar mit Besessenheit auf. Selbst wenn es sich dabei um eine versteckte Form des Masochismus handelt (die Verbindung von angenehmen und unangenehmen Gefühlen beim abwertenden Urteil), verringert Negativität unsere emotionale Lebensqualität, weil wir unnötige negative Gefühle erleben und weil ein *sich multiplizierendes Klima negativer Ausrichtung*

*der Aufmerksamkeit* bei einem selbst und anderen geschaffen wird. Nicht zuletzt durch die Medien ist diese Haltung zur gesellschaftlich akzeptierten Gewohnheit geworden.

Vergegenwärtigen Sie sich die Grundlagen der Philosophie der Emotionalen Intelligenz (dazu die Stichwörter „mentales Hauptprinzip", „Wert", „Sinn des Lebens", „emotionale Qualität" in den Begriffserklärungen), um dieser Entwicklung entgegenzuarbeiten. Die Schattenseiten des Lebens zu erkennen ist notwendig, wenn wir Nachteile und Fehlentwicklungen vermeiden oder beheben wollen. Über dieses notwendige Maß hinaus verfehlen wir unseren Lebenssinn, weil dieser nicht in der Erfahrung negativer, sondern *positiver* Gefühle liegt.

Gedankensetzen, Ja-Nein-Technik und Ja-Nein-Wunsch-Technik sind hocheffiziente Instrumente, um sich von negativen Haltungen abzukoppeln.

**Nervosität**
Nervosität wird wirksam verringert durch Wortklangmeditation. Körper-Desensibilisierung und Problem-Desensibilisierung (z. B. bei Sorgen, Befürchtungen und Erwartungshaltungen) unterstützen diesen Prozess. Gedankensetzen wirkt durch die Formel „Loslassen".

**Nörgeln**
Vgl. „Hadern, Nörgeln, Kritiksucht, Vorwürfe".

**Ordnungssucht**
Wer seine emotionale Lebensqualität überwiegend in pedantischer Ordnung findet, beraubt sich vieler anderer positiver Haltungen: z.B. Leichtigkeit, Unbekümmertheit, Flexibilität, Phantasie, Entdeckerfreude, Kreativität.

Als Zwang erlebte Ordnungssucht lässt sich mit der Problem-Desensibilisierung behandeln, wenn die zwanghafte Einstellung deutlich emotionaler Natur ist. Gedankensetzen, Ja-Nein-Technik und Ja-Nein-Wunsch-Technik sind wirksame Methoden, wenn das Problembewusstsein eher auf der gedanklichen Ebene liegt.

**Paniksituationen, Panikattacken, Panikstörungen**

Eine Situation kann panische Gefühle auslösen (Paniksituation). Panik kann sich zur regelrechten Panikattacke entwickeln, z.B. wenn unser Leben bedroht ist. Panikstörungen sind dagegen nach gängiger therapeutischer Terminologie andauernde krankhafte Angstanfälle, die unvorhersehbar und durch unterschiedlichste Situationen hervorgerufen werden.

Wie bei Phobien sind Mittel der Wahl bei Panik die Problem-Desensibilisierung und die „Paradoxe Intention". Ergänzen Sie diese Verfahren durch Gedankensetzen, wenn sich durch Desensibilisierung bereits Erfolge zeigen. Setzen Sie die Desensibilisierung als desensibilisierendes Körperfühlen ein, um Ihre Freiheit gegenüber negativen Gefühlen, wie ängstlicher Erwartungshaltung, zu erhöhen. Setzen Sie die Wortklangmeditation ein, um sich zu entspannen und Ihren Stresspegel auf lange Sicht deutlich zu vermindern.

Suchen Sie einen Verhaltenstherapeuten auf, wenn Sie sich von Ihrer Angst, z.B. bei krankhaften Panikstörungen,[90] überfordert fühlen und Panikattacken nicht neutral betrachtend zulassen können, obwohl Sie das Prinzip der Dualität von Entspannung und desensibilisierendem Zulassen verstanden haben.

Statt der Desensibilisierung wird Ihr Therapeut Sie möglicherweise mit dem Verfahren der „Reizüberflutung" oder „direkten Reizkonfrontation"[86] behandeln.

**Perfektionismus**

Vgl. „Anhaften, Muss-Haltung, Perfektionismus".

**Phobien**

Vgl. „Angst"; „Paniksituationen, Panikattacken, Panikstörungen".

**Psychosomatische Beschwerden**

Beschwerden wie Asthma, Herzrasen, Rheuma, Sodbrennen sind manchmal auch psychosomatischer Natur und damit dem desensibilisierenden Körperfühlen zugänglich. Auch Problem-Desensibilisierung, Gedankensetzen, Ja-Nein-Technik und Wortklangmeditation haben positive Wirkungen bei psychosomatischen Beschwerden. Die Ja-Nein-Wunsch-Technik eignet sich vorzüglich dazu herauszufinden, ob Symptome eher physischer oder seelischer Natur sind. Verändert sich das Symptom durch die Ja-Nein-Wunsch-Technik, dann deutet das auf psychosomatische Ursachen hin.

**Rachegefühle**

Rachegefühle schaden unserer emotionalen Lebensqualität. Rachegefühle sind ambivalent. In der „emotionalen Endrechnung" macht allerdings jeder damit ein schlechtes Geschäft, denn die Befriedigung (als kurzfristiges positives Gefühl) führt zu einer Haltung angestrengter Rechtfertigung, zur Verhärtung anderen gegenüber, zu Misstrauen, Distanz, fehlender menschlicher Wärme und Spontaneität. Außerdem führt Rache zum Rachekreislauf. Wir bewegen uns in einem negativen emotionalen Laufrad. Rachegefühle lassen sich sehr effektiv desensibilisieren. Gedankensetzen verstärkt den Prozess der Umorientierung.

Ermitteln Sie durch Focusing, welche versteckten Motive Ihrem Rachebedürfnis zugrunde liegen, vielleicht Frustration? Zurücksetzung? Minderwertigkeitsgefühle? Fehlender Lebenssinn?

Vergegenwärtigen Sie sich die Grundthesen der Philosophie der Emotionalen Intelligenz, weil deren Analysen nachweisen, dass der einzige erkennbare Lebenssinn in der Erfahrung positiver Gefühle liegt (vgl. die Stichwörter „mentales Hauptprinzip", „Sinn des Lebens", „Angenehm- und Unangenehmsein der Gefühle", „Wert", „emotionales System" in den Begriffserklärungen).

**Rassenhass, Rassendiskriminierung**

Rassenhass und Rassendiskriminierung lassen sich erst dann nachhaltig beeinflussen, wenn wir genügend Einsicht in den psychologischen Mechanismus unserer Bewertungen erlangt haben. Das wäre nur durch eine breite Aufklärung zu erreichen.

Bewertungen und Werturteile werden entweder durch positive und negative Gefühle konstituiert (Stichwort „Gefühlsbrille") oder durch Werte als Mittel (vgl. Kapitel 14, „Negative Gedanken"). Werte als Mittel müssen immer zu Gefühlswerten als Endwert führen, wenn sie echte Werte und keine Wertfiktionen sein sollen (vgl. „unendlicher Regress“ der Wertbegründung). Philosophie und Psychologie der Emotionalen Intelligenz liefern uns so das theoretische Rüstzeug für die Fortsetzung der steckengebliebenen Aufklärung.

Werturteile des Hasses, die trotz der Einsicht in ihre Irrationalität bestehen bleiben, lassen sich wie Zwangsvorstellungen mit der Ja-Nein-Technik, der Ja-Nein-Wunsch-Technik und dem Gedankensetzen behandeln (z.B. „Gedanken gleichgültig“).

Hassgefühle oder starke Antipathie können auch wirksam mit der Technik der Problem-Desensibilisierung dekonditioniert werden, wenn das Problem einen deutlichen emotionalen Gehalt hat.

**Schlaflosigkeit**

Wortklangmeditation im Liegen ist oft ein ausgezeichnetes Mittel gegen Schlaflosigkeit. Wenn Schlafenszeit ist, verhält sich der Körper durch die Technik der zulassenden, nicht-konzentrativen Ausrichtung der Aufmerksamkeit auf einen Wortklang leichter seinen Bedürfnissen entsprechend und wird nicht mehr von Willensanspannungen und Vorsätzen behindert, um jeden Preis einschlafen zu wollen.

Die Psychologie der Emotionalen Intelligenz empfiehlt Ihnen darüber hinaus grundsätzlich, den inneren Kampf aufzugeben, unbedingt einschlafen zu wollen. Einschlafstörungen beruhen oft auf zu starkem Willen, auf Befürchtungen, am nächsten Tag nicht in Form zu sein.

Wenn Sie die ganze Nacht in unangestrengter, zulassender Haltung wach liegen, ohne gegen Ihre Wachheit anzukämpfen oder mit ihr zu hadern, werden Sie am nächsten Morgen kaum weniger erholt sein, als wenn Sie geschlafen hätten – einmal abgesehen davon, dass Sie mit dieser entspannten Haltung meist ohnehin bald einschlafen!
Desensibilisierendes Körperfühlen ist ein gutes Mittel während der nächtlichen Wachphase, um negativen Gefühlen ihre psychische Dynamik zu nehmen. Vgl. auch „Durchschlafen“.

**Schlechte Laune**
Desensibilisieren Sie sich, indem Sie Ihre Aufmerksamkeit in zulassender, neutraler Haltung wiederholt auf den negativen Gefühlsaspekt Ihrer Stimmung lenken.

Wortklangmeditation beendet darüber hinaus sehr oft negative Stimmungen, wenn sie in aufrichtig zulassender Haltung ausgeübt wird, und führt wie bei der depressiven Verstimmung zur Stimmungsaufhellung (vgl. „Zulassen").

**Schüchternheit**
Schüchternheit lässt sich wie Lampenfieber mit der Desensibilisierungstechnik behandeln, und zwar sowohl als Problem-Desensibilisierung wie auch, bei körperlichen Symptomen, mit der Körper-Desensibilisierung.

Auch das Gedankensetzen eignet sich hervorragend dazu, alte, negative Lernmuster zu neutralisieren und freieres Auftreten zu begünstigen.

**Schuldgefühle**
Schuldgefühle lassen sich durch Problem-Desensibilisierung und Ja-Nein-Technik behandeln. Focusing kann uneingestandene Schuldgefühle bewusst machen. Sehr wichtig ist auch die existentielle Umorientierung mit Hilfe der Philosophie der Emotionalen Intelligenz und dem Wissen, dass es sich letztlich um Bewertungen handelt, die nicht objektiv begründet werden können.

**Sorgen**
Oft werden Gefahren und Probleme überschätzt, oder es handelt sich schlichtweg um Vorurteile, wenn nicht sogar fixe Ideen. Ob Sie sachliche Handlungsmöglichkeiten und Notwendigkeiten sehen oder nicht: In beiden Fällen kann immer auch der emotionale Gehalt, die negative Gefühlsauszeichnung von Sorgen, erfolgreich behandelt werden. Sie entwickeln mit dieser Lösung und Distanzierung Ihr „autonomes Ich", die Fähigkeit, unabhängig von Gefühlen zu werden.

Richten Sie Ihre Aufmerksamkeit bei der Problem-Desensibilisierung wiederholt in zulassender Haltung auf das negative Gefühlslicht, in dem das Problem erscheint. Befreien Sie sich durch Gedankensetzen von Sorgen, die wie irrationale Zwangsgedanken wiederkehren. Vgl. auch „Innerer Kampf, Problembewusstsein, Sorge“.

**Spannungsschmerzen**
Ein verspannter Nacken oder Rücken lässt sich wie andere Spannungsschmerzen mit Desensibilisierung als Körperfühlen behandeln. Auch Wortklangmeditation wirkt langfristig entkrampfend und fördert zugleich die Fähigkeit zu tiefer Entspannung.

Erfolgreich sind vor allem auch Gedankensetzen und Ja-Nein-Technik. Bereits ein einzelner (abstrakter, unanschaulicher) Gedanke als innere Wendung im normalen Wachbewusstsein vermag eine Nackenverspannung zu lösen, wie viele einschlägige Erfahrungen zeigen, wenn er nicht durch Skepsis und andere innere Widerstände behindert wird.

**Spielsucht**
Vgl. „Sucht“.

**Stimmungsschwankungen**
Vgl. „Schlechte Laune“.

**Stress**
Stress wirkt kumulativ und führt zu vielfältigen seelischen und körperlichen Belastungen, im Extremfall zum sogenannten „Burnout“.

Seelischem und körperlichem Stress begegnet man am besten durch regelmäßige Entspannung, durch Loslassen von positiven Gefühlen und Gedanken, die zu sehr festgehalten werden, durch Bestärkung von positiven Gefühlen und Gedanken, die unsere emotionale Lebensqualität erhöhen, durch Zulassen negativer Gefühle und Gedanken, die wir sonst in angespannter, wenn nicht sogar verkrampfter Weise fliehen, durch Relativieren von Werturteilen, durch weniger Verhaftetsein an Werterfahrungen, kurz: durch seelische und geistige Flexibilität, die das Positive sucht, ohne es dabei um jeden Preis realisieren zu müssen. Besonders gut geeignet ist dazu die Wortklangmeditation, weil sie auf einem umfassenden Verständnis der Gefühle beruht. Anderen Entspannungstechniken gelingt tiefe – auch existentielle – Entspannung eher auf Umwegen, weil sie nicht auf die eigentlichen Schaltstellen des Lebens abzielen: unsere Gefühle, Wert- und Sinnerfahrungen.

Alle hier angebotenen Techniken sind, jeweils problembezogen und auf ihre Weise, geeignet, den Stresspegel zu senken.

**Sucht**

Schritt 1: Richten Sie Ihre Aufmerksamkeit bei der Problem-Desensibilisierung wiederholt in zulassender Haltung auf das *negative Gefühlslicht*, in dem das Problem erscheint.

Schritt 2: Richten Sie Ihre Aufmerksamkeit wiederholt in zulassender Haltung auf *negative Körpergefühle*, die Entzugserscheinungen darstellen könnten (Körper-Desensibilisierung).

Schritt 3: Richten Sie Ihre Aufmerksamkeit bei der Problem-Desensibilisierung wiederholt in neutraler zulassender Haltung als bloßer Beobachter auf das *positive Gefühlslicht*, in dem Ihnen das Objekt erscheint, nach dem Sie süchtig sind.

*Zur Erinnerung*: Man kann sich durch Desensibilisierung nicht nur von negativen, sondern auch von positiven Gefühlen distanzieren. Setzen Sie die Ja-Nein-Technik, die Ja-Nein-Wunsch-Technik und das Gedankensetzen ein, um dem Problem seine Psychodynamik zu nehmen und sich zu dekonditionieren.

Auch Wortklangmeditation hat einen befreienden, desensibilisierenden und umorientierenden Effekt, und das um so mehr, wenn sie regelmäßig praktiziert wird.

**Terminstress**

Terminstress hat eine hohe „additive" Stressqualität. Die Anfälligkeit von Managern für Herz-Kreislauf-Erkrankungen scheint darauf hinzudeuten, dass diese Art von Stress besonders krankheitsfördernd wirkt. Stress wird gewöhnlich auch als negatives Gefühl wahrgenommen.

Desensibilisierung bei solchen negativen Gefühlen schafft bereits durch Zulassen und Distanzierung mehr Entspannung und Leichtigkeit, weil mit der zulassenden Haltung automatisch auch Entspannung verbunden ist.[91] „Entspannung im Stress“ beugt Stressfolgen vor.

Wortklangmeditation wirkt durch Entspannung und erhöhte Leichtigkeit zusätzlich entlastend und kann zu einer veränderten Einstellung dem Leben gegenüber führen, die auf weniger Kampf beruht. Gedankensetzen in Richtung von Loslassen und Leichtigkeit hat ebenfalls stark stressreduzierende Wirkung.

**Traumata**

Traumatische Erfahrungen und Nachwirkungen büßen einen Teil ihrer emotionalen Kraft ein, wenn Sie die Technik der Körper-Desensibilisierung und der Problem-Desensibilisierung einsetzen. Das verschafft Ihnen wieder mehr inneren Handlungsspielraum.

Die Philosophie und Psychologie der Emotionalen Intelligenz unterstützt diesen Prozess, weil sie Ihnen bewusst macht, dass es sich beim entscheidenden Moment Ihres Problems um kontingente, subjektive und vergängliche Gefühle und nicht um objektive Bewertungen handelt, auch wenn der Anlass und Auslöser unbestritten objektiver Natur war. Allein schon genaueres Wissen, inwiefern sich Gefühle von selbst verändern oder absichtlich verändern lassen, mindert die Intensität traumatischer Erfahrungen. Je nachdem, zu welchem Typ Sie bei der Verarbeitung schwerster traumatischer Erfahrungen gehören – etwa ein Drittel aller Menschen zählt zur Risikogruppe[92] und reagiert mit stärkeren Symptomen –, kann die Desensibilisierung zu belastend sein und traumatische Gefühle und Symptome noch verstärken, falls Sie sich ihnen hilflos ausgeliefert fühlen.

Suchen Sie einen Therapeuten auf, wenn Sie den Eindruck haben, dass Ihre Erinnerungen übermächtig sind![93] Er wird Sie möglicherweise mit imaginativen statt desensibilisierenden Techniken behandeln.[94]

**Überanstrengung**

Körper-Desensibilisierung eignet sich genauso wie Wortklangmeditation ausgezeichnet dazu, wenn Sie sich zerschlagen oder körperlich schlecht fühlen, z.B. durch Überanstrengung, Schlafentzug, Jetlag oder „Kater“, um innerhalb einer knappen halben Stunde einen beträchtlichen Teil Ihrer gewohnten Kraft zurückzugewinnen.

**Unkonzentriertheit**

Mit Wortklangmeditation, regelmäßig und über mehrere Wochen geübt, lässt sich die Konzentrationsfähigkeit erheblich steigern, ohne dass dies gezielt trainiert werden müßte.[23] dass Wortklangmeditation bei Konzentrationsschwierigkeiten wirksam ist, liegt an der flexiblen und beharrlichen, aber nicht angespannten Ausrichtung auf den Klang. Wortklangmeditation übt, sozusagen nebenher und unabsichtlich, auch die Struktur „richtiger Konzentration" ein.

**Unzufriedenheit**

Vergegenwärtigen Sie sich die Grundlagen der Philosophie der Emotionalen Intelligenz, um nach und nach verstehen zu lernen, dass der einzige erkennbare Lebenssinn in der Erfahrung positiver Lebensqualität durch Gefühle liegt (vgl. die Stichwörter „mentales Hauptprinzip", „Angenehm- und Unangenehmsein der Gefühle", „Wert", „emotionales System", „Sinn des Lebens" in den Begriffserklärungen).

Das befreit Sie von weltanschaulicher Desorientiertheit, die für viele negative Einschätzungen und daraus resultierendes Leiden verantwortlich ist. Setzen Sie Körper-Desensibilisierung und Problem-Desensibilisierung ein, um negative Gefühlsreaktionen zu verlernen. Gedankensetzen, Ja-Nein-Technik und Ja-Nein-Wunsch-Technik werden angewendet, um sich von Lernmustern und Gewohnheiten zu entkoppeln, deren emotionaler Gehalt eher gering ist.

**Versagensangst**

Vgl. „Angst".

**Waschzwang**

Vgl. „Zwangshandlungen".

**Werturteil, bewerten**

Unser Leben wird als zutiefst „werthaft“ (wertvoll oder wertlos) erlebt. Insofern sind Werturteile natürlich und unverzichtbar und werden ständig spontan gefällt. Wissen und Reflexion des einzelnen über den Charakter von Werturteilen sind in der Regel unkritisch. Daran ändern auch geflügelte Worte wie „Schön ist, was gefällt“ oder „Alles Geschmacksache“ wenig.

Viele Werturteile haben Beliebigkeit, d.h., sie sind von der Sache her nicht zwingend. Wer ein Werturteil fällt, fühlt sich oft durch Scheinplausibilität oder auch willkürliche Wahl oder die Neigung zur Opposition an sein einmal gefälltes subjektives Urteil gebunden.

Hier hilft nur *Einsicht in die Beliebigkeit des Urteils*, die jedoch ohne Reflexion auf den allgemeinen Charakter jedes Werturteils kaum zu erlangen ist. Sich von einem Gedanken zu lösen, dessen Wahrheit besser in Frage gestellt werden sollte, kann durch die Technik des Gedankensetzens gefördert werden („Loslassen“). Viele Werturteile verursachen Leiden. Dazu zählen vor allem sogenannte objektive und allgemeingültige Urteile, die dem anderen und der Gesellschaft ihre Werte oktroyieren.

Psychologie und Philosophie der Emotionalen Intelligent weisen schlüssig nach, dass das Wertvollsein der Werte ausschließlich in ihrer positiven oder negativen Gefühlsauszeichnung liegt. Alle anderen Wertbegründungen sind gescheitert.[95]

Traditionelle Werte in Werturteilen sind meist nur „Werte als Mittel“ (vgl. Kapitel 14, „Negative Gedanken“[96]), die eine Letztbegründung durch Gefühlswerte fordern, um logisch plausibel zu sein und nicht bloße Wertideen, d.h. „leeres Wertmeinen“[60], zu bleiben.

Werte als Mittel sind aber nicht immer klar einzuschätzen. Die Prognose, zu welchen positiven Endwerten als Gefühlswerten sie führen, ist oft nur intuitiv möglich. Scheinbar allgemeingültige Werturteile sind ein treibender Faktor der Geschichte.
Wir finden sie in so unterschiedlichen negativen historischen Erscheinungen wie den Kreuzzügen, der Hexenverfolgung, dem Feudalismus, dem Terrorismus, der Rassendiskriminierung, dem Fundamentalismus, der Ju-

denverfolgung, dem Nationalsozialismus und Faschismus, dem Rechtsradikalismus, aber auch in Moden, Bräuchen und Umgangsformen und in der Rechtsprechung. Dabei handelt es sich oft um Rationalisierungen unbewusster Gefühlswerte und Gewohnheiten.

Die Philosophie der Emotionalen Intelligenz kann insofern zur kognitiven Therapie des einzelnen und der Gesellschaft beitragen, als sie Doktrinen als subjektive Werte entlarvt. Problem-Desensibilisierung ist ein wirksames Mittel, um unerwünschte – weil als irrational und falsch erkannte – negative Gefühlsauszeichnungen an Werturteilen zu identifizieren und sich von ihnen zu distanzieren.[97]

**Zwangshandlungen**

Zwangshandlungen wie Waschzwang oder Marotten, z. B. immer wieder nachsehen zu müssen, ob man seine Tür abgeschlossen hat, werden sehr wirksam mit Gedankensetzen, der Ja-Nein-Technik oder der Ja-Nein-Wunsch-Technik behandelt.

Effektiv ist es auch, sich mit der Technik der Problem-Desensibilisierung zu dekonditionieren, wenn das Problem einen deutlichen emotionalen Gehalt hat (Unangenehmsein).

**Zwangsvorstellungen, Zwangsgedanken**

Zwangsvorstellungen werden wie Zwangshandlungen mit der Ja-Nein-Technik, der Ja-Nein-Wunsch-Technik und dem Gedankensetzen behandelt („Gedanken gleichgültig“). Effektiv ist es auch, sich bei eindeutig emotionalen Problemen mit der Technik der Problem-Desensibilisierung zu dekonditionieren.

# 27 EQ-Test

## 12 Fragen, um Ihr Wissen zu prüfen

*Mit diesem Test schärfen Sie Ihren Blick für die den Mentaltechniken zugrundeliegende Psychologie und Philosophie der Emotionalen Intelligenz.*

*Nicht allein mentale Techniken verbessern die Fähigkeit zur Konfliktbewältigung, Selbstmotivation und Leistungssteigerung. Auch Psychologie und Philosophie der Emotionalen Intelligenz stellen sehr effektive intellektuelle Strategien dar. Mangelnde Motivation beruht oft auf einem Wissensdefizit.*

*Wissen über mentale Hauptprinzipien und über so zentrale Begriffe wie „Gefühl", „Wert" und „Sinn" reduziert unsere weltanschauliche Desorientiertheit und fördert emotionale Lebensqualität.*

**Frage 1** (a bis e)
Sie fühlen sich antriebsarm und sind nicht in der Lage, einen bestimmten Vorsatz umzusetzen.

Sagen wir, stellvertretend für andere Vorsätze: Sie möchten in der Abendschule Ihr Abitur nachholen und dann studieren. Zahnarzt wäre ein Beruf, der Sie interessieren könnte. Sie erhoffen sich davon einen gewissen sozialen Status und ein gehobenes Einkommen.

Traditionelle Selbstmotivierungsprogramme raten Ihnen meist, sich Ihre Wünsche erst einmal bewusst zu machen, dann in Arbeitsschritte aufzuteilen, die gut zu bewältigen sind, und sich Ihr Ziel in möglichst anschaulicher und attraktiver Weise zu vergegenwärtigen. Diese Vorgehensweise ist durchaus empfehlenswert, hat aber ihre Grenzen.

Sie machen sich also einen Plan. Der erste Schritt besteht darin herauszufinden, wann und wo Sie die Abendschule besuchen könnten und ob dafür eine Zulassungsprüfung erforderlich ist. In der nächsten Etappe finden Sie heraus, was man über das Studium, den Beruf des Zahnarztes und eine Zahnarztpraxis wissen sollte. Sie folgen auch dem Ratschlag, sich vorzustellen, wie gut es Ihnen später finanziell gehen wird, wie unabhängig und angesehen Sie sein werden und dass Sie es dann – nach Ihrem ganz persönlichen Dafürhalten – „geschafft" haben.

Es naht der Tag, an dem Sie sich um zehn Uhr vormittags für die Aufnahmeprüfung zur Abendschule einschreiben sollen. An diesem Morgen verspüren Sie jedoch bleierne Müdigkeit. Die Anstrengung, einen für Ihr Leben so folgenreichen Schritt zu tun, erscheint Ihnen übergroß. Vielleicht macht Sie auch der Test nervös? Die fremden Menschen, das ganze Prozedere verursachen Ihnen Unbehagen. Was, wenn Sie versagen?

Nach einigem Hin und Her drehen Sie sich im Bett um und schlafen weiter. Kann man die Sache nicht noch einen Tag verschieben? Morgen ist auch noch ein Prüfungstermin …

Aber so wie heute geht es Ihnen auch beim nächsten und den folgenden Terminen. Sie lassen die Anmeldungsfrist verstreichen und verschieben Ihre Anmeldung auf nächsten Monat. Dennoch bedeutet Ihnen die Verwirklichung Ihres Zieles viel. Doch irgend etwas, das Sie nur schwer in Worte fassen können, hindert Sie daran. Woran fehlt es Ihnen?

a) an Willenskraft
b) an Intelligenz
c) an Wissen
d) an Systematik
e) an ..............................................................................................

(Tragen Sie hier etwas anderes ein, falls Sie das für erforderlich halten.)

**Frage 2** (a und b)
Stellen Sie sich vor, jemand würde Ihnen wahlweise dreißig Millionen Euro oder ein Leben anbieten, bei dem Sie sich ständig wohl und niemals schlecht fühlen (ausgenommen den Fall, dass Sie Ihrem Körper aus Nachlässigkeit oder durch Zufall schaden). Was würden Sie wählen?

a) dreißig Millionen Euro
b) ein Leben ohne negative Gefühle, mit viel positiver Lebensqualität

**Frage 3** (a bis d)
Gesetzt den Fall, Sie wären Mutter/Vater von drei Kindern und hätten drei Äpfel zu verteilen. Jedes Ihrer Kinder wünscht sich einen Apfel. Keines Ihrer Kinder gibt Ihnen Anlass, ihm seinen Apfel vorzuenthalten. Sie geben einem der Kinder – gleichgültig, welchem – nun zwei Äpfel, dem zweiten Kind einen Apfel und dem dritten Kind keinen Apfel. Man würde Sie vermutlich fragen, warum Sie Ihre Kinder nicht gleich behandeln. Ihre Handlungsweise sei nicht gerecht. Sie antworten darauf: Sie hätten „einfach so“ gehandelt. Es gebe keinen besonderen Grund dafür. Ist diese Handlungsweise

a) moralisch objektiv (an und für sich) verwerflich?
b) ein Verstoß gegen eine nützliche Verhaltensregel, die verhindern soll, dass man nicht selbst eines Tages von Ungerechtigkeit betroffen ist?
c) reine „Geschmacksache“?
d) ein Beweis für mangelndes Einfühlungsvermögen?

**Frage 4** (a bis g)
Stellen Sie sich vor, Sie sitzen in einem Straßencafé. Menschen hasten an Ihnen vorüber. Jeder ist ein Individuum und unterscheidet sich nach Aussehen, Bildung, Begabung, Herkunft, Geschmack, Ziel usw. vom anderen. Halten Sie es für möglich, dass alle darüber hinaus von einem einheitlichen – bewussten oder unbewussten – Interesse geleitet werden? Falls ja, was könnte dieses gemeinsame Ziel oder Interesse sein?

a) das Streben nach Reichtum
b) das Streben nach Sicherheit
c) das Streben nach Macht
d) das Streben nach Ruhm
e) das Streben nach Lust
f) das Streben nach Glück
g) das Streben nach

.........................................................................

(Tragen Sie hier etwas anderes ein, falls Sie das für erforderlich halten.)

**Frage 5** (a bis d)
Sie arbeiten als Verkäufer oder Kassierer in einem großen Warenhaus. Wann, glauben Sie, ist Ihre Stressbelastung geringer? Bei welcher Verhaltensweise sind Sie sowohl seelisch als körperlich gesünder?
a) Wenn Sie sich möglichst viele Ruhepausen gönnen.
b) Wenn Sie sich wenig engagieren und aus allem, so gut es geht, heraushalten.
c) Wenn Sie engagiert, freundlich und zuvorkommend sind, aber dabei trotzdem mit Ihren Kräften haushalten.
d) Wenn Sie während der Arbeit, so oft sich eine Gelegenheit dazu bietet, Ihren eigenen Interessen nachgehen.

**Frage 6** (a bis e)
Stellen Sie sich vor, Sie sind nach einem erfolgreichen Bankraub mit zehn Millionen Dollar und perfekt gefälschten Papieren nach Südamerika geflohen. Sie haben Ihr Aussehen verändert, die Polizei würde es also schwer haben, Sie zu identifizieren. Sie genießen den Müßiggang, reisen viel und gehen Ihren Hobbys nach. Welcher Faktor in Ihrem künftigen Leben wird dabei fast immer unterschätzt bzw. übersehen?

a) Sie werden sich schon bald langweilen.
b) Das Heimweh macht Ihnen stark zu schaffen.
c) Sie fürchten, Interpol könnte Ihnen auf die Spur kommen.
e) Sie fürchten

...........................................................................

(Tragen Sie hier ein, welche Befürchtung Sie haben, falls Sie das für erforderlich halten.)

**Frage 7** (a bis e)
Hat das Leben einen für alle Menschen gleichen Sinn?

a) Das ist eine Frage ohne praktischen Wert, die allenfalls Philosophen beantworten können.
b) Wenn überhaupt, dann hat jeder Mensch eine eigene Meinung über den Sinn des Lebens.

c) Das Leben ist sinnlos.
d) Das Leben hat nur den Wert, den ihm der einzelne beimisst, aber keinen Sinn.
e) ...............................................................................................

(Tragen Sie hier gegebenenfalls Ihre eigene Antwort ein.)

**Frage 8** (a bis e)
Sie leiden entweder an Höhen- oder Flugangst, haben Furcht vor Spinnen oder Hunden, schrecken davor zurück, Fahrstühle zu betreten, sind extrem schüchtern, haben Lampenfieber, wenn Sie in der Öffentlichkeit sprechen sollen, müssen sich dauernd die Hände waschen oder mehrere Male nachsehen, ob Sie Ihren Wagen abgeschlossen haben – kurz: Sie leiden an irgendeiner von zahllosen Marotten oder Ängsten, die bekanntlich weit verbreitet sind.
Halten Sie das Problem für

a) unabänderlich, weil Sie so veranlagt sind?
b) nur in geringem Maße positiv beeinflussbar?
c) durch eisernen Willen beherrschbar?
d) Einbildung?
e) durch mentale Techniken therapierbar?

**Frage 9** (a bis d)
Stellen Sie sich vor, Sie würden in einer Diskussionsrunde gefragt, ob Bewertungen, Werturteile und Werterfahrungen – z.B. in Kunst, Politik oder Alltag – relativ und subjektiv oder objektiv und allgemeingültig sind. Was würden Sie antworten?
a) Werte sind relativ und subjektiv, weil jeder Mensch andere Werturteile (Bewertungen) hat, aber man kann nicht genau erklären, warum das so ist. Womöglich hängt ihre Verschiedenartigkeit von der Erziehung und vom gesellschaftlichen Einfluss oder von den Genen ab.
b) Werturteile (Bewertungen) sind Aussagen über objektive Dinge oder Sachverhalte. Wer ihre Richtigkeit und Allgemeingültigkeit nicht erkennt, dem mangelt es an Urteilsfähigkeit.
c) Werturteile werden durch Einsichten und Gefühle konstituiert. Da man

aber immer weiter fragen könnte, warum etwas wertvoll ist, benötigt man, um das Wertvollsein zu begründen, letztlich ein Wertmoment, das nicht mehr hinterfragt werden muss. Das ist beim Wert das positive Gefühl und beim Unwert das negative Gefühl. Die Gefühle der Menschen sind jedoch sehr unterschiedlich und wechseln oft. Daher sind Werturteile weder objektiv noch allgemeingültig.
d) Werturteile haben nichts mit Gefühlen zu tun, sondern hängen ganz allein von der Sache oder dem Objekt ab, über das man urteilt.

**Frage 10** (a bis d)
Die Philosophie der Emotionalen Intelligenz betont die Wichtigkeit der Gefühle, ja sogar ihren Vorrang vor allen anderen Erfahrungen, weil Wert- und Unwerterfahrungen ausschließlich durch das Positiv- und Negativsein der Gefühle begründet werden. Würden Sie daraus den Schluss ziehen, dass es im Leben eigentlich immer

a) um Spaß und Vergnügen geht?
b) um die eigenen egoistischen Interessen?
c) um Selbstlosigkeit und Aufopferungsbereitschaft?
d) ..........................................................................................

(Tragen Sie hier etwas anderes ein, falls Sie das für erforderlich halten.)

**Frage 11** (a bis f)
Sie betreten allein ein Restaurant. Der Blick der anderen Gäste macht Sie unsicher. Vielleicht fühlen Sie sich zu dick oder zu dünn, zu groß oder zu klein? Oder Sie argwöhnen, dass die Gäste an den Tischen sich fragen, warum Sie nicht in Begleitung sind? Haben Sie keine Freunde? Was steckt hinter Ihrem Alleinsein? Sind Sie freiwillig allein?
Sie bewegen sich mit ungelenken Schritten zu Ihrem Platz und sind froh, als man Sie endlich nicht mehr beachtet.
Mit welchen Techniken lässt sich dieses Problem wirksam behandeln?

a) Desensibilisierung
b) Gedankensetzen
c) Focusing
d) Ja-Nein-Technik

e) Ja-Nein-Wunsch-Technik
f) Wortklangmeditation

**Frage 12** (a bis e)
Stellen Sie sich vor, Sie sind zu einer Diskussionsrunde im Fernsehen eingeladen. Außer Ihnen nehmen noch teil: ein Terrorist, ein islamischer Fundamentalist, ein südamerikanischer Diktator und ein erfolgreicher und überzeugter („Ellbogen")-Kapitalist aus der New Yorker Wall Street. Der Moderator der Sendung fragt Sie, welche von den Rollen der anderen Teilnehmer Sie für die beste halten, um ein glückliches und sinnvolles Leben zu führen, und wie Sie Ihre Wahl begründen.

a) Die Rolle des Terroristen, weil die Gesellschaft nur durch Gewalt zu verändern ist und man eben Opfer bringen muss, um seine politischen Ziele zu erreichen.
b) Die Rolle des Fundamentalisten, weil der Wille Gottes und das Paradies der letzte Sinn des Lebens sind und man den Menschen notfalls auch mit Zwang und Gewalt zu Gottes Werten bekehren muss.
c) Die Rolle des Diktators, weil das die beste Gewähr dafür ist, unmündigen Menschen klarzumachen, wo ihre tatsächlichen Interessen liegen.
d) Die Rolle des Kapitalisten, weil jeder zunächst an sein materielles Wohlergehen und sein Überleben denken sollte – alles andere kommt später.
e) ..........................................................................................

(Tragen Sie hier Ihre eigene Antwort ein, falls Sie das für erforderlich halten.)

**Antwort 1**
In diesem Fall scheint es Ihnen weder an Intelligenz noch an Wissen oder Systematik zu mangeln. Schließlich haben Sie sich bereits alle wichtigen Informationen über die Abendschule, über das Studium und die Eröffnung einer Praxis besorgt. Soll man also von einem Mangel an Willenskraft sprechen? Diese Auffassung entspricht sicher unserem Alltagsverständnis. Aber was bedeutet das eigentlich – Willenskraft? Und kann man diese mysteriöse Fähigkeit auf irgendeine Weise ersetzen?

Eine genauere Analyse dessen, was wir fühlen, wenn es uns an Motivation mangelt, zeigt, dass es meist angenehme und unangenehme Gefühle sind, die uns am Handeln hindern. ( dass es sich in diesem Beispiel nicht um intellektuelle Einsichten handelt, haben wir bereits durch Ihre Recherchen hinsichtlich der Schule, des Studiums und der Praxis ausgeschlossen.)

Es ist das unangenehme Gefühl, aufstehen zu sollen. Es ist das unangenehme Gefühl, eine Prüfung zu machen. Es ist das unangenehme Gefühl, fremden Menschen gegenüberstehen zu müssen. Es ist die unangenehme Vorstellung, bei der Prüfung zu versagen. Es ist das unangenehme Gefühl, sich über einen sehr langen Zeitraum anstrengen und hart arbeiten zu müssen. Es ist die Angst vor der Zukunft. Es ist das Wohlbehagen, sich noch einmal im Bett umzudrehen und liegenzubleiben. Es ist die Erleichterung – ein angenehmes Gefühl –, die Angelegenheit zu verschieben. Sie hätten daher unter e) eintragen sollen: Es fehlt mir am intelligenten Umgang mit meinen negativen und positiven Gefühlen.

Und die mentale Technik, dies zu bewältigen, ist die Desensibilisierung als Körper- bzw. Problem-Desensibilisierung. Desensibilisierung kann Sie von der Macht solcher Gefühle abkoppeln. Desensibilisierung macht uns das Problem erst als solches bewusst und fokussiert unseren Blick auf den Aspekt, der eigentlich entscheidend ist: unsere Abhängigkeit vom Gefühl; unsere Weigerung, der Realität ins Auge zu blicken; unsere Schwäche, unangenehme Gefühle auszuhalten; unser Anhaften an angenehmen Gefühlen. Desensibilisierung appelliert an unsere Freiheit.

Anmerkung: Lesen Sie Kapitel 2, „Körper-Desensibilisierung“ und Kapitel 3, „Problem-Desensibilisierung“ Teil A/B, wenn Sie Lösung a), b), c) oder d) gewählt haben.

**Antwort 2**
Geld kann immer nur ein echter Wert sein, wenn es irgendeinen positiven Einfluss auf Ihre Gefühle hat. Geld kann solche positiven Gefühle zweifellos hervorrufen. Aber darauf ist nicht unbedingt Verlass. Reichtum führt nicht automatisch zu positiven Gefühlen wie Glück, Freude, Zufriedenheit usw. – das beweisen auch die vielen unzufriedenen Millio-

näre. Geld ist erforderlich, um ein materiell sorgenfreies Leben zu führen. Doch die Befriedigung materieller Bedürfnisse garantiert noch keine Zufriedenheit, geschweige denn ein interessantes, sinnvolles und glückliches Leben. Umgekehrt kann man auch ohne viel Geld glücklich sein.

Natürlich ist das Angebot von dreißig Millionen verlockend! Sie sollten trotzdem b) gewählt haben, denn dieses (leider nur fiktive) Angebot garantiert Ihnen, dass Sie so gut wie niemals unglücklich oder unzufrieden sind und sich für den Rest Ihres Lebens in Ihrer Haut wohlfühlen.

Anmerkung: Lesen Sie u.a. Kapitel 12, „Psychologie und Philosophie der Emotionalen Intelligenz an Beispielen", und INFO 8 „Was ist emotionale Qualität?", wenn Sie Lösung a) gewählt haben.

**Antwort 3**

Die meisten Menschen würden hier von mangelndem Einfühlungsvermögen reden. *Empathie*, das Erleben ähnlicher Gefühle, wie sie der Betroffene empfindet, regelt unsere zwischenmenschlichen Beziehungen. Wenn Sie allerdings Antwort a) gewählt haben, sollten Sie genauer darüber nachdenken, ob es wirklich „objektive" moralische Werte gibt, wie etwa den Wert der Gleichheit oder Gerechtigkeit.

Ihr Handeln ist so oder so beschaffen, in unserem Beispiel: Äpfel in der beschriebenen Weise zu verteilen. Aber lässt sich an diesem Handeln ein objektives Wertmoment erkennen? Der Glaube, hier sei irgend etwas Objektives zu finden, ist ein Mythos, der eine lange historische Tradition hat.

Wir sollten uns für Antwort d) in Kombination mit b) entschieden haben, denn die moralische Verhaltensweise – in diesem Fall die Gerechtigkeit oder Gleichbehandlung – zur Handlungsregel zu erheben kann nur durch den tatsächlichen Wert begründet werden, den sie für uns selbst hat (wenigstens der zu erwartenden Wahrscheinlichkeit nach).

Dieser Wert kann aber nur darin bestehen, sich an die Regel zu halten, um nicht selbst eines Tages von einer Ungerechtigkeit betroffen zu sein. Wichtig ist dabei immer der Bezug der moralischen Regel zu unseren tatsächlichen – subjektiven, relativen, kontingenten – Gefühlen.

Lösung a) wird in der Theorie der Emotionalen Intelligenz als „objektivistischer Fehlschluss des Bewertens" bezeichnet. Soweit dieser Fehlschluss moralisches Verhalten begünstigt, kann er als Wertfiktion zweifellos selbst als ein nützliches Mittel innerhalb der Gemeinschaft angesehen werden – wenn auch auf Illusionen beruhend. Treten solche Wertfiktionen jedoch in Weltanschauungsfragen wie Terrorismus, Faschismus, Nationalsozialismus, Kriegsverherrlichung oder Rassendiskriminierung auf, zeigt sich ihr hohes destruktives Potential. Dann verursachen objektivistische Fehlschlüsse des Bewertens Leiden, Gewalt, Unterdrückung und Ungerechtigkeit.

Bei der Selbstmotivation und Konfliktbewältigung verhindern objektivistische Fehlschlüsse als Wertfiktionen, zu erkennen, dass es häufig nicht sachliche Zusammenhänge sind, die unserer Motivation oder der Bewältigung eines Problems im Wege stehen.

Objektive Argumentationen stellen vielmehr oft nur rationale Bemäntelungen angenehmer Gefühle (z.B. der Bequemlichkeit) und unangenehmer Gefühle (z.B. Anstrengung und Arbeit) dar.

Anmerkung: Lesen Sie u.a. INFO 9: „Suizid und Emotionale Intelligenz", und Kapitel 14, „Negative Gedanken", wenn Sie Lösung a) oder c) gewählt haben.

**Antwort 4**
Das gemeinsame Ziel, nach dem alle Menschen mehr oder weniger bewusst streben, ist die Vermeidung negativer Gefühle (Schmerz, Sorge, Trauer, Hässlichkeit, Langeweile, Minderwertigkeitsgefühl, Ekel usw.) und die Erfahrung positiver Gefühle: Wohlbehagen, Optimismus, Freude, Schönheit, Unterhaltung, Sinn, Wert usw. Dies schließt auch die Werte Reichtum, Sicherheit, Macht, Ruhm, Lust und Glück ein, falls Ihr Gefühlsleben so beschaffen ist.

Die Kategorien a) bis e) sind daher zu eng, um unser allgemeinstes Interesse zu charakterisieren. Auch der Begriff der „Lust" sollte nur als eine Unterart innerhalb einer breiten Skala positiver Gefühle verstanden werden, weil er vor allem sexuell und hedonistisch besetzt ist und einen teilweise abwertenden Charakter besitzt.

Am ehesten entspricht die Definition „Vermeidung negativer Gefühle/Erfahrung positiver Gefühle“ noch dem alltagssprachlichen Begriff des Glücks. Allerdings werden solche Gefühle auch bereits erlebt, wenn wir noch nicht von „Glück“ sprechen. Glück ist daher eher eine besonders intensive und umfassende Realisierung solcher positiven Gefühle.

Anmerkung: Lesen Sie vor allem Kapitel 12, „Psychologie und Philosophie der Emotionalen Intelligenz an Beispielen“, wenn Sie Lösung a) bis f) gewählt haben und ein entsprechender Eintrag unter g) fehlt. Beachten Sie, was über unser „mentales Hauptprinzip“ gesagt wird.

**Antwort 5**

Es deutet alles darauf hin, dass Freundlichkeit und Engagement und eine grundsätzlich wohlwollende Haltung dem anderen gegenüber bei kluger Haushaltung mit den eigenen Kräften für Ihre seelische und körperliche Gesundheit am effektivsten sind.

Umgekehrt ist zwischenmenschlicher Stress eine starke Belastung für die Gesundheit. Aber auch die „innere Kündigung am Arbeitsplatz“ führt keineswegs dazu, dass Sie erholt oder gar zufrieden von der Arbeit heimkehren. Zu stark betonter Egoismus schadet ebenfalls Ihrem emotionalen System. Sie sollten daher Lösung c) angekreuzt haben.

Anmerkung: Lesen Sie in den Kapiteln 14, „Negative Gedanken“ und 12, „Psychologie und Philosophie der Emotionalen Intelligenz an Beispielen“, nach, was unter unserem emotionalen System zu verstehen ist.

**Antwort 6**

Gewöhnlich wird fast völlig unterschätzt, welchen Einfluss ein Verbrechen auf das Gefühlsleben hat. „Ein gutes Gewissen ist ein sanftes Ruhekissen“, sagt der Volksmund.

Doch der Einfluss eines Lebens auf der Flucht reicht viel weiter: Es sind vor allem die subtilen Gefühle des Misstrauens und Argwohns, der Unrast und Sorge, der Abnahme von Herzlichkeit, Vertrauen und Gefühlswärme in den Beziehungen.

Viele Menschen in dem neuen Umfeld könnten potentielle Verräter oder gar Verfolger sein. In der Regel werden wir die Gedanken an unsere Tat, unsere Flucht und eine mögliche Verhaftung niemals ablegen können.

Sorge, Argwohn, Unrast sind aber mit negativen Gefühlen verbunden. Die Fähigkeit zu spontaner, unbefangener Freude nimmt ab. Wir verarmen gefühlsmäßig.

Das bedeutet, unser gewohntes Gefühlsbild hat sich in Richtung Negativität verschoben. Unser Stimmungshintergrund, unser Selbstgefühl, unsere Strebungen sind beeinträchtigt. Aus diesem Grunde spricht die Psychologie der Emotionalen Intelligenz von einem „emotionalen System“, in dem jede Handlung einen Einfluss auf die Positivität oder Negativität unserer Gefühle haben kann.

Es macht Ihre Emotionale Intelligenz als überzeugter Verbrecher aus, solche Wirkungen in Ihr Kalkül mit einzubeziehen – denn emotional intelligent zu handeln heißt, immer besser zu verstehen, dass es im Leben vor allem auf Gefühle ankommt. Das ist zwar intellektuell gesehen keine ganz einfache Aufgabe. Aber wenn Sie erfolgreich einen Bankraub planen können? Sie sollten also nicht nur a) bis c) angekreuzt haben.

Anmerkung: Lesen Sie u.a. Kapitel 5, „Allgemeine Formeln des Gedankensetzens“, und Kapitel 12, „Psychologie und Philosophie der Emotionalen Intelligenz an Beispielen“, wenn Sie keinen entsprechenden Eintrag bei e) gemacht haben.

**Antwort 7**

Ein Leben, dem eine Fülle von Werterfahrungen zugänglich ist, stellt erfahrungsgemäß niemals den Sinn des Lebens in Frage. Werte werden aber entweder intellektuell (als Mittel) oder über Gefühle erfasst. Wesentlichstes Merkmal des Gefühls ist dabei sein Angenehm- und Unangenehmsein.

Positive Werte werden letztlich über positive Gefühle erkannt. Intellektuell erkannte Werte sollten immer am Ende durch Gefühlswerte bestätigt sein. Andernfalls handelt es sich um bloße Wertideen bzw. vermeintliche Werte.

Der allgemeinste und für alle Menschen gleiche Sinn (bzw. Wert) des Lebens ist die Erfahrung positiver Gefühle. Es ist daher auch praktisch sinnvoll, sich über unseren allgemeinsten Lebenssinn klarzuwerden, weil er ein Kriterium für Entscheidungen abgibt, z. B. über Krieg und Frieden, Gewalt oder Gewaltlosigkeit, Egoismus oder Fürsorge.

Für die Selbstmotivation und Konfliktbewältigung ist dieses Wissen ebenfalls ein nützliches Kriterium. Fehlender Lebenssinn oder irreführende Auffassungen über den Sinn und Wert des Lebens können hemmend wirken und in einer Krisensituation in Resignation und Depression, ja im schlimmsten Fall sogar in den Selbstmord führen.

Anmerkung: Lesen Sie z.B. INFO 6: „Gibt es so etwas wie einen allgemeinen Lebenszweck?", wenn Sie Lösung a) bis d) gewählt haben.

**Antwort 8**

Ängste sind überwiegend erlernt, allerdings durch den Willen oft kaum beherrschbar, aber in hohem Maße therapierbar, wie vor allem die Erfolge der Verhaltenstherapie und der Kognitiven Therapie zeigen.

Der junge Goethe behandelte seine Höhenangst, indem er eine Technik der modernen Verhaltenstherapie, die Reizüberflutung, vorwegnahm. Er stieg so lange auf den Kirchturm in seiner Nähe, bis seine Höhenangst verschwand.

Eine weniger rabiate Methode ist die Desensibilisierung. Dabei wird man mit immer höheren Dosen einer angstbesetzten Situation zunächst nur in der Vorstellung, dann auch in der Realität konfrontiert. Voraussetzung für eine erfolgreiche Desensibilisierung ist die Einübung in eine wirksame Entspannungstechnik (z.B. Autogenes Training, Progressive Muskelentspannung, Wortklangmeditation).

Wird nämlich die angstbesetzte Situation *in der Dualität (!) oder im Wechsel* von tiefer Entspannung und angstauslösendem Objekt erlebt, dann wird die Angst nach und nach verlernt. Das negative Gefühl tritt nicht mehr auf.

Anmerkung: Lesen Sie zu diesem Thema u.a. Kapitel 3, „Problem-Desensibilisierung“, wenn Sie keinen entsprechenden Eintrag bei e) gemacht haben, um das Prinzip der Desensibilisierung zu verstehen. Lesen Sie auch Kapitel 4, „Gedankensetzen“, um weitere Möglichkeiten des Umlernens kennenzulernen.

**Antwort 9**

Sie sollten c) angekreuzt haben. Alle anderen Antworten halten einer kritischen Analyse nicht stand. Die Theorie der Emotionalen Intelligenz begründet diese – zweifellos nicht ganz leicht nachvollziehbare – Hypothese mit der Kontingenz der Gefühle. „Kontingent“ bedeutet „nicht logisch notwendig“, was keineswegs ausschließt, dass Gefühle verursacht sind.

Eine Vase etwa kann zunächst als sehr schön erlebt werden, wenn sie durch die Brille des angenehmen Gefühls gesehen wird. Nach einiger Zeit aber nutzt sich der Effekt ab. Die Intensität des positiven Gefühls verliert an Kraft. An diesem Beispiel wird deutlich, dass Gefühle nicht notwendig zu den Objekten gehören, mit denen sie sich zeigen. Dies begründet die Relativität und Subjektivität unserer Werturteile.

Da wir jedoch über weitere Strecken gleiche oder ähnliche Gefühle haben und sich Gefühle durch Erziehung, Mode, Brauchtum usw. bilden, können wir sehr oft quasi-objektive, quasi-allgemeingültige Werturteile fällen. Emotional intelligentes Verhalten berücksichtigt diese fundamentalen gesellschaftlichen Einsichten und führt so – u. a. durch bessere Selbsterkenntnis – zu mehr Toleranz, Liberalität und Pluralismus.

Anmerkung: Lesen Sie vor allem Kapitel 12, „Psychologie und Philosophie der Emotionalen Intelligenz an Beispielen“, und Kapitel 14, „Negative Gedanken“, um sich darüber klarzuwerden, in welchem Sinne Bewertungen „richtig“ oder „allgemeingültig“ genannt werden können.

**Antwort 10**

Spaß, Vergnügen und ein gewisses Maß an Egoismus sind legitime Interessen, doch reichen sie für ein erfülltes Leben nicht aus. Ständige – reine – Selbstlosigkeit ist psychisch nicht möglich, weil auch altruistisches (selbstloses) Handeln in der Regel über positive Gefühle erlebt wird. Um den Baum des Lebens zum Blühen zu bringen, ist es nötig, sich zu entwickeln, eine klare Haltung zur Entwicklung von positiven Lebenserfahrungen und zur Verminderung des Leidens nicht nur für sich selbst, sondern auch beim anderen zu vertreten. Nicht zuletzt leben wir alle miteinander in einem emotionalen System, das sehr sensibel auf jede Art von negativer Wahl reagiert.

Anmerkung: Lesen Sie vor allem Kapitel 12, „Psychologie und Philosophie der Emotionalen Intelligenz an Beispielen", wenn Sie keinen entsprechenden Eintrag bei d) gemacht haben.

**Antwort 11**

Vor allem Desensibilisierung, Gedankensetzen, Ja-Nein-Technik und Ja-Nein-Wunsch-Technik rücken diesem Problem wirksam zu Leibe. Focusing hat seinen Platz eher beim Bewusstmachen, der „Verbegrifflichung" des Problems. Eine zutreffende Benennung sehr vager Gefühle kann aber auch bereits einen therapeutischen Effekt haben, wie die Erfolge beim Focusing zeigen.

Wortklangmeditation wirkt dagegen kaum problemorientiert, zielgerichtet, sondern eher allgemein, strukturell. Durch die in der Wortklangmeditation innerhalb des Zulassens praktizierte Desensibilisierung lösen wir Stress, werden ruhiger, entspannter und angstfreier, so dass auch hier bereits positive Effekte möglich sind. Untersuchungen legen nahe, dass Wortklangmeditation zu verringerter Ängstlichkeit führt.

**Antwort 12**

Weder Terrorist noch Fundamentalist, Diktator oder („Ellbogen")Kapitalist" fragen ernsthaft nach den Gefühlen Ihrer Mitmenschen. Sie setzen sich über deren Interessen hinweg, um ihre eigenen Wertvorstellungen zu realisieren, die egoistischer Art sind oder der Steigerung des Gemeinwohls dienen sollen: Emotional intelligente Menschen hingegen werden immer primär danach fragen, wie der Einfluss ihres Handelns auf Wert- und Unwerterfahrungen ist, und Werterfahrungen werden letztlich durch positive und negative Gefühle begründet.

Anders ausgedrückt: Weder Terrorist noch Fundamentalist noch Diktator und radikaler Kapitalist sind wirklich – sondern bestenfalls vermeintlich oder graduell – an einer Optimierung positiver Erfahrungen (Glück) und einer Minderung negativer Erfahrungen (Schmerz, Leiden) bei ihren Mitmenschen interessiert. Da sie jedoch durch ihre Einbindung in das emotionale System aller Menschen von ihren eigenen Verhaltensweisen betroffen sind, leiden sie – meist unwissentlich – selbst unter ihrer weltanschaulichen Desorientiertheit und Selbstentfremdung.

*Die Fähigkeit zur Konfliktbewältigung und zur Konfliktvermeidung nimmt deutlich zu, wenn Sie sich über diesen existentiell bedeutsamen Sachverhalt im klaren sind.*

*Aber auch der Richtung Ihrer Selbstmotivation kann es nur nützen, wenn Sie sich mit diesen Überlegungen der Psychologie und Philosophie der Emotionalen Intelligenz vertraut machen.*

Anmerkung: Lesen Sie die Kapitel 14, „Negative Gedanken“, und Kapitel 12, „Psychologie und Philosophie der Emotionalen Intelligenz an Beispielen“, wenn Sie keinen entsprechenden Eintrag bei e) gemacht haben.

**AUSWERTUNG**

Wenn Sie alle Fragen richtig beantwortet haben, ist Ihre Emotionale Intelligenz eher groß (vorausgesetzt, Sie verhalten sich auch entsprechend Ihren Antworten). Je mehr Fragen Sie falsch beantwortet haben, desto geringer ist Ihre Emotionale Intelligenz. Sie sollten sich dringend – im eigenen und im Interesse Ihrer Mitmenschen – um ein besseres Verständnis Ihrer Gefühle und Motivationen kümmern!

**Anmerkung:** Es wird hier darauf verzichtet, Emotionale Intelligenz in einem Quotienten auszudrücken, da solche Einstufungen bisher nur schwer zu quantifizieren sind.

## Nachbemerkung

Muss jedes Problem gelöst werden? Sollten wir wirklich allen Problemen und Motivationsdefiziten nachgehen? Lassen sie sich überhaupt in nennenswerter Weise verändern? Führt diese Haltung nicht zur Hypochondrie? Und werden damit nicht funktionierende Verhaltensmuster gestört?[98]

Kann das Bedürfnis, sich von negativen Gefühlen zu befreien, nicht als maßlos und egoistisch angesehen werden? Ist es nicht ein Ausdruck von ungesundem und unrealistischem Perfektionismus?

1. Erste und wichtigste Regel: „Never change a running system.“ Verändern Sie nur das, was Sie wirklich für notwendig halten. Es sei denn, Sie schätzen es, neue Entwicklungen auszuprobieren (auch das kann man natürlich für wichtig und wünschenswert halten).

2. Bleiben Sie bei Ihren bereits erfolgreichen, instinktiv oder bewusst entwickelten Strategien, um Probleme zu bewältigen. Erst wenn diese Strategien versagen oder nicht ausreichen und Gründe gegen eine Therapie sprechen, ist es sinnvoll, mentale Techniken einzusetzen. Fassen Sie mentale Techniken als Plus auf.

Gespräche mit Freunden oder Lebenspartnern, ehrliche Selbstanalyse, bewusste Entscheidung für eine bestimmte Haltung und Vorbilder anderer sind bewährte Strategien und geben sehr oft gute Hilfestellung, um Konflikte zu lösen.

Andererseits gilt:
3. Die Techniken der Emotionalen Intelligenz basieren auf einer existentiellen Umorientierung. Auch ohne aktuelle Probleme lösen zu müssen oder sich selbst motivieren zu wollen, werden Sie von Ihren psychologischen und philosophischen Einsichten profitieren. Und: Warum sollten Sie sich nicht auf eine so interessante Entdeckungsreise der inneren Veränderung begeben?

Psychologie und Philosophie der Emotionalen Intelligenz vertreten das gute Gewissen, dass es im Leben letztlich auf emotionale Lebensqualität ankommt. Daher lautet auch die umgekehrte Forderung, negative Gefühle – Leiden – zu vermindern.

Das kann auf leichte Weise ohne Fanatismus und blauäugigen Perfektionismus geschehen. Schätzen Sie selbst ein, wie stark Sie ein Problem belastet und wie viel Entwicklung Sie wünschen. Konfliktlösung und Selbstmotivation sollten nicht selbst wieder zum Problem werden.

## Begriffserklärungen

**Affekt**: starke, im Wesentlichen negative Emotion, z. B. Wut, Aggression, Ekel, Angst. Das beherrschende Gefühlsmoment ist die negative Gefühlsauszeichnung; sie kann jedoch gepaart mit positiven Gefühlsauszeichnungen auftreten (z.B. „Erleichterung“ durch Aggressivität).

**Angenehm- und Unangenehmsein** („Positiv-“ und „Negativsein“ auf der Gefühlsebene; auch „Attractio“ und „Aversio“): wesentliche Eigenschaft von Gefühlen, Emotionen und Stimmungen. Wichtigste Motivation neben intellektueller Einsicht in „Werte als Mittel“.

Unsere Sprache hat nur unzureichende Begriffe für das Positiv- und Negativsein der Gefühle. Alle Charakterisierungen sind in gewissem Maße irreführend und assoziieren nur einen begrenzten Bereich des positiven oder negativen Gefühls, z.B. Lust und Unlust, Wohlgefallen, Freude, Glück, Attraktivität, Anziehungskraft, Aversion, Antipathie, Schmerz, Leid oder auch Gefühlstönungen wie „traurig“, „missgelaunt“ oder „fröhlich“

**Aufklärung**: Hinsichtlich unserer Werte, Werterfahrungen und der generellen psychologisch-philosophischen Grundfrage nach dem Charakter des Wertvollseins steckt die Aufklärung allenfalls in den Anfängen.

Die (ontologische) Frage nach dem Wertvollsein wurde von der zeitgenössischen Philosophie seit N. Hartmann, M. Scheler und V. Kraft weitgehend übersehen, obwohl es sich um die zentrale philosophische Frage überhaupt handelt, weil erst Werterfahrungen das Leben lebenswert machen und Lebenssinn konstituieren. „Aufklärung“ im Sinne der Philosophie der Emotionalen Intelligenz ist ein allmählicher, ein geistiger und introspektiver Prozess, dessen erster und wichtigster Schritt darin besteht, nach und nach die Gefühlsfärbungen unserer Wertwahrnehmungen als Angenehm- und Unangenehmsein zu identifizieren. Die Kontingenz der Gefühlszuordnungen kann dann zu einer besseren Ausrichtung auf emotionale Lebensqualität (u.a. durch Toleranz) und auf unser „emotionales System“ führen, weil Werte nun nicht mehr rigide objektivistisch, sondern durch relative Gefühle konstituiert verstanden werden.

**Desensibilisierender Blick**: durch Desensibilisierung verstärkte Fähigkeit, positive und negative Gefühle bei Bewertungen und Werterfahrungen isoliert zu betrachten und sich je nach Bedarf in Alltagssituationen sekundenschnell von einengenden Gefühlen unabhängig zu machen.[99]

**Desensibilisierung** (auch „Desensitivierung“ oder „Gegenkonditionierung“): aus der Verhaltenstherapie bekannte Methode, um negative Gefühle (z.B. Angst) durch zulassende Betrachtung zu verlernen. Desensibilisierung unterscheidet sich von bloßem „Zulassen“ in der Wortklangmeditation dadurch, dass negative Gefühle gezielt aufgesucht werden.

*Desensibilisierung kann auf zwei Weisen erfolgen:*

1) Durch Verbinden der Wahrnehmung eines belastenden Gefühls mit einer Entspannungsreaktion.

2) Durch zulassendes Anschauen des problematischen Gefühls, also seines Unangenehmseins (Aversio) oder Angenehmseins (Attractio).

Denn ähnlich wie man sich durch Desensibilisierung von unangenehmen Gefühlen befreit, verschafft uns auch die desensibilisierende Betrachtung unerwünschter positiver Gefühle (z.B. bei Sucht, sexueller Abhängigkeit) innere Freiheit und Distanz. In diesem Training wird zwischen Körper-Desensibilisierung und Problem-Desensibilisierung unterschieden.

**Emotion**: starkes Gefühl angenehmer oder unangenehmer Art, meist mit körperlichen Begleiterscheinungen wie Zittern, schneller Puls usw.

**Emotionale Intelligenz**: Einsicht und Fähigkeit, positive Lebensqualität zu erreichen und negative Erfahrungen zu vermindern (vgl. auch den Eintrag „Emotionale Lebensqualität“).

**Emotionale Lebensqualität**: Positive Gefühle verbinden sich in unserem Erleben auf vielfältigste Weise mit Gedanken, Interessen und Motiven, mit Wert- und Sinnerfahrungen, mit dem Gesichts–, Gehör–, Geruchs–,

Geschmacks- und Tastsinn und mit Körperempfindungen und bilden so Wahrnehmungen von emotionaler Qualität. Das für unser Wertfühlen und unsere Lebensqualität entscheidende und unentbehrliche Moment ist die *positive Gefühlsauszeichnung* aller Arten von Erfahrungen, also das Attraktivsein, Angenehmsein, Lustvollsein von Gefühlen, Emotionen und Stimmungen. Je mehr positive Erfahrungen und je weniger (unnötige) negative Erfahrungen, desto mehr emotionale Lebensqualität.

**Emotionales System**: Viele Erfahrungen zeigen, dass Gefühle, Stimmungen, Emotionen und Werterfahrungen von unserem Verhalten als Ganzem und innerhalb der Gemeinschaft bestimmt werden. Unser emotionales System wird gesteuert durch die Abhängigkeiten von Gefühlen und Verhalten untereinander.

Dabei erzeugt auch scheinbar einflussloses und „weit entferntes“ Verhalten positive oder negative Gefühle. Außerdem wirkt Verhalten additiv in Richtung positiver oder negativer Erfahrungen.

**EQ**: in Anlehnung an den „IQ“ Kürzel für „Emotionaler Intelligenzquotient“ und für „emotionale Lebensqualität“.

**Focusing**: mentale Technik, die durch Benennung subtilster Gefühle mentale Probleme lösen kann. Die hier vorgestellte *modifizierte Form des Focusing* betont die Wichtigkeit der Gefühle, insofern sie positiv oder negativ („angenehm“ oder „unangenehm“) sind, und erleichtert damit die zutreffende Benennung von gefühlten Problemen.

**Gedankensetzen**: mentale Technik, um neue Entwicklungen (z.B. Selbstentfaltung, Selbstmotivation, Leistungssteigerung) in Gang zu setzen und Konflikte zu lösen. Gedankensetzen verwendet keine Suggestionen (vgl. den Eintrag „Suggestion“).

**Gefühl**: zentraler Begriff der Theorie der Emotionalen Intelligenz. Wesentliche Eigenschaften der Gefühle sind ihr Angenehm- und Unangenehmsein (vgl. den Eintrag „Emotionale Qualität“). Gefühle können darüber hinaus noch *weitere „Tönungen“* haben, wie z.B. das Unheimliche, Fröhliche, Lustige, Melancholische, Bedrohliche. Aber für unser Leiden und Glück und unser Wohlbefinden sind offenbar Angenehm- und Unangenehmsein zuständig. Gefühl, Emotion, Stimmung, Affekt gleichen sich insofern, als ihre wesentliche Eigenschaft identisch ist.

**Gefühlswert**: Wert als Endwert, der „Werte als Mittel" begründet. Wenn es sich um echte Werterfahrung handelt und nicht um bloße Wertideen (also um „Wertmeinen"), dann werden immer positive Gefühle wahrgenommen. Ohne Gefühlswerte als Endwerte würde die Frage, warum etwas ein Wert ist, zum unendlichen Regress des Begründens führen.

**Ja-Nein-Technik**: mentale Methode, um neue Entwicklungen (z.B. Selbstentfaltung, Selbstmotivation) in Gang zu setzen und Konflikte zu lösen, die eher gedanklicher als emotionaler Art sind.

**Ja-Nein-Wunsch-Technik**: Variante der Ja-Nein-Technik; mentale Methode, um neue Entwicklungen (z.B. Selbstentfaltung, Selbstmotivation) in Gang zu setzen und Konflikte zu lösen, die eher gedanklicher als emotionaler Art sind.

**Kontingenz**: Eigenschaft z.B. der Gefühle, nicht logisch notwendig zum Erfahrungsobjekt des Gefühls zu gehören. Das Gefühl ist ein selbständiger subjektiver Faktor des Erlebens, der nicht zwingend zu anderen Erfahrungen gleich welcher Art gehört oder notwendig gemeinsam mit ihnen auftreten muss. dass Gefühle kontingent sind, begründet die Forderung nach Toleranz.

**Leistungssteigerung**: gemäß den Leitsätzen der Philosophie der Emotionalen Intelligenz die Optimierung positiver Werterfahrungen in umfassender Weise, d.h. nicht nur vorrangig im Hinblick auf die Anhäufung oft ins emotionale Leere gehender Werte als Mittel (z.B. Geld, Wohlstand, Lebenssicherung, Macht, Ruhm), wobei solche Mittel legitime und erstrebenswerte Ziele darstellen, wenn das Ganze des Lebens im Auge behalten wird. *Leistungssteigerung im Sinne Emotionaler Intelligenz zielt auf ein Plus in allen Bereichen unserer Werterfahrungen.*

**Lust/Unlust**: In der Diskussion, ob Lust und Unlust die wesentlichen Eigenschaften der Gefühle darstellen, wurde behauptet, dass diese Definition zu eng sei und nicht das tatsächliche Spektrum der Gefühlsqualitäten erfasse:

„Die künstlerische Ergriffenheit wäre dann ebenso ein Gefühl der Lust wie das Vergnügen am Kartenspiel oder der Genuss eines guten Glases Wein. Andererseits würden Regungen wie Ärger und Reue in den einen Topf der Unlustgefühle geworfen“ (P. Lersch).

Diese Argumentation verkennt jedoch, dass, wenn wir uns das Moment des Angenehmen aus den Erfahrungen der künstlerischen Ergriffenheit, des Vergnügens am Kartenspiel, des Genusses eines Glases Wein wegdenken, die Attraktivität und Anziehungskraft der Gefühle auf der Stelle verschwindet. Ersetzen wir die angenehmen Gefühle durch Unangenehmsein, Unlust, wird daraus sofort Abneigung, Ablehnung, Desinteresse.

Die Komplexität des Gefühls – dass es ein „Hin zu ...“ und „Weg von ...“ beinhaltet, dass das Gefühl zugleich urteilenden, wertenden Charakter hat, dass es mit Körperempfindungen wie Spannung und Entspannung einhergeht, dass Gefühle außerdem verschiedene Tönungen wie *lustig, unheimlich, melancholisch* usw. haben können, dass der Bedeutungsgehalt der erfassten Situation jeweils unterschiedlich ist; und dass darüber hinaus in der erlebten Sinnesqualität der Dinge (z.B. Farben, Formen) die Gefühle mannigfaltigste Verbindungen eingehen – dies alles begründet den schwer erfassbaren Charakter des Gefühls und führte immer wieder zu der Fehlinterpretation, sein wesentliches Merkmal sei nicht das Angenehm- oder Unangenehmsein, die Lust oder Unlustbetonung, sondern irgendeine Art von „Inhalt“, also Bedeutungen, Empfindungen, Sinneswahrnehmungen und Bewegungen des Subjekts.

**Mantra**: bedeutungsloser „Wortklang“, der (anders als bei esoterischen oder religiösen Übungen) weltanschaulich neutral in der Wortklangmeditation eingesetzt wird, um tiefe Entspannung und Erholung zu erzielen und mental eine bessere Basis für weitere Mentalübungen zu ermöglichen.

**Mentales Hauptprinzip**: Die Philosophie der Emotionalen Intelligenz geht von der Erkenntnis aus, dass Werterfahrungen letztlich immer auf Gefühlen beruhen und dass das primäre bewusste oder unbewusste Steuerungsmoment unseres Verhaltens über weite Strecken (wenn auch nicht ausschließlich) das positive oder negative Gefühlsmoment ist. Positive Gefühlserfahrungen werden gesucht, negative Gefühlserfahrungen sollen vermieden werden, soweit es sachlich möglich ist.

Verhalten wird zwar auch ohne klare Gefühlsauszeichnung von Motivationen veranlasst (z.B. Gewohnheit, Irrtum, fixe Idee, „Wertmeinen", „Wertideen"), doch kann es sich dabei – soweit es logisch nachvollziehbare Motivationen sind – immer nur um „Werte als Mittel" handeln, deren Wertvollsein selbst wieder durch Werte begründet sein sollte, die durch Gefühlsauszeichnungen konstituiert sind.

Die Identifizierung unseres mentalen Hauptprinzips ermöglicht einen intelligenteren Umgang mit Gefühlen im Sinne von „emotionaler Lebensqualität" (vgl. auch die Einträge „Kontingenz der Gefühle", „emotionales System").

**Philosophie der Emotionalen Intelligenz**: aus der Psychologie der Emotionalen Intelligenz und der Wertphilosophie hervorgegangene Analyse des Wertvollseins in menschlichen Erfahrungen (vgl. die Einträge „Gefühl", „Wert", „mentales Hauptprinzip") und ihren logischen Schlussfolgerungen für das individuelle und politische Handeln.

Der Sinn und Wert des Lebens liegt danach ausschließlich in positiven emotionalen Erfahrungen, niemals aber nur objektivistisch verstanden in bloßen Wertideen oder in den Erfahrungsobjekten allein. Die Orientierung an diesem Maßstab würde zu einer veränderten, an ihren tatsächlichen Interessen orientierten Gesellschaft führen.

**Psychologie der Emotionalen Intelligenz**: vor allem von Daniel Goleman initiierte Richtung der modernen Psychologie, deren zentrales Thema die Bedeutung emotionaler Lebensqualität ist.

**Selbstentfremdung**: Leben ohne klare Kenntnis unseres „mentalen Hauptprinzips“ bzw. ohne kluge Optimierung unserer positiven Gefühlserfahrungen im Rahmen unseres „emotionalen Systems“; Unwissenheit über die Rolle unserer Gefühle innerhalb der Werterfahrungen.

Sehr oft sind wir in der Selbstentfremdung überwiegend auf „Werte als Mittel“ ausgerichtet (Geld, Besitz, Lebenssicherung) und erfahren vorwiegend Mittel als Gefühlswerte. Verarmt dabei unser Gefühlsleben, erleben wir also zuwenig emotionale Qualität, dann besteht die Selbstentfremdung darin, den allgemeinen Lebenszweck (neben den eigenen, individuellen Zielen) zu verfehlen.

**Selbstmotivation**: Fähigkeit, auch ohne entsprechende Motivation und sogar gegen innere, vor allem emotionale Widerstände ein Ziel zu erreichen.

**Sinn des Lebens**: Der allgemeinste und für alle Menschen gleiche Sinn (bzw. Wert) des Lebens ist die Erfahrung positiver Gefühle.

Das schließt nicht aus, dass jeder darüber hinaus seinen individuellen Lebenssinn entdecken kann. Als höchster Sinn wird meist empfunden, was einen selbst weiterbringt, indem es andere weiterbringt, z.B. anderen zu helfen, ihre positiven Erfahrungen zu fördern und ihre negativen Erfahrungen zu vermindern, anderen zu helfen, ihren eigenen Sinn zu finden.

„Höchster Sinn“ ist dabei nicht identisch mit „höchster Lust“, sondern bezieht sich auf die vielfältigen, langfristigen und umfassenden Gefühle, die Sinnverwirklichung durch die Gesetzmäßigkeiten unseres emotionalen Systems bewirkt: Negative Gefühle werden vermindert, starke oder auch sehr subtile positive Gefühle *quantitativ* und *qualitativ* vermehrt.

**Stimmung**: zeitlich ausgedehntes, die Wahrnehmung einfärbendes positives oder negatives Gefühl.

**Suggestion**: beruht auf fälschlichem Fürwahrhalten, bzw. die Frage nach der Wahrheit wird gar nicht mehr gestellt, weil die Kritikfähigkeit aus verschiedenen Gründen eingeschränkt ist (Rhetorik, Kompliziertheit des

Sachverhalts, mangelnde Intelligenz, Schläfrigkeit, Wunschdenken, Wahn, Hypnose). Die Technik des Gedankensetzens verwendet keine methodische Suggestion (vgl. den Eintrag „Gedankensetzen").

**Vergleichbarkeit von emotionaler Qualität**:
Werterfahrungen, die auf positiven und negativen Gefühlen beruhen, sind nicht immer exakt vergleichbar nach Qualität und Quantität. Dies bedeutet jedoch nicht, dass sie überhaupt nicht vergleichbar sind. In den verschiedensten Lebensbereichen geben wir ständig (auch vergleichende) Werturteile ab, z.B. über Charaktere, Moden, Musik, Filme, und diese beruhen weitgehend auf negativen und positiven Gefühlserfahrungen.

*Ein Bemessungsproblem besteht z.B. darin, ob viele schwache positive Gefühlserfahrungen einem kurzen starken Gefühl gleichwertig sind.*

*Ein weiteres Problem ist die Unbewusstheit und Subtilität vieler Gefühle. Manche Gefühle werden zwar erlebt, aber nicht bewusst erfahren.*

*Auch das quantitative Verhältnis von gemischten starken und schwachen positiven Werterfahrungen zu gemischten starken und schwachen Unwerterfahrungen im Leben lässt sich oft nur schwer einschätzen, da wir dafür weder ein gutes Gedächtnis noch klare Unterscheidungskriterien besitzen.*

*Eine andere Schwierigkeit stellt die fast durchgehende Unaufgeklärtheit hinsichtlich unserer Gefühle dar: Den meisten Menschen fehlen angemessene Begriffe, um ihre Werterfahrungen zu verstehen.*

**Wert**: das, was das Leben anziehend, attraktiv, spannend, nützlich, schön, unterhaltsam, moralisch, also positiv, d.h. angenehm und lustbetont macht. Werte werden letztlich durch Gefühle konstituiert. (Vgl. die Einträge „Wert als Mittel" und „Gefühlswert".)

**Wert als Mittel**: Ein Antibiotikum z.B. leitet seinen Wert nur daraus ab, dass es – als Mittel – Leben rettet. Der Wert des Lebens wiederum wird erst durch „Gefühlswerte" konstituiert.[100] Alle Werte als Mittel sind daher relativ und werden zu Endwerten erst durch gefühlte Werte. (Vgl. den Eintrag „Gefühlswerte".)

**Wertmeinen, Wertideen**: Werte, die ohne Gefühle erfahren werden oder nicht zu durch das Gefühl erfassten Werten („Endwerten") führen – und seien diese Gefühle noch so subtil –, sind nicht wirklich „werthaft". Ohne begleitende oder folgende positive (angenehme) und negative (unangenehme) Gefühle sind Werte bzw. Unwerte zunächst einmal lediglich gedacht, *vermeint.*

Einige Werterfahrungen vermitteln allerdings einen so starken Anschein von Objektivität (vergl. „Wert-Quale", Kapitel 12 „Psychologie und Philosophie der Emotionalen Intelligenz an Beispielen"), dass das Fühlen als den Wert bedingenden Auszeichnung kaum noch zu erkennen ist. Bloßes Wertmeinen[60] ist zwar eine treibende Kraft im individuellen und gesellschaftlichen Leben und ein wichtiges Agens der Geschichte.

Vermutlich können wir ohne Wertfiktionen in Form von Wertideen nur schwer leben (vergl. dazu *Peter Schmidt: „Warum wir nicht so gut sind, wie wir sein könnten*", Print- und eBook-Ausgabe: amazon 2014). Doch zeugen solche Haltungen, wenn sie überhandnehmen und nicht in Gefühlen verankert sind, immer von einem gewissen Maß an Selbstentfremdung und drohen in Negativität wie Kriegen, Gewalt, Fundamentalismus, autoritärer Politik und rigiden Verhaltensregeln zu enden.

Die Philosophie der Emotionalen Intelligenz appelliert an unseren – im Rahmen unseres emotionalen Systems – wohlverstandenen Egoismus, bloße Wertideen zu echten Werterfahrungen werden zu lassen, und zwar kooperativ, auch durch Förderung der Positivität des anderen.

**Wortklangmeditation** („Mantrameditation"): aus dem Yoga stammende, im Sinne Emotionaler Intelligenz weiterentwickelte Meditationstechnik ohne mystischen, esoterischen oder religiösen Hintergrund, um tiefe Entspannung, Abbau negativer Gefühle und mentale Neuorientierung – z. B. Umprogrammierung des inneren Autopiloten – zu erreichen. Wortklangmeditation setzt neue Einsichten aus der Psychologie und Hirnforschung ein, so die fein auf den jeweiligen Stresspegel abgestimmte Fokussierung auf „Attractios" und "Aversios".

Die bekannteste Form der Wortklangmeditation ist die Transzendentale Meditation (TM) nach Maharishi Mahesh Yogi. TM wird mit religiösen

Grundüberzeugungen (Veden, Yoga) gelehrt, obwohl sie auch weltanschaulich neutral ausgeübt werden kann.

**Zulassen**: Einleitungsphase bei der Wortklangmeditation. Zulassen in der Wortklangmeditation unterscheidet sich von der „Desensibilisierung“ dadurch, dass man Probleme nicht gezielt aufsucht, um sich mit ihrem emotionalen Gehalt zu konfrontieren. Beim Zulassen können zwar dieselben Symptome auftauchen, doch stellen sie sich ohne Absicht ein.

## Literaturverzeichnis

Carnegie, Dale: *Sorge dich nicht – lebe!* Bern 1976
Ellis, Albert: *Training der Gefühle*. Landsberg am Lech 1996
Epikur: *Philosophie der Freude*. Frankfurt 1988
Epikur: *Briefe, Sprüche, Werkfragmente*. Stuttgart 1985
Fischer, Gottfr.: *Neue Wege nach dem Trauma*. Konstanz 2000
Frankl, Viktor E.: *Die Psychotherapie in der Praxis*. Wien 1961
Gendlin, Eugene T.: *Focusing*. Salzburg 1981, Reinbek 1999
Goleman, Daniel: *Emotionale Intelligenz*. München 1996
Hartmann, Nicolai: *Ethik*. Berlin 1962
Hoffmann, Bernd: *Handbuch des autogenen Trainings*. München 1977
Kant, Immanuel: *Anthropologie in pragmatischer Hinsicht*. Zitiert nach Rudolf Eisler: *Kantlexikon*. Hildesheim 1979
*Meyers kleines Lexikon Philosophie*. Mannheim 1987
Lersch, Philipp: *Aufbau der Person*. München 1970
Lindemann, Hannes: *Überleben im Stress*. München 1973
Scheich, Günther: *Positives Denken macht krank*. Frankfurt 1997
Scheler, Max: *Grammatik der Gefühle*. München 2000
Schmidt, Peter: *Montag oder Die Reise nach innen*. München 1998; eBook-Fassung: mobi- und ePUB-Format 2013.
Schmidt, Peter: *EQ-Training – Die Praxis der Emotionalen Intelligenz*. München 1999; erweiterte eBook-Fassung: eBook-Fassung: mobi- und ePUB-Format 2013.
Schmidt, Peter: *Scanning. Neue Mentaltechniken gegen emotionalen Stress*. Herten 2006; eBook-Fassung: mobi- und ePUB-Format 2013.
Schmidt, Peter: *Mythos Emotionale Intelligenz*. Sulzbach 2010 Stiftung
Schmidt, Peter: „*Warum wir nicht so gut sind, wie wir sein könnten*", Print- und eBook-Ausgabe: amazon 2014.
Warentest: *Handbuch Herz und Kreislauf*. Berlin 1996
Whorf, Benjamin Lee: *Sprache, Denken, Wirklichkeit*. Reinbek 1963
Wolpe, Josef: *Praxis der Verhaltenstherapie*. Bern 1972

## Notfall

Menschen in psychischen Ausnahmesituationen oder in psychiatrischer Behandlung reagieren unkalkulierbar auf jede Art von Mentaltraining und Meditation.

Dieser Effekt ist auch aus dem Autogenen Training bekannt. Es können körperliche und/oder psychische Symptome auftreten. Der AT-Experte H. Lindemann führt zum Beispiel für das Autogene Training an: „Ziehen", „schmerzhafte Schwere", „Zucken", „Kribbeln", „Angstgefühle", „Unruhe", „depressive und euphorische Zustände".[101] Ähnliche Symptome können auch bei der Wortklangmeditation und anderen Mentaltechniken vorkommen.

Die oberste Regel ist in solchen Fällen: Ruhe bewahren, selbst panikartige Zustände in desensibilisierender Haltung „abarbeiten" und den Entstressungsvorgang richtig deuten, nämlich als Entladung, als Abbau von Spannungen. Durch Meditation wird Ihre Impulskontrolle verbessert: Sie reagieren in Paniksituationen gelassener.

Wenden Sie sich an einen erfahrenen Therapeuten oder Mentaltrainer, wenn Sie unsicher sind. Es ist sehr wahrscheinlich, dass ein Verhaltenstherapeut Angstreaktionen relativ schnell und nachhaltig behebt. Erkundigen Sie sich gegebenenfalls bei Ihrer Krankenkasse nach den Anschriften von Verhaltenstherapeuten.

Oder richten Sie Ihre Anfrage per Mail an den Autor:
peter.schmidt11@arcor.de

# Weitere Titel von Peter Schmidt

Sieben Gründe, warum wir nicht so gut sind,
wie wir sein könnten

Scanning
Neue Mentaltechniken gegen emotionalen Stress

Montag oder Die Reise nach innen

EQ-Training
Die Praxis der Emotionalen Intelligenz

Stehen Sie drüber! Sich sekundenschnell von emotionalen Problemen befreien

Mythos Emotionale Intelligenz
Einführung in die Psychologie des Fühlens und Bewertens

Ist der Holocaust Ansichtssache?

## Anmerkungen

[1] Daniel Goleman: Emotionale Intelligenz, München 1996.
2 Mit einiger Übung werden Sie entdecken, dass eine kurze Körper-Desensibilisierung nach dem Aufwachen am Morgen Ihnen schon nach wenigen Tagen oder Wochen ein völlig neues Körper- und Lebensgefühl verschafft!
3 Der „desensibilisierende Blick" kann auch gezielt mit speziellen Übungsprogrammen erlernt werden. Bitte beachten Sie dazu meine weiteren Veröffentlichungen (s. Literaturverzeichnis).
4 Übungen, die dagegen positive Gefühle imaginieren, wie z.B. in der Trauma-Behandlung, sind zwar ebenfalls effektiv und natürlich angenehmer, als sich unangenehmen Gefühlen auszusetzen, doch droht die Vermeidungshaltung negativen Gefühlen gegenüber immer einen langfristigen emotionalen Nachhall zu erzeugen. Problematisch ist Desensibilisierung meist nur, wenn wir nicht aufrichtig zulassen, wenn eine unbewusste Vermeidungs- und Fluchthaltung besteht.
5 Gemeint ist hier eine Situation, die panische Gefühle auslöst. „Panikstörungen" sind dagegen krankhafte Angstanfälle, die unvorhersehbar und durch unterschiedliche Situationen hervorgerufen werden. Vgl. auch in Kapitel 26, „Welche Technik für welches Problem", den Eintrag „Paniksituationen, Panikattacken, Panikstörungen".
6 Eine Ausnahme machen natürlich jene Probleme, die wir rein sachlich, intellektuell erkennen.
7 Vgl. dazu Kapitel 17, „Problem-Desensibilisierung am Beispiel einer Beziehungskrise".
8 Viktor E. Frankl: Die Psychotherapie in der Praxis, Wien 1961.
9 So z.B. auch A. Ellis in seiner RET (Rational-Emotive Therapy). Vgl. Albert Ellis: Training der Gefühle, Landsberg am Lech 1996.
10 Günther Scheich: Positives Denken macht krank, Frankfurt 1997.
11 Soweit sie mit unserem Gewissen vereinbar sind.
12 Vgl. dazu das sogenannte „TM-Sidhi-Programm" als Ergänzung zur Transzendentalen Meditation nach Maharishi Mahesh Yogi.
13 Gegebenenfalls, indem Sie einen Therapeuten hinzuziehen.
14 Vergleichen Sie dazu jedoch, welchen Vorteil es hat, auch negative Formeln zu bilden, in Kapitel 18, „Gedankensetzen B".
15 Das wäre Focusing.
16 Erleichterung tritt an die Stelle des Schocks. Und dies genaugenommen wiederum aufgrund einer Suggestion, weil Sie nun leicht den unbegründeten Schluss ziehen, Sie seien nicht krebskrank! Prinzipiell könnten Sie ja zufällig

an derselben Krankheit leiden wie der andere Patient. Das Beispiel macht deutlich, in welch hohem Maße wir Vorurteilen und Suggestionen ausgesetzt sind.

17 Hypnose ist immer von eingeschränkter Wahrnehmung begleitet. Das Bewusstsein erkennt nur noch einen Ausschnitt der Wirklichkeit und setzt ihn quasi als wahr (z.B. die Anweisungen des Hypnotiseurs). Bewusstseinserweiterung, etwa durch Wortklangmeditation, zielt dagegen auf größere innere Klarheit. Schläfrige oder eingeschränkte Bewusstseinszustände werden lediglich als kathartische Begleiterscheinungen verstanden.

18 Falls Sie spontan daran glauben, ist das natürlich kein Fehler, sondern sollte die Wirkung unterstützen.

19 Vgl. Sie dazu gegebenenfalls die Ausführungen über das „Induktionsprinzip" in Kapitel 14, „Negative Gedanken".

20 Bei Schuldgefühlen ist es zweckmäßig, sich zusätzlich anhand der Definitionen der Philosophie der Emotionalen Intelligenz zu verdeutlichen, was Bewertungen sind.

21 Desensibilisierung wäre hier natürlich möglich und wirksam, kompliziert aber besonders für Anfänger das Verfahren.

22 Oder dem Therapeuten, wenn Sie sich Ihrer Angst nicht gewachsen fühlen.

23 Wenn Sie jedoch genügend Übung im Desensibilisieren haben, sind die Ja-Nein-Wunsch-Technik und die Ja-Nein-Technik auch bei starken Emotionen wirksame Instrumente.

24 Für Experten: Im klassischen Focusing wird die Aufmerksamkeit stattdessen auf den sogenannten „felt sense" gerichtet, die gefühlte Bedeutung eines Problems. Die Ausrichtung der Aufmerksamkeit ins „Zentrum des Problems" ist jedoch zielgenauer, wenn Sie nicht diesen – für viele vage bleibenden – „felt sense" anvisieren, sondern lieber die beiden wesentlichen Eigenschaften des Gefühls, also das Unangenehm- und Angenehmsein. Benennungen stellen sich leichter ein, wenn danach eine Bezeichnung in diesem „Umfeld" gesucht wird.

25 Transzendieren als Überschreiten des gewöhnlichen Bewusstseins in einen weiteren „Hauptbewusstseinszustand" wird dabei im Sinne der alten indischen Bewusstseinsphilosophie nicht nur psychologisch verstanden, sondern umfassender, metaphysisch als Vordringen zum „Urgrund des Seins".

26 Zum Begriff der „Selbstzentrierung" vgl. Peter Schmidt: EQ-Training – Die Praxis der Emotionalen Intelligenz, München 1999, S. 145 ff. (auch als eBook verfügbar).

27 Z.B. als Transzendentale Meditation.

28 Dauerhafter Stress, z.B. durch finanzielle Sorgen, beeinträchtigt vielen Studien zufolge das Immunsystem.

29 Eine Bedeutung haben sie dagegen in den religiösen Traditionen Asiens,

wie etwa dem Hinduismus oder Yoga („Mantras“). Dort handelt es sich um Namen von Göttern oder Anrufungen der Gottheit. Durch den religiösen Glauben dürfte auch ihre Wirkung eine andere sein.

30 „Om“ wird als mystischer Ursprung der Welt verstanden, als Urschwingung, aus der alles hervorging. „Om“ eignet sich als Mantra weniger, weil durch diesen religiösen Hintergrund eine neutrale Anwendung als bedeutungsloser Wortklang erschwert wird.

31 Der Grund dafür ist die starke Konditionierung auf Entspannung und Zulassen.

32 Die derzeit wohl umfassendste Einführung in die Wortklangmeditation (Mantrameditation) als Entspannungs- und Entstressungsmethode finden Sie in: Peter Schmidt: EQ-Training – Die Praxis der Emotionalen Intelligenz, München 1999; Sie können sich über diese Methode auch in Romanform informieren: Peter Schmidt: Montag oder Die Reise nach innen, München 1998. (Auch als eBook verfügbar).

33 Das schließt nicht aus, dass jeder darüber hinaus seinen individuellen Sinn entdecken kann. Als höchster Sinn wird meist empfunden, „was einen selbst weiterbringt, indem es andere weiterbringt“: z.B. anderen zu helfen, ihre positiven Erfahrungen zu fördern und negative Erfahrungen zu vermindern, anderen zu helfen, ihren eigenen Sinn zu finden.

34 Untersuchungen von Devendra Singh an der University of Texas ergaben, dass Männer ganz unterschiedlicher Kulturen stets eine Proportion von weiblicher Taille zur Hüfte von 0,7 attraktiv finden (DER SPIEGEL, 16/2000, S. 257). Breitere oder schmalere Hüften werden nicht als gleich ästhetisch angesehen. Daraus könnte man voreilig ein „ästhetisches Gesetz“ ableiten. Die Biologie interpretiert dieses Verhältnis dagegen als Überlebensvorteil: Der Wert von 0,7 deutet auf eine hohe Fruchtbarkeit hin. In beiden Fällen, als vorgeblich ästhetisches Gesetz und als Überlebensvorteil, bleibt die Beziehung von ästhetischem Gefühl und Gegenstand dennoch „kontingent“. Selbst wenn Gefühl und Gegenstand faktisch immer zusammengehen, bedeutet das keine logische Notwendigkeit, sondern eben bloß faktische Allgemeingültigkeit. Wenn es sich bei diesem Zusammengehen um einen biologischen Nutzen oder Überlebensvorteil handelt, dann kann das Überleben oder der Nutzen auch nicht als absoluter, objektiver Wert aufgefasst werden, sondern eben wieder nur als Wert in Relation zu den Gefühlswerten, die er ermöglicht.

35 Es handelt sich um eine Synthese, eine neue Qualität aus Gefühl und sinnlich Wahrgenommenem. Ein schönes Gesicht wird durch negative Gefühle nicht hässlich, sondern vielleicht „unsympathisch“. Ein hässliches Gesicht wird durch positive Gefühle nicht schön, sondern vielleicht „sympathisch“, „interessant“. Jedoch: Ein schönes Gesicht wird ohne positives Gefühl nie als schön erlebt. Ein schönes Gesicht ohne positive Gefühle erscheint trotzdem „schöner“ als ein hässliches Gesicht ohne negative Gefühle. (Oder fühlen wir

hier bereits subtilste positive Gefühle? – Oder handelt es sich um eine nur gemeinte Bejahung? Eine Wertschätzung durch das Meinen der Bedeutung „Wert“ / „wertvoll“?)

36 Diese Wahrscheinlichkeit ermöglicht es erst, etwa in der Kunst und Literatur ästhetische Kritik zu üben. Nur kann der Kritiker eben, weil Gefühle kontingent sind, niemals für alle sprechen. Um die Sache noch weiter zu komplizieren: Wäre allerdings das positive Gefühl im Lebensganzen ein Mittel, um emotionale Lebensqualität zu steigern, dann ließe sich daraus ein weiteres Kriterium für die Kulturkritik ableiten. Ästhetische Erziehung, Kunsterziehung, basiert – bewusst oder unausgesprochen – oft auf dieser Voraussetzung.

37 Daniel Goleman, Emotionale Intelligenz, München 1996, S. 80.

38 So betrachtet lassen sich Werte als 1) bloße Wertideen, 2) Werte als Mittel und 3) Gefühlswerte unterscheiden.

39 Meyers kleines Lexikon Philosophie, Mannheim 1987, S. 463.

40 Es sei denn, als bloße Wertidee verstanden.

41 Aus dem objektivistischen Verständnis der Werte folgen autoritäre Handlungen: Man will den anderen auf einen objektiven Wert verpflichten – mit dem Argument, ihm zu nutzen, weil ihm diese objektive und damit allgemeingültige Werteinsicht fehlt. Wir finden solche Verhaltensweisen im Fundamentalismus und Terrorismus, in den Diktaturen, in der Religion, in der Gesetzgebung, in Erziehung, Ausbildung und Arbeitsleben, in der Mode, in den Bräuchen und Konventionen, im Sexualleben, kurz: in allen Bereichen des privaten und gesellschaftlichen Lebens.

42 Dass wir im Schmerz oft einen Sinn für unsere Entwicklung sehen, mindert nicht die negative Qualität des Gefühlseindrucks: Schmerz bleibt für sich allein betrachtet selbst dann noch Schmerz, wenn wir ihn als Mittel zur Positivität ansehen.

43 Hauptprinzip bedeutet nicht, es gäbe keine anderen Handlungsauslöser.

44 Allerdings können sich Gefühle Ideen zugesellen – wie allen anderen Erfahrungsobjekten. Dann nehmen wir die Idee durch die Brille des angenehmen oder unangenehmen Gefühls wahr. Daher unterscheidet auch Kant zutreffend zwischen „sinnlicher“ und „intellektueller Lust“. Für die sinnliche Lust gilt: „Vergnügen ist eine Lust durch den Sinn, und was diesen belustigt, ist angenehm. Schmerz ist die Unlust durch den Sinn, und was jenen hervorbringt, ist unangenehm.“

45 Zum Begriff des emotionalen Systems vgl. Peter Schmidt: EQ-Training – Die Praxis der Emotionalen Intelligenz, München 1999, das Kapitel „Unser emotionales System“, S. 133 ff.

46 Peter Schmidt: Montag oder Die Reise nach innen, München 1998; Peter Schmidt: EQ-Training – Die Praxis der Emotionalen Intelligenz, München 1999. (Auch als eBook verfügbar).

47 Darum spricht der Philosoph Max Scheler von „intentionalem" Wertfühlen. Vgl. dazu „Fühlen und Gefühle" in Max Scheler: Grammatik der Gefühle, München 2000.
48 Beispielsweise kann uns das Gefühl, ehrlich sein zu wollen, vor einer drastischen Verschlechterung unserer Lebensqualität bewahren, wenn wir wegen Unehrlichkeit ins Gefängnis wandern.
49 Solche Wertfiktionen sind allerdings oft treibende Kräfte der Entwicklung und können wiederum eine Funktion als Mittel haben und unsere emotionale Lebensqualität erhöhen.
50 Weil nicht behauptet wird, alle Griechen seien Pfeifenraucher, sondern nur, alle Pfeifenraucher seien Griechen.
51 Fixe Ideen können allerdings auch Mittel zu Gefühlswerten sein.
52 Insofern das Gefühl selbst ein objektiver Gegenstand, d.h. ein Objekt der Erfahrung ist.
53 So auch schon bei dem griechischen Philosophen Epikur: „Es ist nicht möglich, lustvoll zu leben, ohne einsichtsvoll, vollkommen und gerecht zu leben ..." Aus Briefe, Sprüche, Werkfragmente, Stuttgart 1985, S. 67.
54 Möglicherweise kommt es dabei auch zu ähnlichen biochemischen Prozessen wie der Ausschüttung von körpereigenen „Opiaten".
55 Eine ähnliche Therapieform ist die Reizkonfrontation, auch Reizüberflutung genannt, bei der der Patient, meist in Begleitung des Therapeuten, direkt der angstauslösenden Situation ausgesetzt wird, etwa dem Fahrstuhlfahren.
56 Benjamin Lee Whorf: Sprache, Denken, Wirklichkeit, Reinbek 1963.
57 Beim Verlangen liegt das Angenehmsein in der Attraktivität des Objekts, nach dem wir Verlangen haben. Daneben kann natürlich auch Unangenehmsein gefühlt werden, und zwar insofern, als wir das gewünschte Objekt noch nicht besitzen oder keinen Zugang zu ihm haben oder es nicht bekommen können. Fühlen ist oft polyphon, mehrstimmig.
58 Falls Ihnen dieser Sachverhalt noch nicht klar ist, finden Sie eine umfassende Darstellung in Peter Schmidt: EQ-Training – Die Praxis der Emotionalen Intelligenz, München 1999 (u.a. Kapitel „Die Entdeckung unseres mentalen Hauptprinzips"). (Auch als eBook verfügbar: mobi- und ePUB-Format, 2013).
59 Joseph Wolpe: Praxis der Verhaltenstherapie, Bern, Stuttgart, Wien 1972, S. 107: „Die autonomen Wirkungen, die tiefe Entspannung begleiten, sind denjenigen diametral entgegengesetzt, die für Angst charakteristisch sind."
60 Wie alles kann natürlich auch die Beschäftigung mit negativen Gefühlen und Gedanken zur Manie werden. Die Grundthese der Philosophie der Emotionalen Intelligenz, dass es um Verbesserung von Lebensqualität geht, sollte bei allen Techniken immer unser Maßstab sein.
61 Dale Carnegie: Sorge dich nicht – lebe! Bern und München 1976, S. 27f.
62 In der Meditationstheorie werden diese wechselnden begleitenden Ge-

fühlszustände des Mantras als Spiegel des momentanen „Stressniveaus“ unseres Nervensystems angesehen.

63 Hannes Lindemann: Überleben im Stress, München 1973, S. 21f.

64 Dagegen jedoch Bernd Hoffmann: Handbuch des autogenen Trainings, München 1977, S. 140: „Man überlässt dem autonomen vegetativen Nervensystem die Führung.“ S. 139: „Will man über das AT zu einer neuen Einstellung zur Umwelt und zu sich selbst kommen, so muss man zu einer Sprache der Entspannung kommen.“ Vgl. aber auch: „Es atmet mich.“ (J. H. Schultz) als Beleg für richtige, eher zulassende als konzentrative und anspannende Haltungen im AT.

65 Wie etwa bei der Transzendentalen Meditation.

66 Es ist nicht immer ganz einfach, die passende Einstufung vorzunehmen. Verfahren Sie dann nach der Regel: starke Gefühle – Desensibilisierung, schwache Gefühle – Gedankensetzen und Ja-Nein-Technik.

67 Genauer eingegangen wird auf diesen Sachverhalt in Peter Schmidt: EQ-Training – Die Praxis der Emotionalen Intelligenz, München 1999, S. 121ff. (Auch als eBook verfügbar: mobi- und ePUB-Format 2013).

68 „Was ist es an diesem ganzen Problem, das mich so ... macht?“ – „Was ist das Schlimmste an diesem Gefühl? – „Was ist so schlimm daran?“ – „Was braucht es, damit es besser wird?“ – „Was sollte geschehen?“ – „Was wäre es für ein Gefühl, wenn alles in Ordnung wäre?“ – „Was steht dem im Wege?“ Aus Eugene T. Gendlin: Focusing, Salzburg 1981, S. 153f.

69 Eugene T. Gendlin: Focusing, Salzburg 1981, S. 154.

70 Sollten Sie Wortklangmeditation jedoch mit religiösen, z.B. christlichen, jüdischen oder islamischen Überzeugungen verbinden, so führt dies aller Erfahrung nach zu vertiefter Religiosität. Wortklangmeditation eignet sich nicht nur als neutrale psychologische Technik, sondern auch als religiöse Vorbereitung, weil es u.a. den Blick auf Gefühle, Selbstgefühl, Wahrhaftigkeit und Selbstlosigkeit stärken kann.

71 Das gilt sinngemäß auch für andere Methoden wie Autogenes Training oder Progressive Muskelentspannung.

72 Stiftung Warentest: Handbuch Herz und Kreislauf, 2. aktualisierte Neuauflage, Berlin 1996, S. 97.

73 So bergen z.B. okkulte, mystische oder religiöse Interpretationen der Meditationserfahrungen durch ihren suggestiven Charakter immer ein Risiko.

74 Versuche mit längeren Meditationszeiten sind erst ratsam, wenn Sie über einen längeren Zeitraum (von Monaten oder Jahren) genügend Erfahrungen gesammelt haben. Dabei kann die Wirkung sehr stark wechseln, je nachdem, in welchem psychischen und physischen Zustand Sie sich gerade befinden.

75 Deshalb werden in der TM-Bewegung bei Bedarf neue Mantras – sogenannte „Fertilizer“ – zugeteilt.

76 Sehen wir einmal davon ab, dass Mantras in der Transzendentalen Medita-

tion „mystisch besetzt“ sind im Sinne einer religiösen Selbstverwirklichungstheorie. Vermutlich durch Nachahmung und Suggestion verstärkend, wirkt dabei die Persönlichkeit des Gurus.

77 Informieren Sie sich über „Verfeinerung“ in der Meditation in Peter Schmidt: EQ-Training – Die Praxis der Emotionalen Intelligenz, München 1999, Kapitel 20, „Verfeinerung“, S. 111 ff.

78 Soweit sie nicht selbst auch wieder Gefühlswerte sind. Macht beispielsweise kann zugleich Gefühlswert und Mittel sein.

79 In der Diskussion, ob Lust und Unlust die wesentlichen Eigenschaften der Gefühle darstellen, wurde (z. B. von P. Lersch, W. Wundt, F. Krueger) behauptet, diese Definition sei zu eng und erfasse nicht das tatsächliche Spektrum der Gefühlsqualitäten: „dass dieser Gesichtspunkt zur Banalität wird, wenn wir ihn etwa auf das Phänomen der künstlerischen Ergriffenheit anwenden, liegt auf der Hand. Die künstlerische Ergriffenheit wäre dann ebenso ein Gefühl der Lust wie das Vergnügen am Kartenspiel oder der Genuss eines guten Glases Wein. Andrerseits würden Regungen wie Ärger und Reue in den einen Topf der Unlustgefühle geworfen. Beim religiösen Gefühl aber – ebenso auch bei Gefühlen wie Achtung und Verehrung – wird die Bestimmung nach Lust und Unlust überhaupt unmöglich.“ (P. Lersch: Aufbau der Person, 11. Auflage, München 1970, S. 227).

Was ist der Fehler dieses Einwands? Er verkennt, dass, wenn wir uns das Moment des Angenehm- oder Unangenehmseins aus den Erfahrungen der künstlerischen Ergriffenheit, des Vergnügens am Kartenspiel, des Genusses eines Glases Wein, des Ärgers, der Reue, des religiösen Gefühls, der Achtung, Verehrung wegdenken, die Attraktivität oder Ablehnung dieser Gefühle auf der Stelle verschwindet. Ersetzen wir die angenehmen Gefühle durch Unangenehmsein, Unlust, wird daraus sofort Abneigung, Ablehnung, Desinteresse. Ersetzen wir die unangenehmen Gefühle durch angenehme, wird daraus Interesse, Wertschätzung.

Gefühle können neben Angenehm- oder Unangenehmsein noch weitere Tönungen besitzen, z.B. Traurigsein, Schaurigsein, Fröhlichsein, Melancholischsein, Lustigsein. Was aber bei Leiden, Schmerzen, Stress oder Zufriedenheit, Lust, Glücklichsein und z.B. Erleichterung nie fehlen darf, sind entweder die Komponente „Unangenehmsein“ (Aversio) oder „Angenehmsein“ (Attractio).

Die Komplexität des Gefühls – genauer: in der Psychologie nicht exakt unterschieden zu haben, was man wesentlich dem Gefühlsbegriff zurechnen sollte – führte immer wieder – wohl auch wegen unzureichender phänomenologischer Analyse – zu der Fehlinterpretation, sein wesentliches Merkmal sei nicht das Angenehm- oder Unangenehmsein, die Lust- oder Unlustbetonung, sondern irgendeine Art von „Inhalt“, also Bedeutungen, Empfindungen, Sinneswahrnehmungen und Bewegungen des Subjekts.

Was den Gefühlsbegriff sowohl für den Alltagsmenschen wie auch den Psychologen so komplex und damit schwer durchschaubar macht, ist 1., dass mit dem Gefühl meist ein „Hin zu ..." und „Weg von ..." verbunden ist; 2., dass das Gefühl zugleich urteilenden, wertenden Charakter impliziert; 3., dass es mit Körperempfindungen wie Spannung und Entspannung einhergeht; 4., dass der Bedeutungsgehalt der erfassten Situation jeweils verschieden ist – der Gegenstand „Kunst" ist ein anderer als „Religion", „Eifersucht" eine andere Konstellation als „Trauer"; 5., dass Gefühle wie oben erwähnt weitere Gefühlstönungen haben können und 6., dass darüber hinaus die Sinneserfahrungen – z.B. Farben, Formen, Töne, Gerüche – mannigfaltigste Verbindungen mit den Gefühlen eingehen und ihnen eine Gefühlstönung verleihen. Anders ausgedrückt: Wir betrachten die Wirklichkeit durch eine – allerdings weitgehend unbewusst bleibende – „Gefühlsbrille".

80 „Wenn wir aber keinen Schmerz haben, bedürfen wir der Freude nicht mehr." Epikur: Philosophie der Freude, Frankfurt 1988, S. 56. – „Denn nur dann haben wir ein Bedürfnis nach Lust, wenn wir deswegen, weil uns die Lust fehlt, Schmerz empfinden." Epikur: Briefe, Sprüche, Werkfragmente, Stuttgart 1985, S. 47.

81 „Auch kann kein Vergnügen unmittelbar auf das andere folgen; sondern zwischen einem und dem anderen muss sich der Schmerz einfinden." Zitiert nach Rudolf Eisler: Kantlexikon, Hildesheim 1979, S. 177.

82 Anders ausgedrückt: Der Bezug ist jeweils nur faktisch, individuell: Es kann sein, dass ein Schmerz der Lust vorausgeht, er muss ihr aber nicht vorausgehen.

83 Nicolai Hartmann: Ethik, Berlin 1962: „Das sittliche Werturteil, welches besagt, ›Vertrauensbruch ist empörend‹ oder ›Schadenfreude ist verwerflich‹, meint damit nicht das Empfinden als empörend oder verwerflich. Das Werturteil ist vielmehr selbst dieses Empfinden bzw. sein Ausdruck. Aber was es ›meint‹, ist etwas anderes, ein objektives, vom Empfinden unabhängiges Empörend-Sein und Verwerflich-Sein. Es meint etwas Gegenständliches, Ansichseiendes. Aber freilich ein ideal Ansichseiendes."

84 Kognitive Gefühlstheorie: S. Schachter, J. E. Singer: „Cognitive, social and physiological determinants of emotional state", in: Psychological Review, 69/1963, S. 379-399.

85 Bewerten kann zum leeren intellektuellen Werturteil werden, das alles und jedes nach Lust und Unlust, nach Willkür und Belieben beurteilt – verurteilt. Der Philosoph Friedrich Nietzsche mit seiner glorifizierenden subjektiven Wertschätzung des starken Individuums und des Willens zur Macht ist vielleicht der eloquenteste und verführerischste Geist der Bewertungsmanie. Nietzsche mangelt es an einem angemessenen Verständnis der Rolle der Gefühle in den Werterfahrungen. Der Begriff des Wertvollseins bleibt ein Mysterium für ihn.

86 Statt der Desensibilisierung wird Ihr Therapeut möglicherweise das der Desensibilisierung ähnelnde Verfahren der „Reizüberflutung“ oder „direkten Reizkonfrontation“ einsetzen. Diese Methode unterscheidet sich von der Desensibilisierung dadurch, dass nicht zuerst mit Vorstellungen gearbeitet wird, sondern man in Begleitung des Therapeuten direkt die angstauslösende Situation aufsucht.
87 Vgl. dazu u.a. Kapitel 11, Teil 2 in Peter Schmidt: Montag oder Die Reise nach innen, München 1998. (Auch als eBook verfügbar: mobi- und ePUB-Format 2013)
88 Eine sehr effektive Einstellung: Nehmen Sie sich vor – bis Sie offensichtlich zu mager werden -, deutlich unter Ihrem täglichen Kalorienbedarf zu bleiben. Gönnen Sie sich davon nur wenige Ausnahmen. (Ausnahmen dienen dazu, Ihre emotionale Belastung durch den Zwang zur Einhaltung der Gewichtsreduktion zu mindern.) Achten Sie bei jeder Diät darauf, dass genügend Vitamine, Mineralstoffe und Eiweiß zugeführt werden.
89 Daniel Goleman: Emotionale Intelligenz, München 1996, S. 31ff.
90 Panikstörungen können auch physische Ursachen haben (z.B. Schilddrüsenüberfunktion, Herzkrankheiten).
91 Peter Schmidt: EQ-Training – Die Praxis der Emotionalen Intelligenz, München 1999, S. 46f.
92 Gottfried Fischer: Neue Wege nach dem Trauma, Konstanz 2000.
93 Oder wenden Sie sich an: Deutsches Institut für Psychotraumatologie, Springen 26, 53804 Much, Tel. 02245/91 94-0 (Montag bis Freitag, 10-12 Uhr), Fax 02245/91 94-10.
94 Laut G. Fischer stellt auch das sogenannte „Debriefing“ nach J. T. Mitchell wegen seiner zu hohen Gefühlsbelastung in der Gruppe ein Problem dar: „Hier besteht die Gefahr, dass gerade die am schwersten belasteten Gruppenmitglieder überfordert und erneut von ihrer eigenen Erinnerung überflutet werden. Möglicherweise erklärt sich so der bisherige Misserfolg dieses Verfahrens bei der Verhinderung negativer Langzeitfolgen. Die gefühlsmäßig intensive Beschäftigung mit dem Trauma, wie sie auf den fortgeschrittenen Stufen dieses Gruppenverfahrens vorgesehen ist, scheint gerade die am schwersten belasteten Gruppenmitglieder zu überfordern. Ihre gefühlsmäßige Belastung kann noch verstärkt und ihre vielleicht erst mühsam errungene Distanz zum Geschehen wieder durchbrochen werden. Das ›Debriefing‹ in seiner ursprünglichen Form kann daher nicht uneingeschränkt empfohlen werden. Soweit sich die Debriefing-Gruppe auf sachliche Information und praktische Hilfen beschränkt, scheint sie weniger problematisch zu sein.“ Aus Gottfried Fischer: Neue Wege nach dem Trauma, Konstanz 2000.
95 Ebd., u.a. „Unser emotionales System“, S. 133ff.
96 Vgl. dazu gegebenenfalls auch Peter Schmidt: EQ-Training – Die Praxis

der Emotionalen Intelligenz, München 1999. eBook 2013.
97 Die Veränderung der Gesellschaft durch Bewusstmachung unserer kontingenten Wertgefühle steckt leider allenfalls in den Anfängen und wäre nur durch eine breite Aufklärung zu erreichen.
98 Wer auf zu angestrengte und übertriebene Weise Bewusstsein in sein Handeln bringt, wird schwerfällig. Effektiv ist eine Kombination von spontanem und bewusstem Handeln.
99 Diese Fähigkeit sollte in speziellen Übungen erlernt werden, soweit sie nicht bereits durch Techniken wie Körper-Desensibilisierung und Problem-Desensibilisierung spontan erworben wird.
100 Dass der Wert des Lebens nicht durch eine bloße Wertidee, also durch intellektuelle Einsicht, erkannt wird, ist sicher ein schwieriger, gesellschaftlich und kulturell weitreichender intellektueller Schritt. Selbst für bedeutende Werttheoretiker wie Max Scheler und Nicolai Hartmann ist der Wert „ideell" oder „ideal" oder, als philosophischer Fachterminus, „ideales Ansichsein". Ansichsein bedeutet: Obwohl sich das Erfassen des Wertes im Bewusstsein vollzieht, ist der Wert nicht mit dem Gedanken, also der bloßen Vorstellung (und natürlich auch nicht mit dem realen Gegenstand, der ja gar nicht existieren muss), gleichzusetzen. So wenig wie die Erkenntnis „12 mal 12 ist 144" meint, dieses Ergebnis sei lediglich „im Denken", sondern vielmehr die Richtigkeit der Rechnung als unabhängig vom Denken ansieht. Anfang des 20. Jahrhunderts bezeichnete man die Diskussion über das gedanklich erfasste Ansichsein als den „Psychologismusstreit", in dem einige Philosophen, allen voran Edmund Husserl, der Begründer der Phänomenologie, die Eigenständigkeit des Gedachten – wie etwa in der Mathematik und Logik – vom bloßen psychischen Gedanken oder dem Denken geltend machten. Und der Wert wird nun in ganz ähnlicher Weise als etwas dem Bewusstsein – dem bloßen Meinen, der Einbildung oder Phantasie – gegenüber Autonomes aufgefasst. Das Fühlen spielt dabei in Schelers und Hartmanns Konzept nur insofern eine Rolle, als es ein „richtiger" Anzeiger des jeweiligen Wertes ist. Es handelt sich um „Wertfühlen".

Bei den meisten nachfolgenden Theoretikern haben solche Vorstellungen allerdings wenig Anklang gefunden. Denn warum sollte etwas „wertvoll" sein, das sich uns als bloße Idee, als Gedanken zeigt – wenn auch in der eben erwähnten Weise, dass die Idee nicht als schlichtes Phantasiegebilde abgetan werden kann?
101 Hannes Lindemann, Überleben im Stress, München 1973, S.155f. und 163.

14776518R00154

Printed in Germany
by Amazon Distribution
GmbH, Leipzig